甲状腺疾病
的诊断及个体化治疗

主　编　段文若

副主编　王颜刚　张杰涛　杨　准　邴兆伟

编　者　（以姓氏笔画为序）

王颜刚　杨　准　邴兆伟　吴晓青　张有涛

张杰涛　陈　栋　周　炜　赵文娟　郝立鹏

段文若　郭秀萍　董利平　路　巍

人民卫生出版社

图书在版编目（CIP）数据

甲状腺疾病的诊断及个体化治疗 / 段文若主编 .
—北京：人民卫生出版社，2012.4

ISBN 978-7-117-15515-1

Ⅰ. ①甲…　Ⅱ. ①段…　Ⅲ. ①甲状腺疾病 – 诊疗
Ⅳ. ①R581

中国版本图书馆 CIP 数据核字（2012）第 037167 号

甲状腺疾病的诊断及个体化治疗

主　　编：段文若
出版发行：人民卫生出版社（中继线 010-59780011）
地　　址：北京市朝阳区潘家园南里 19 号
邮　　编：100021
E - mail：pmph @ pmph.com
购书热线：010-59787592　010-59787584　010-65264830
印　　刷：中农印务有限公司
经　　销：新华书店
开　　本：850 × 1168　1/32　　印张：14　　插页：2
字　　数：361 千字
版　　次：2012 年 4 月第 1 版　2019 年 5 月第 1 版第 6 次印刷
标准书号：ISBN 978-7-117-15515-1/R · 15516
定　　价：35.00 元

前　言

随着医学科学及诊断技术的发展，以及对甲状腺疾病的认识不断加深，甲状腺疾病的诊断率较前有了明显提高。甲状腺疾病的表现多种多样，每个患者的病情不尽相同，并且有不同的并发症和合并症，在治疗用药上有很大差异。所以，目前甲状腺疾病的治疗，尤其是对病程较长、需要长期治疗的患者，如何选择合理的治疗方案是一个重要的问题；有些患者的病情变化大，要做到如何及时调整治疗方案和合理用药，既能控制患者的病情，又不出现明显的不良反应和并发症，使患者的病情得到稳步控制，最终达到治愈，是摆在我们面前的重要的问题。

为此，我们编写本书，本书共分二十章，对甲状腺疾病的诊断、分型和治疗等方面进行了阐述，并着重阐述了对不同病情的甲状腺疾病患者选择的个体化治疗方案，介绍了各种治疗药物的特点及临床应用。

本书由内分泌专家撰写，根据近年来甲状腺疾病的进展及多年的临床工作经验，结合不同的甲状腺疾病患者的病情做出个体化治疗方案，力求给临床医生和内分泌专科医生一些提示和参考,做到事半功倍,使甲状腺疾病患者早期得到明确的诊断及有效的治疗。

撰写此书的目的旨在提高人们对甲状腺疾病的重视,更重要的是医生要根据甲状腺疾病患者的具体病情选择良好的治疗方案,及时控制病情,以达到治愈的效果;减少和防止并发症的发生,提高患者的生活质量。

在本书编写过程中,尽管广采博引,多方订正,但是仍不免有不恰当和遗漏之处,诚请同道和读者批评指正。

主 编

2011年8月

目　录

第一章 概论

甲状腺疾病是一种常见的、多发的内分泌疾病，人从出生一直到老都有可能患此病。对甲状腺疾病的认识最早发源于我国。我国公元 7 世纪古籍《山海经》就有“瘿”（即甲状腺肿）的记载，并认识到甲状腺肿的发生与水质问题有关。以后在我国方书中有记载，应用海藻、海带、昆布等含碘植物治“瘿”有良效。以后又经过上百年后发现，人类的甲状腺形似蝴蝶，犹如盾甲，故名甲状腺。从 19 世纪开始对甲状腺有了科学的认识，经过多年的研究，逐步认识了甲状腺腺体及其分泌甲状腺激素的功能，以及相关的甲状腺疾病。

甲状腺是人体最大的内分泌腺体，位于颈部甲状软骨下方，气管两旁，紧贴在气管第三、四软骨环前面，由两侧叶和峡部组成，平均重量在成人约 20~25g。甲状腺由纤维隔膜将腺体分割成许多假小叶，其中有很多球状滤泡，滤泡周边是一层腺细胞，腔内是由甲状腺球蛋白组成的胶状物质。甲状腺的血液供应来源于甲状腺上动脉、下动脉以及左动脉、右动脉，左右上动脉起自颈外动脉，左右下动脉起自锁骨下动脉。

甲状腺滤泡分泌甲状腺激素，甲状腺激素能够促使脑、机体的生长发育，促进细胞内的生物氧化作用，维持糖、蛋白质、脂肪、水、盐的正常代谢，调节内环境的稳定，保持机体各系统、器官的正常生理功能。在甲状腺滤泡壁中有一些较小的滤泡旁细胞，即 C 细胞，它分泌的降钙素与钙磷代谢有关。促甲状腺激素（TSH）是维持机体甲状腺功能正常的重要激素，由腺垂体的促甲状腺激素细胞分泌，一方面 TSH 对甲状腺具有生理调节作用，促进甲状腺细胞的增殖及生长，促使甲状腺激素的合成与分泌；另一方面 TSH 受下丘脑分泌的促甲状腺激素释放激素（TRH）的兴奋性调节和血中甲状腺激素水平的负反馈调节，即构成了下丘脑 - 垂体 - 甲状腺轴，使各腺体分泌的激素互相调节，保证血循环中甲状腺激素的水平相对稳定，以适应机体内环境变化的需要。

甲状腺疾病可由甲状腺本身的炎症、肿瘤、增生及免疫反应等引起，亦可由甲状腺外的多种原因引起。甲状腺疾病包括甲状腺功能亢进（甲亢）、甲状腺功能减退（甲减）、甲状腺肿、甲状腺炎、甲状腺结节和肿瘤等。甲状腺的主要功能是合成甲状腺激素，调节机体代谢。患甲状腺疾病后，某些疾病可以影响甲状腺的正常功能，导致甲状腺功能的异常；但有些疾病也可以表现为甲状腺功能正常。甲状腺功能异常时将影响机体的能量代谢、生长发育及脏器功能，长期未治疗还可导致并发症的发生；而甲状腺功能正常的甲状腺疾病如甲状腺肿、甲状腺结节和肿瘤等，病程长，影响患者的生活质量，有的则可发生恶变或影响甲状腺功能。甲状腺疾病不但影响个人的生活与学习，同时也造成了家庭经济负担。

随着人们自我保健意识的提高，进行定期查体，甲状腺疾病的检出率在逐年升高。早期发现甲状腺疾病，早期进行治疗和干预，可以防止病情进一步加重，防止并发症的发生。但是，目前还有相当一部分患者对此并不知晓，当甲状腺疾病发展到一定程度时才就诊，以致延误了治疗的最好时机。所以，内分泌专业医生要进行甲状腺疾病的宣传教育工作，提高广大民众对甲状腺疾病的认识，定期体检，及时发现甲状腺疾病；尤其是对有甲状腺疾病家族史或有致病因素的高发人群要加强定期监测，并进行早期诊断、早期治疗。

第一节 甲状腺疾病的发病情况及流行病学特征

甲状腺疾病在人群中散发，近几年其诊断率明显升高。由于受到地域、环境、遗传等因素的影响，某些甲状腺疾病具有一定的流行病学特征。

一、甲状腺疾病的发病情况

甲状腺疾病是内分泌疾病中的常见疾病，发病率不低。但是我国缺乏大规模的关于甲状腺疾病发病情况的统计分析。甲状腺疾病是否能及早发现，与各种甲状腺疾病的特点有关。如甲状腺功能亢进症症状明显，患者可能及时就诊，诊断率就高；如甲状腺肿、甲状腺结节等疾病，甲状腺功能处于正常状态时，患者无不适感觉，可能多年都未就诊，未得到诊治。甲状腺疾病的亚临床状态症状不典型，也不易察觉，如亚临床甲亢、亚临床甲减等。过去，由于人们的保健意识差，有许多甲状腺疾病患者未及时就诊及诊断，所以，从外在因素看来，甲状腺疾病的发病率并不高。目前，甲状腺疾病的发病率并没有随着生活水平的提高而下降，相反由于人们自我保健意识的提高、医学科学技术的发展，增加了多种疾病的检查手段，甲状腺疾病的检出率逐年增加。全球范围内超过三亿人患有甲状腺疾病，是内分泌领域第二大疾病，但公众对其知晓率甚低，中国亦缺少相关权威全面的数据。中华医学会内分泌学分会发布的中国首次甲状腺疾病流行病学调查结果提供的数据显示，中国内地甲状腺疾病患病率显著增高，中国民众的甲状腺健康状况不容乐观。据最新的《中国十城市甲状腺病流行病学调查》结果显示，我国十城市的甲亢患病率为3.7%；甲减患病率已从3.8%上升至6.5%，意味着每15人中即存在1例甲减患者，高达70%的增长率显示，甲减正日益成为威胁中国居民甲状腺健康的最大杀手。由于甲减会对孕产妇的健康及其后代的智力发育产生极大危害，专家呼吁女性在怀孕前应当检查甲状腺功能，并及时向内分泌科医生咨询。甲状腺结节（包括单发和多发结节）的患病率亦从10.2%上升至18.6%，即每5人中就有近1人存在甲状腺结节的问题，专家建议在日常体检中进行甲状腺B超检查。统计数据显示，2000年以前，女性恶性肿瘤中前20位里没有甲状腺癌，而在2010年，甲状腺癌已跃居女性恶性肿瘤的第六位。

目前，我国罹患甲状腺疾病的人数越来越多的原因包括精神紧张、环境辐射、遗传因素、基因突变、饮食缺碘或高碘等。与以前缺碘性甲状腺疾病症状——“大脖子病”不同，现在的甲状腺患者从外观很难发现，患者自己完全察觉不到。医生可通过触诊发现甲状腺肿大和甲状腺结节。同时，由于检测技术水平的提高，如甲状腺B超、甲状腺穿刺等，也便于医生提早发现甲状腺疾病患者。

（一）亚临床甲状腺疾病 有调查研究显示，男性及女性亚临床甲状腺疾病的患病率在40%~50%。美国在无甲状腺疾病成年人中的研究显示，亚临床甲减的患病率为4%~8.5%，患病率随年龄增长而升高；超过60岁的妇女中，患病率可高达20%。亚临床甲减主要靠生化检测诊断，所以随着年龄的增长，及时检测甲状腺功能是非常有必要的。有文献报道，亚临床甲亢的患病率在男性约为2.8%~4.4%，女性为7.5%~8.5%，60岁以上女性达到15%；我国学者报告的患病率为3.2%。

（二）甲状腺结节 流行病学调查显示，在碘充足地区，通过触诊发现甲状腺结节的患者中，男性占1%，女性占5%。通过触诊可发现的一般人群的甲状腺结节，患病率占我国人口的3%~7%；采用高清晰超声检查，甲状腺结节的检出率明显增高。有研究发现，应用高清晰度超声检查对普通人群进行筛查时30%~50%的人群存在甲状腺结节。美国报道甲状腺结节患病率最高的一项研究结果，是应用高清晰度超声，在随机选择的人群中，甲状腺结节的检出率高达19%~67%，女性和老年人群更为多见。至于结节是单发多于多发,还是多发多于单发,资料报道甚有差异。

由此可见,诊断技术的进步对发病率统计有很大影响。过去诊断甲状腺疾病仅靠医生手感触摸,因为受到结节在甲状腺内的位置、大小、患者颈部粗短、肥胖和检查者的经验等多种因素影响,检出率很低。随着20世纪80年代末超声波和彩色超声波技术的出现,甲状腺疾病的诊断水平得到很大提高。过去无法触摸到的1cm左右的结节以及甲状腺周围血流的改变都清晰可见,尤其是近年来采用的甲状腺高频超声技术,不仅能够清晰地显示甲状腺解剖结构、血流动力学、微循环灌注信息,更能够发现2~3mm的微小结节,同时能够准确区别甲状腺胶质潴留和实质性肿块,以及判断实质性肿块是否发生坏死等甲状腺内病灶等。

由卫生部国际交流与合作中心发起、中华医学会内分泌学分会与默克雪兰诺中国公司联合于2009年3月启动的调查,历时1年5个月,共选取北京、广州、上海等十个城市的15 181位各种类型社区常驻居民,通过问卷、现场体检、B超及空腹静脉非抗凝血、尿样本处理等多项检测获得的数据显示:甲状腺结节患病率为18.6%,每5人中就有近1例患者。此次流行病学调查填补了国内疾病防治史上的空白,将对增加公众的甲状腺健康知识,提高就诊率、治疗率产生积极意义。

(三) 甲状腺功能亢进症(简称甲亢) 在甲状腺疾病中,甲亢多见,其发病率为1%~2%;其中Graves病约占全部甲亢的80%~85%;西方国家报告Graves病的患病率为1.1%~1.6%,我国学者报告是1.2%。甲亢性心脏病的发病率占甲亢患者的13.4%~21.8%,常发生于甲亢后2~3年;甲亢患者中10%~15%发生心房颤动,甲亢性心脏病发生心衰竭时有30%~50%与心房颤动并存。约有1%的Graves病患者伴发重症肌无力。甲亢合并肝损害发生率国内外文献报道不一,约为45%~90%。国外甲亢死亡病例尸检资料发现,90%的患者合并有肝脏损害,

20%患者伴有黄疸。胫前黏液性水肿与 Graves 病同属于自身免疫病，约 5% 的 Graves 病患者伴发胫前黏液性水肿。甲亢伴有 Graves 眼病的发生率约为 43%。妊娠期妇女合并甲亢的发生率为 0.05%~0.4%，几乎均为 Graves 病；其他原因有急性或亚急性甲状腺炎、毒性结节性甲状腺肿和毒性腺瘤。

（四）甲状腺功能减退症（简称甲减） 自 20 世纪 80 年代采用敏感的 TSH（S-TSH）测定法以来，甲减的诊断率提高了。亚临床甲减相对多见，人群总体患病率为 1%~10%，随着年龄的增长而增加，60 岁以上的女性患病率高达 20%；74 岁以上的男性患病率（16%）与同龄女性相仿。在非缺碘地区甲减患病率 0.3%~1.0%，缺碘地区的发病率还要高；60 岁以上可达 2%，新生儿甲减患病率 1∶7000~1∶3000。国外报告的临床甲减患病率为 0.8%~1.0%，发病率为 3.5/1000；我国报告的临床甲减患病率是 1.0%，发病率为 2.9/1000。行甲状腺次全切除、^{131}I治疗 Graves 病，10 年的累积甲减的发生率分别为 40%、40%~70%。含碘药物诱发甲减的发生率为 5%~22%。有临床观察显示，对产后甲状腺炎（PPT）患者随访 2 年，持续性甲减的发生率约为 20%；先天性甲状腺功能减退症（CH）发病率为 41.54/10 万。

据统计，目前约每 6 位女性就有 1 位正被甲减问题所困扰。如患者处于妊娠期，流产概率和妊娠晚期胎儿死亡率均大幅增加，并极易导致新生儿智力发育受损和生长发育障碍，对母亲和孩子造成无法挽回的伤害。因此，女性在怀孕前应检查甲状腺功能，或向内分泌科医生咨询。若患有甲减，需通过药物调整甲状腺功能至正常水平，以保证新生儿智力的正常发育。

（五）甲状腺炎 亚急性甲状腺炎是一种与病毒感染有关的自限性甲状腺炎，约占甲状腺疾病的 5%，其发病率大约为 Graves 病发病率的 1/8。桥本甲状腺炎为自身免疫性甲状腺炎，国外报道其患病率为 3%~4%；我国学者报告患病率为 1.6%，发病率为 6.9/1000；如果将不典型、未得到诊断的病例包括在内，女性人群的患病率高达 1/30~1/10；国内外报告女性人群的甲状腺过氧化物酶抗体(TPOAb)的阳性率为10%。慢性硬化性甲状腺炎罕见,其发病率约为桥本甲状腺炎的1/50。

(六)甲状腺癌 甲状腺癌占所有癌症的1%。国外报告其发病率大约为(0.5~10)/10万。有些患者发现了甲状腺结节,经过检查后确诊为甲状腺癌,根据《中国十城市甲状腺疾病流行病学调查》的研究结果显示,我国甲状腺结节患病率为18.6%,其中恶性结节即甲状腺癌占5%~10%。甲状腺癌属于头颈部肿瘤,头颈部肿瘤是人类最常见的癌症类型之一,位居恶性肿瘤发病的第六位,包括颈部肿瘤、耳鼻喉科肿瘤以及口腔颌面部肿瘤三大部分。其中,甲状腺癌在头颈部肿瘤中占首位,约占30%。近年来,甲状腺癌是目前发病率升高最快的恶性肿瘤之一,特别是低分化甲状腺癌的发病率也很高。

二、甲状腺疾病的流行病学特征

我国缺乏大规模流行病学调查和大规模病例统计分析是造成相关专家对疾病进展情况难以掌握的主要原因之一。由于过去对甲状腺疾病的流行病学研究往往集中在个别省市或地区,得到的数据难以代表我国的甲状腺疾病的流行病学特征。因此,开展全国范围大规模流行病学调查,同时建立多种疾病的登记制度,对未来进行疾病回顾性分析和前瞻性研究都十分必要。

尽管诊断手段不断提高,使得甲状腺疾病诊断率逐渐升高,但依然没有真实反映甲状腺疾病患病人群的潜在规模。据介绍,甲状腺疾病作为内分泌领域的第二大疾病,女性发病是男性的6倍以上,40岁以上女性中约有20%患有甲状腺疾病,但治疗率在我国还不到2%。由于其症状隐匿,很多患者对自己的病情并不知晓。女性在其一生中的某些特定时期更容易得甲状腺疾病:生长发育期(青春期和月经初潮);怀孕期间;分娩后的6个月内;更年期(绝经期);长期处于抑郁状态等。应当进行甲状腺疾病的知识教育,使广大民众,尤其是女性,对甲状腺疾病的症状和体征有更多的了解，以便能够及时发现并治疗疾病。

（一）生物地球化学性疾病——碘缺乏病的流行病学特征

1. 碘缺乏病的分布　一般的规律是山区患病率高于平原，内陆高于沿海，农村高于城市。河流上游的高山地区，患病率高的主要原因是：①土壤碘流失严重，含量低；②海洋上空的碘蒸气随风扩散时，远离海洋且海拔高的地区降水中碘含量少；③高山边远地区不易获得外来的含碘食盐和食物。碘缺乏带来的不仅仅是甲状腺肿的流行，而更重要的是对儿童智力的发育带来危害。

WHO 推荐的成年人每日碘摄入量为150μg。尿碘是监测碘营养水平的公认指标，尿碘中位数（MUI）100~200μg/L 是最适当的碘营养状态。一般用学龄儿童的尿碘值反映地区的碘营养状态；80μg/L<MUI<100μg/L 为轻度碘缺乏；50μg/L<MUI<80μg/L 为中度碘缺乏；MUI<50μg/L 为重度碘缺乏。甲状腺肿的患病率和甲状腺体积随着碘缺乏程度的加重而增加；补充碘剂后，甲状腺肿的患病率显著下降。

2. 年龄、性别与发病的关系　甲状腺肿在儿童时期开始发生，尤其是学龄期儿童，如果有碘缺乏，会发生甲状腺肿，且随着年龄增加及身体发育对甲状腺激素的需要，在青春发育期发病率急剧升高，40 岁以后逐渐下降。重病区发病年龄有提前和后移现象。女性患病率一般高于男性，15~20 岁年龄组两性别差异最大。女性在青春发育期、月经来潮时、妊娠期、哺乳期对碘的需要量较男性多，如处于碘缺乏状态，则会发生甲状腺肿。

3. 水碘与发病的关系　一般规律是水碘在 5μg/L 以下时，随饮用水中碘含量的减少，甲状腺肿的患病率急剧增高，称之为“低碘性甲状腺肿”；水碘在 5~40μg/L 时，随水碘增加，甲状腺肿的患病率缓慢下降；水碘在 40~90μg/L 时，甲状腺肿的患病率降至最低，并保持平稳；水碘高于 90μg/L，甲状腺肿的患病率又开始回升，称之为“高碘性甲状腺肿”。特别指出的是，缺碘可引起甲状腺肿,摄入过量的碘则可发生高碘性甲状腺肿。

(二) **甲状腺结节** 对甲状腺结节的单因素分析发现,年龄增加和女性是甲状腺结节发生的重要危险因素,女性甲状腺结节的患病率明显高于男性。有调查显示,随年龄增长,甲状腺结节患病率呈显著上升趋势;男性和女性的甲状腺结节大小以及数量的构成比之间无显著差别。而海产品摄入频次、吸烟史和饮酒史都对甲状腺结节的发生无影响。甲状腺多发性结节的发病率在吸烟人群中明显增加,这可能和烟草中存在促甲状腺增生物质有关。

(三) **亚临床甲状腺疾病** 亚临床甲状腺疾病易发展成临床甲状腺疾病。由于对亚临床甲状腺疾病的观察和随访都缺乏足够的研究资料,对亚临床疾病的自然转归和干预效果缺乏证据。矿区人群不同于普通社区人群,其作业环境污染物较多,工作强度和压力较大,处于长期慢性应激状态。研究证实,应激能增加甲状腺疾病的发病率,甲状腺病的发生率比较高。女性中得甲状腺疾病者是男性的8倍,但是发病机制尚未明了。亚临床甲状腺疾病的患病率随年龄的增加呈现上升趋势。女性甲状腺结节和亚临床甲减患病率明显高于男性;亚临床甲减患病率随年龄增加而升高。而男性亚临床甲亢患病率高于女性。性别和年龄是亚临床甲状腺疾病发生的危险因素。

(四) **甲状腺功能亢进症** 患者以女性占大多数;发病高峰年龄有前移征象。有研究显示,在缺碘和适碘地区,食盐碘化后甲亢的发病率升高。沿海平原地区和山区在全民食用碘盐后甲亢发病率都有所上升,但山区的甲亢发病率上升程度较沿海平原地区更为显著,其机制为缺碘严重的山区居民甲状腺对碘的需求在食用碘化盐前长期处于碘饥饿状态,较沿海居民对碘的摄入敏感;全民食用碘盐后,缺碘被纠正,食盐加碘有效地提高了缺碘地区人群的碘营养水平。但是随着碘营养水平提高,由于甲状腺代偿作用,分泌大量的甲状腺激素,导致甲亢发病率上升,且山区较沿海甲亢发病率上升程度大。高碘地区亚临床甲亢的患病率低于缺碘和适碘地区的发病率；女性、促甲状腺激素受体抗体（TRAb）阳性和TSH小于0.01mU/L是亚临床甲亢发展为临床甲亢的危险因素；碘摄入量对亚临床甲亢的发展和转归无影响。下丘脑-垂体性甲状腺功能亢进症包括垂体促甲状腺激素（TSH）瘤和垂体选择性甲状腺激素抵抗综合征（PRTH）两类，以血清甲状腺激素升高伴TSH正常或升高为基本特征，患者均有典型的甲亢表现，TSH瘤的发病机制尚不明了，主要与*pit-1*基因异常有关，患者血中TSH-α亚单位明显增高。PRTH主要源于甲状腺激素受体β基因突变，多数患者TSH对TRH刺激有反应。

（五）甲状腺功能减退症 有甲亢既往史、1型糖尿病、甲状腺疾病家族史或曾因头颈部恶性肿瘤进行外放疗等因素，可能使亚临床甲减发生的概率增加。大约20%服用抗甲状腺药物的患者发生亚临床甲减。在亚临床甲减患者中，大约75%仅有轻度TSH升高（5~10mU/L）；50%~80%抗甲状腺过氧化酶抗体（TPO-A）阳性，与年龄、性别和血清TSH水平有关；亚临床甲减患者中每年有2%~5%发展为临床型甲减。甲减可以发生在各个年龄，从刚出生的新生儿至老年人都可发生甲减，以老年为多见，随年龄增加其患病率增高。甲减在男女都可发病，但女性多见，男∶女为1∶5~1∶4。

英国一个关于甲减的大规模长期流行病调查发现，自发性甲减每年的发病率女性为3.5∶1000，男性为0.8∶1000。甲状腺抗体阳性和TSH升高的女性，甲减发生率明显增加到43∶1000。妊娠合并甲减最常见的原因是自身免疫性甲状腺病——慢性淋巴细胞性甲状腺炎（桥本病）。先天性甲状腺功能减退症呈散发性分布，进行新生儿筛查是发现此症的唯一有效手段，使病儿得到早期诊治。

（六）甲状腺炎 有研究显示，自身免疫性甲状腺炎的发病可能与饮食中碘的含量过高有关。近年来，亚急性甲状腺炎（亚甲炎）的诊出率较前有所增高，亚急性甲状腺炎有一定的流行病学特征。有研究发现,在亚急性甲状腺炎患者的体液中存在高浓度的腮腺炎病毒抗体,有时本病与腮腺炎、睾丸炎并存。慢性淋巴细胞性甲状腺炎与 Graves 病密切相关,共同构成自身免疫性甲状腺病(AITD)。这一组疾病共同分担着许多相似的基因及环境等发病因素,并经常发生在同一家族中。从一种疾病形式进展到另一种的某些个体在临床上并非少见。自身免疫性甲状腺病涉及了有关遗传、环境及内源性因素之间的复杂相互关系。硬化性甲状腺炎罕见,多见于女性,男女之比约为 1∶2,以 30~60 岁为多。无痛性甲状腺炎(PT)的发生与地理、环境和季节等因素有关,属于破坏型甲状腺炎,认为是慢性淋巴细胞性甲状腺炎的一种特殊类型,属于自身免疫性疾病。有报道发现 *HLA-DR3* 和 *DR5* 患者易患无痛性甲状腺炎。部分患者 TGAb 和 TPOAb 滴度升高(约占 50%),甲状腺刺激性抗体(TSAb)阳性(约占 10%),在女性中可并发于风湿性关节炎和淀粉样变。对产后甲状腺炎患者随访 2 年,持续性甲减的发生率约为 20%;产后甲状腺炎患者是否发生持续性甲减与产后甲状腺炎的病程特点和 TSH 水平有关;应当对产后甲状腺炎进行筛查,时机可选择在产后 6 个月。

(七) 甲状腺癌 在地方性结节性甲状腺肿流行区,甲状腺癌特别是低分化甲状腺癌的发病率也很高。据国际癌症学会资料统计,各国甲状腺癌的发病率逐年增加。甲状腺癌以女性发病较多,男女之比 1∶2.58。以年龄计,从儿童到老年人均可发生,甲状腺癌较多发生于青壮年,其平均发病年龄为 40 岁左右。环境污染,电离辐射,精神压力,碘摄入量改变,桥本甲状腺炎发病率的升高,都可能是造成甲状腺癌发病率升高的原因,但仍需要有进一步前瞻性大样本多中心的研究。各种类型的甲状腺癌年龄分布亦异。在甲状腺恶性肿瘤中,腺癌占绝大多数,而源自甲状腺间质的恶性肿瘤仅占 1%;乳头状腺癌分布最广,可发生于 10 岁以下儿童至百岁老人,滤泡状癌多见于 20~100 岁,髓样癌多见于 40~80 岁,未分化癌多见于 40~90 岁。

第二节 甲状腺疾病的诊断要点

在甲状腺疾病诊断中,首先要根据患者的主诉、症状和体征,随之展开进一步的检查。有甲状腺肿大并伴有甲状腺疾病症状者,如甲亢、甲状腺肿、甲状腺炎等疾病,一般较容易诊断;如果甲状腺无肿大且甲状腺疾病症状不明显时,很容易漏诊或误诊,如甲状腺功能减退、亚临床甲减,一般无甲状腺肿大,甲减的症状不突出,尤其是在更年期妇女,体重增加有时很难考虑到甲减。如甲状腺结节的患者,甲状腺肿大不明显,外表不容易看出,查体触诊未触及结节时,有的就未再进行甲状腺彩超检查,也可使甲状腺结节未及时得到诊治。所以,在甲状腺疾病诊断时,要注意症状和体征的关系,临床表现和甲状腺功能的关系,影像学检查结果是否与临床征象相符。

一、甲状腺肿大的鉴别

在甲状腺疾病中,甲状腺肿大常见,但是也不是所有的甲状腺疾病都有甲状腺肿大。发现甲状腺肿大,首先要认真询问病史,看患者是否存在甲状腺功能亢进或功能减退的症状;仔细查体,了解甲状腺肿大的特点、性质等。有些患者甲状腺有肿大,但是甲状腺功能正常,还要鉴别清楚是单纯甲状腺肿大,还是其他甲状腺病引起的甲状腺肿大,如甲状腺结节、囊肿、肿瘤等。

(一) 弥漫性甲状腺肿大 甲状腺呈均匀性肿大,无结节,质地可软或韧,有的可闻及血管杂音。有的患者从年轻时起就有甲状腺肿大,可能与碘摄入量、甲状腺激素受体功能有关,也可能与存在甲状腺激素抵抗有关。有的患者在短期内出现甲状腺肿大,有可能为甲亢或亚急性甲状腺炎所致。病史比较长,甲状腺质地韧或呈橡皮样感,可能为桥本病。当甲状腺呈弥漫性肿大时,要及时测定甲状腺功能,根据甲状腺功能状态选择治疗方法。

(二) 结节性甲状腺肿大 甲状腺肿大并有多个结节。有的可触及多个结节,大小不一,有的虽有结节,但是仅通过触诊,结节的边缘触不清,甲状腺呈结节感。多见于结节性甲状腺肿、桥本病,病史长,有些是从单纯性甲状腺肿发展而来;有甲状腺功能偏低、TSH升高者,如未进行治疗,甲状腺结节可逐渐增大。有的Graves病患者长年不愈,治疗过程中甲状腺功能时高时低,在弥漫性甲状腺肿的基础上可出现甲状腺结节。少数患者由于甲状腺结节内出血,甲状腺可迅速肿大,可伴有囊样感。

(三) 甲状腺单一结节 甲状腺肿大并存在单一结节。甲状腺的单一结节可以是甲状腺腺瘤,边缘清楚,活动度好,不影响甲状腺功能。如果单一结节质地较硬,活动度差,要进一步检查,排除甲状腺的恶性肿瘤。有的恶性肿瘤的结节并不大,所以结节的大小与肿瘤无明显相关。如果甲状腺单一结节伴颈部淋巴结肿大,应高度怀疑甲状腺癌。当发现有甲状腺结节时,需及时测定甲状腺球蛋白(Tg)和降钙素(CT)等肿瘤标志物的指标;如有升高或怀疑结节有恶变可能时,需要行甲状腺CT或MRI检查,必要时需行甲状腺针吸活检以明确诊断,及时手术治疗。

(四) 巨大甲状腺肿 甲状腺明显肿大,超过Ⅲ度以上,甚至导致颈部活动受限,出现压迫症状。多见于地方性甲状腺肿(也称大脖子病),在内陆山区缺碘地区多见。近十多年来由于国家推行食用加碘盐,使地方性甲状腺肿的发病率明显降低。少部分甲亢患者,病情长年迁延不愈,使甲状腺逐渐肿大,多数伴有结节。

二、甲状腺功能的异常

甲状腺疾病中,部分伴有甲状腺功能的异常。如甲亢时甲状腺激素水平升高;甲减时甲状腺激素水平减低。还有些情况,甲状腺功能异常时,只是疾病的一种表现。

(一) 甲状腺激素水平升高 最常见的是甲亢,其中Graves

病最常见；少见的有亚急性甲状腺炎，由于甲状腺滤泡破坏，使已合成的甲状腺激素释放入血，出现高甲状腺激素水平状态，但是甲状腺的储备功能是下降的，甲状腺摄碘率降低；服用胺碘酮等药物也可使甲状腺激素水平升高，甚至引起甲亢症状；某些甲状腺肿瘤、高功能腺瘤也可使甲状腺激素水平升高。有些早期甲亢或亚临床甲亢患者，其甲状腺激素水平在正常高限，此时要参考 TSH 水平及 TSAb 水平以明确诊断。

（二）甲状腺激素水平降低 最常见的是甲减，某些甲状腺肿也可有甲状腺激素水平降低或偏低，如多年的单纯性甲状腺肿、地方性甲状腺肿、桥本病、产后甲状腺炎、亚急性甲状腺炎在高甲状腺激素水平过后、某些甲状腺肿瘤等可出现甲状腺激素水平降低。对于早期甲减或亚临床甲减患者，可能测定甲状腺激素处于正常或正常低限，此时需参考 TSH 水平。

（三）TSH 水平异常 在原发性甲亢时，TSH 降低；继发于下丘脑、垂体性甲亢时，TSH 升高。在原发性甲减时，TSH 升高；继发于下丘脑、垂体性甲减时 TSH 降低。如早期甲亢或亚临床甲亢，甲状腺激素水平稍升高时，TSH 可能在正常范围，此时需做 T_3 抑制试验有助于协助诊断。如早期甲减，甲状腺激素水平偏低、TSH 在正常范围时，需要做促甲状腺激素释放激素兴奋试验以协助诊断。

三、甲状腺疾病诊断注意事项

诊断甲状腺疾病，需要注意以下问题。

（一）临床表现是基本诊断依据 根据患者的症状和体征，应初步能判断出患哪种疾病的可能。根据代谢率改变所致的表现可初步判断甲状腺功能的高低，出现高代谢综合征者要考虑甲亢；代谢缓慢者要考虑甲减。根据甲状腺肿大的性质及患者的居住地、环境、工作性质、遗传因素等，可初步判断是单纯性甲状腺肿、地方性甲状腺肿，还是桥本病等。根据突眼及伴随症状，有助于判断是 Graves 病，还是内分泌性突眼。根据患者有无上呼吸道感染史，有无发热及甲状腺部位疼痛等，可判断是亚急性甲状腺炎，还是急性甲状腺炎。根据甲状腺呈单一结节，还是多发结节，以及有无周围淋巴结肿大，可初步判断是结节性甲状腺肿，还是甲状腺腺瘤或恶性肿瘤。

（二）**结合甲状腺功能测定** 甲状腺功能测定可以决定甲状腺功能的高低。近年来甲状腺激素测定广泛开展，在多数医院都能测定，也有助于甲状腺疾病的早期诊断。但是不能光依靠甲状腺功能而忽略了问诊及查体。在少数情况下，甲状腺激素检测出现误差或错误，如果只根据甲状腺功能来判断，有可能导致误诊，造成不良后果。如在甲亢或甲减患者的药物治疗调整剂量期间，不进行详细认真的问诊及查体，仅根据甲状腺激素测定结果就增减治疗用药，有可能造成病情的反复或波动，影响治疗效果。尤其是甲亢患者，病情反复，甲状腺功能时高时低，易导致甲状腺进一步肿大、突眼加重；有的甲亢病史持续十多年未治愈，不按时服药、剂量增减不合适、未及时调整治疗方案是其主要原因。

（三）**甲状腺结节的鉴别** 发现甲状腺结节，要弄清是单一结节，还是多结节，结节的质地，表面是否光滑，活动度如何，是否有触痛，周围是否有肿大的淋巴结。单一结节伴有甲亢者，首先要排除高功能腺瘤；单一结节甲状腺功能正常者，要监测血甲状腺球蛋白、降钙素等，如果有恶变征象，需要进一步行影像学检查或针吸活检以确诊。多结节性甲状腺肿如伴甲亢，也应做甲状腺扫描排除高功能结节的存在；如甲状腺功能正常，需定期监测甲状腺功能和肿瘤标志物，以早期发现亚临床甲减或结节恶变，并早期进行干预治疗。

第三节 如何做好甲状腺疾病的个体化治疗

近年来，甲状腺疾病的检出率和发病率逐年升高，而且各种甲状腺疾病的表现各异，有些症状与其他相关疾病相混淆，给临床诊断增加了难度；即使是诊断明确后，患者对治疗的反应个体差异较大，疾病复发也是一个常见的问题。所以，如何合理选择治疗方案，根据患者的具体病情制订个体化的治疗方案，对甲状腺疾病的治疗和转归起到了决定性的作用。要做好甲状腺疾病的个体化治疗，首先就要了解患者的病情，掌握患者的疾病特点，结合患者甲状腺肿大情况、甲状腺功能状态及疾病的性质，制订出适合患者的治疗方案。

一、了解患者的病情

（一）了解患者的发病情况

1. 发病缓慢者 如仅有弥漫性甲状腺肿大病史多年，而甲状腺功能正常者，治疗着重在寻找引起甲状腺肿大的原因，如摄碘的异常（缺碘或高碘），从病因进行干预。如缺碘的患者提倡食用含碘盐；高碘时要限制饮用碘含量高的饮用水以及饮食中碘量的控制等，从根本上控制引起甲状腺肿的原因，使甲状腺肿不再继续发展。如逐渐出现体重增加、乏力、便秘等症状的甲减患者，需要根据病情的轻重考虑甲状腺素治疗的起始剂量。

2. 急性发病者 如急性甲状腺炎，多由于感染所致，需要应用有效的抗生素控制感染；亚急性甲状腺炎，甲状腺部位出现疼痛、发热等，需要应用糖皮质激素控制免疫反应，使病情控制。如原有结节性甲状腺肿的患者甲状腺突然肿大，考虑有结节内出血的可能，需要观察其变化。

（二）了解患者的甲状腺功能 及时测定甲状腺功能有助于甲状腺疾病的诊断。不但要看甲状腺激素水平，还要看TSH，对甲亢、甲减等疾病鉴别是甲状腺性，还是下丘脑、垂体性者有意义。有的患者仅表现为T_3升高，多见于结节性甲状腺肿所致的T_3型甲亢及轻症甲亢。有的患者仅表现为T_4升高，多见于T_4型甲亢，或服用胺碘酮等含碘药物所致，或由于治疗甲减服用甲状腺激素量过多所致。甲状腺的抗体如甲状腺球蛋白抗体(TGA)、TPOAb升高提示慢性淋巴细胞性甲状腺炎(桥本病)的可能,但是目前由于检测方法的问题,测定这些抗体增高的比率较前升高,应排除检查误差的可能,需结合临床表现进行判断。甲状腺球蛋白升高提示有复发性甲状腺癌的可能;降钙素升高是甲状腺髓样癌时的敏感指标。

(三)了解患者的生活、工作环境和家族史 生活方式、居住和工作环境对甲状腺疾病的发生也有重要的影响。如长期居住在内陆、山区、缺碘地区,如发现甲状腺肿大,尤其是明显肿大者,首先要考虑到地方性甲状腺肿的可能;如在高碘地区生活,也可致甲状腺肿;长期在环境污染的场所工作,也会导致甲状腺疾病的发生。工作压力大、长期处于紧张状态,并有甲亢或糖尿病家族史的人群更易患甲亢;在有桥本病家族史的人群中,如果发现甲状腺肿大,要考虑有桥本病的可能。

二、掌握患者疾病的特点

(一)对于病情重者 对于重症甲亢或甲状腺危象前期的患者,要按照甲状腺危象的治疗原则进行处理;尤其在天气热的情况下,及早、大量应用抗甲状腺药物,及时控制病情;有明显突眼、甲状腺肿大者,治疗中更要注意用药剂量的及时调整,防止进一步加重病情;还要了解患者在治疗前的肝功能、血象状态,有利于选择治疗方案。甲减发生黏液性水肿者,应抓住主要矛盾进行处理。如立即补充短效的甲状腺激素,使其能尽快发挥作用;如患者存在呼吸暂停和低氧血症,应对症处理,必要时行气管插管,防止病情进一步加重。

(二)对于有发病诱因者 如亚急性甲状腺炎在发病前多有上呼吸道感染的诱因,对于发热、血象高者,在应用糖皮质激素治疗亚急性甲状腺炎的同时,应针对可能的感染原,应用有效的抗生素控制感染。由应激、感染等诱因所致的甲状腺危象,在应用抗甲状腺药物的同时,需应用糖皮质激素拮抗应激,并应用抗生素控制感染；由于寒冷、应激等原因引起的黏液性水肿昏迷，在补充甲状腺激素的同时，需补充葡萄糖、糖皮质激素，还需要保温等护理。

（三）对于有并发症者 如伴有甲亢性心脏病或甲减性心肌病、心功能不全者，在治疗原发病的同时，应针对并发症治疗。如甲亢伴有慢性心房颤动者，有快速心房颤动、心功能不全时需应用强心剂治疗。甲状腺炎合并甲状腺功能异常时，应及时处理，如亚急性甲状腺炎合并一过性甲亢，产后甲状腺炎合并甲减等。

三、在治疗中及时观察疗效，合理调整治疗方案

（一）甲状腺功能亢进症 选择口服抗甲状腺药物治疗者，口服药物较单纯，主要在于用药期间的药物剂量调整。要观察患者的症状、体征的变化，不要只依靠甲状腺功能结果。要全面综合判断病情，才能及时将药物减量，使病情逐渐趋于平稳，防止病情复发和波动，直到治愈。重症甲亢患者要先选择抗甲状腺药物治疗，初始治疗要大剂量，防止病情恶化；当病情控制后，及时减量。对于选择放射性 ^{131}I 治疗者，要及时监测甲状腺功能，出现甲状腺功能减退时及时补充甲状腺素。选择手术治疗者，要用抗甲状腺药物作好术前准备，病情控制后应用合适剂量维持甲状腺功能正常后再行手术治疗。

（二）甲状腺功能减退症 替代治疗药物单一，主要在于要根据患者在某段时间内病情的变化及时调整甲状腺激素的剂量。在有些诱因存在时，如应激、感染、手术、外伤等，或者有气候的明显变化，此时需调整甲状腺激素的用量，防止用量不足使病情加重；在初治的患者，甲状腺素的剂量需要经过逐渐加量至合适剂量，维持甲状腺激素水平正常；如病情较重者，初治剂量较大，但是也不是一直要维持大剂量，经过一段时间治疗，患者的需要量可能有所改变，要根据病情和甲状腺功能及时调整剂量，防止过量导致高代谢综合征。

(三) 亚急性甲状腺炎 初治时症状可明显减轻,有些患者病情逐渐控制,症状消失至治愈;而有些患者初治时用药剂量不够或疗程不足,使亚急性甲状腺炎迁延不愈,甚至复发,使以后的治疗困难。因亚急性甲状腺炎用药后在短时间内症状变化较大,个体差异较大,对糖皮质激素的反应不一,所以需密切观察,及时调整药物剂量,选择适合患者的治疗剂量和疗程。

(四) 甲状腺结节 多数甲状腺结节或结节性甲状腺肿患者的甲状腺功能正常,可以不予药物治疗;但是应定期监测甲状腺功能,有亚临床甲状腺功能异常时及时对症治疗。对甲状腺结节,必须在排除恶变的情况下进行定期复查;如果疑有恶变的甲状腺结节,要及时做相关检查或进行甲状腺针吸活检明确诊断,确诊为甲状腺癌者以及疑有恶变的甲状腺结节有手术指征者,需行手术治疗。

第四节 积极治疗甲状腺疾病,防止并发症的发生

甲状腺疾病一经确诊,应及时给予治疗。制订出适合患者具体病情的个体化治疗方案,进行有效的、安全的治疗,防止因病情反复不愈,导致并发症的发生。

一、根据病情选择治疗方案

虽然目前甲状腺疾病的治疗方法各级医师都非常明了,在教科书中及甲状腺疾病治疗指南中治疗原则都很明确,但是仅有治疗原则还不够,还需要根据患者的病情选择和调整治疗方案,使治疗方法针对疾病的主要特点,这样才能使患者的病情得到很好的控制,以达到治愈,减少并发症的发生。如年轻的甲亢患者,初治时要考虑到患者年轻,还要面临生长发育、结婚生育等问题,如果初治就选择放射性 ^{131}I 治疗,以后如发生甲减,对以后的生活和工作还是有一定的影响,所以在初治时选择口服

抗甲状腺药物为宜。如对于甲状腺结节，不是只要发现有结节就要做手术，要按照甲状腺结节的诊断步骤，认真进行检查或做甲状腺针吸活检，如无癌变征象，也可以暂行观察，防止进行不必要的手术，因为如果出现手术并发症如喉返神经损伤或甲状旁腺损伤，将会给患者带来更大的痛苦。

二、根据病情变化及时调整治疗方案

在选择了治疗方法以后，要观察患者的症状、体征及各项检测指标的变化，防止应用药物剂量不适当而造成疾病的反复或出现治疗的并发症。如有些甲亢患者，也应用了抗甲状腺药物治疗，但是病情就是迁延不愈，甚至持续十多年，反复复发，可导致并发症的发生。所以，在甲亢的治疗中，选择药物比较简单，关键是在药物剂量调整中，需要医生掌握患者的病情变化，根据症状和体征能及时发现甲状腺功能的改变，而不是仅靠化验结果，还要靠临床经验的不断积累，能及时调整药物剂量，使病情平稳控制，以至治愈，减少并发症的发生率。如果应用抗甲状腺药物病情常年不愈，患者又不能坚持治疗，就应及早调整治疗方案，如选择放射性 ^{131}I 治疗，防止在甲亢的长病程中出现甲亢性心脏病等并发症。如亚急性甲状腺炎，当病情控制后要逐渐减少糖皮质激素用量以至停药，既能防止病情反复，又能防止激素的不良反应。

三、定期监测，早期诊治并发症

在治疗甲状腺原发病的同时，还要注意定期监测其是否有并发症的发生，尤其是病程长者，更易出现并发症。如多年有甲状腺肿大的患者，要监测甲状腺功能，出现早期甲减时就需要治疗；病程长的甲状腺肿还易出现甲状腺结节，发现结节就需要进行检查，防止结节恶变。如长年不愈的甲亢，要定期做相关检查，排除甲亢性心脏病、心律失常（常见的为心房颤动）、肌病等。对于常年用药剂量不足的甲减，要检测是否存在甲减性心肌病、低氧血症、夜间睡眠呼吸暂停等。

在诊断并发症后，根据并发症的特点进行系统治疗，选择用药。在控制了原发病的基础上，有些并发症可以得到缓解，而有些并发症仍在缓慢发展，可能是导致患者死亡的原因。需要对患者的原发病和并发症综合判断，制订出适合患者病情的个体化治疗方案。

（段文若）

第二章 甲状腺的解剖及生理功能

甲状腺是人体中重要的内分泌腺体，有丰富的血液供应；分泌的甲状腺激素在人体的生长发育及物质代谢中起了重要作用，并对人体各器官、各系统的功能均有影响。

第一节 甲状腺的局部解剖及特点

一、甲状腺的胚胎发生

人类甲状腺发生于胚胎期的鳃肠及原肠。在人胚第四周，前外侧壁出现四对突起，形成第Ⅰ、Ⅱ、Ⅲ、Ⅳ鳃囊，在原始咽底壁正中线相当于第2、3对鳃弓的平面上，上皮细胞增生，形成一伸向尾侧的盲管，即甲状腺原基，称甲状舌管(thyroglossal duct)。此盲管沿颈部正中线下伸至未来气管前方，末端向两侧膨大，形成左右两个甲状腺侧叶。甲状舌管的上段退化消失，其起始段的开口仍残留一浅凹，称盲孔(foramen caecum)。如果甲状舌管的上段退化不全，残留部分可形成囊肿。胚胎第11周时，甲状腺原基中出现滤泡，第13周初甲状腺开始出现分泌活动。随着胚胎发育长大，腺泡数急剧增多、增大，甲状腺也随之增大，腺泡中央胞腔内胶质滴成为聚集的胶体。在胚胎发生期，甲状腺除了上皮细胞和间质细胞外，还出现一些滤泡细胞，是分泌降钙素的细胞。在出生后，甲状腺呈典型的两个腺叶，中间有峡部相连，有时在咽喉前形成锥体叶。成人甲状腺的总重量约 20~30g;女子比男子稍大一些,在老年期缩小。

二、甲状腺的形态位置

甲状腺位于颈前下方软组织内,紧贴甲状软骨和气管软骨环的前面和两侧,呈棕褐色,略呈“H”形,分左右 2 个侧叶(lobes),每叶形状像 1 个尖端向上的锥体,中间连接部分为峡部(isthmus)(图 2-1)。甲状腺每叶长 2.5~4.0cm,宽 1.5~2.0cm,厚 1.0~1.5cm,贴附喉下部和气管上部的侧面,上端达甲状软骨中部,下端抵第 6 气管环,长约 5cm,宽约 2.4cm,有时下极可伸至胸骨后称胸骨后甲状腺。甲状腺峡部横过第 2~4 气管软骨环的前面,其宽窄因人而异。少数人在峡部有 1 个舌状的向上突起,称为锥叶,长短大小各异,位置多偏向左,长者可达舌骨。这是胚胎初期甲状腺舌导管的残余。小块游离的甲状腺组织可出现于两侧叶或峡部之间,即副甲状腺(accessory thyroid glands)。甲状腺的大小和重量随着年龄的增长而增加。新生儿甲状腺重量约 1.5g,成人甲状腺重约 15~20g,女性甲状腺比男性略大,老年人甲状腺轻微缩小。正常情况下甲状腺不能看到,也不易摸到。甲状腺左右两叶上极内侧有悬韧带悬吊在环状软骨上,故可随吞咽上下活动。

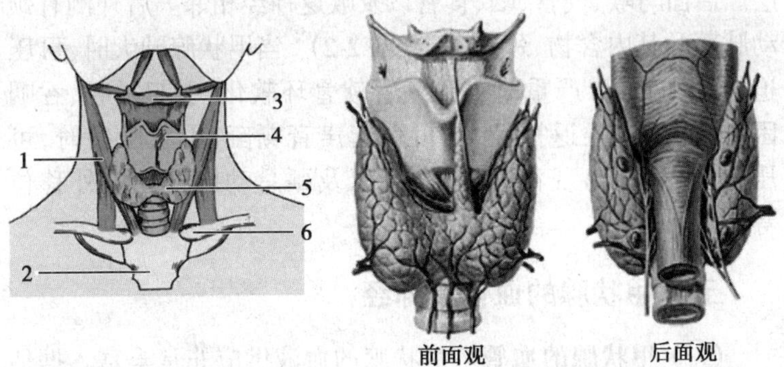

图 2-1　甲状腺的位置

1. 胸锁乳突肌　2. 胸骨　3. 舌骨　4. 甲状软骨　5. 甲状腺　6. 锁骨

三、甲状腺的被膜

在甲状腺表面共有二层被膜。甲状腺表面由结缔组织构成的纤维囊包裹，称为真被膜，包绕甲状腺即纤维囊，囊的纤维束伸入实质内，将实质分隔为若干小叶。真被囊的外面还有一层假被囊，由颈深筋膜的内脏筋膜脏层构成，包绕于真被膜外面。

真被囊和假被囊之间填充以疏松结缔组织，其中含有静脉丛及甲状旁腺(parathyroid gland)，上下两对甲状旁腺均位于该囊内，定位于腺体后面上、中 1/3 交界处和下 1/3 处。假被膜在侧叶内侧和峡部后面，与甲状软骨、环状软骨和气管软骨环的软骨膜愈着，形成甲状腺蒂又名甲状腺悬韧带，将甲状腺固定在喉表面。因此当吞咽时，甲状腺可随喉上、下移动。借以鉴定此区肿块与甲状腺的关系。喉返神经行经假被囊之外，故甲状腺手术在假被囊内进行，可避免损伤喉返神经。

四、甲状腺的毗邻

甲状腺的毗邻关系较复杂。前面由浅入深的层次是：皮肤、皮下组织、颈深筋膜浅层、舌骨下肌群、内脏筋膜壁层和脏层。后面与喉、气管、咽、食管以及喉返神经相邻。后外侧有颈动脉鞘及其内含物、颈交感干(图 2-2)。当甲状腺肿大时，可压迫气管和食管，严重时可致气管软骨环软化，引起呼吸、吞咽困难；如压迫喉返神经，则可引起声音嘶哑；甲状腺癌时，可压迫交感干，出现霍纳综合征，以及颈总动脉搏动向外移位等症状。

五、甲状腺的血管和神经

(一) 甲状腺的血管 甲状腺的血液供应非常丰富。据估计，全身血液大约每小时可在甲状腺通过一次。甲状腺由甲状腺上动脉和甲状腺下动脉供给血液和营养，有时还有甲状腺最下动脉。甲状腺上动脉是颈外动脉在颈部的第一个分支，偶见发自颈内动脉或颈总动脉；甲状腺下动脉发自锁骨下动脉的甲状颈干，有时直接发自锁骨下动脉；甲状腺最下动脉发自无名动脉，偶有发自主动脉弓或颈总动脉。甲状腺的血管还与食管、喉、气管等的血管相吻合；甲状腺内有丰富的静脉网，它们在腺体的前面形成静脉丛，然后汇集成甲状腺上、中、下静脉（图 2-3）。

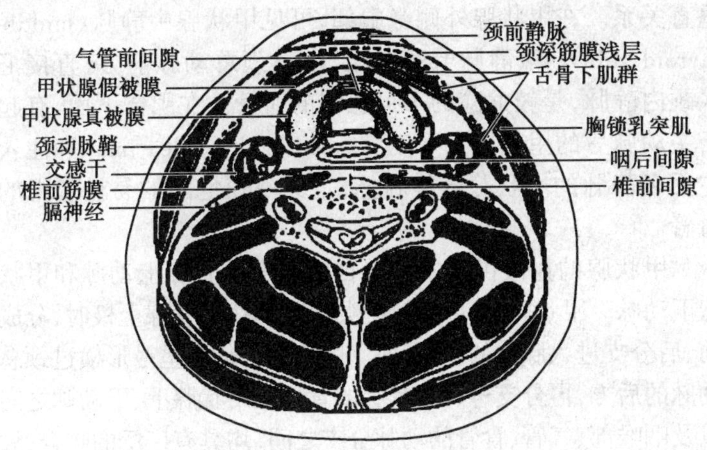

图 2-2　甲状腺横断面

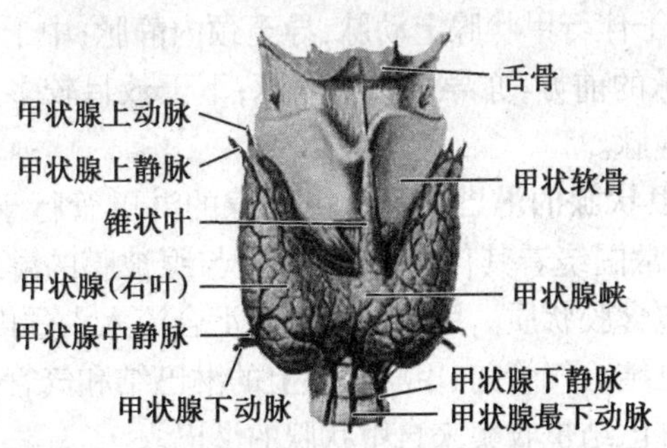

图 2-3　甲状腺的血管

在甲状腺上极，有甲状腺上动脉（superior thyroid artery）、甲状腺上静脉（superior thyroid vein）及与其伴行的喉上神经（superior laryngeal nerve）。神经行其后内，近腺体处渐分离；在甲状腺下极，有甲状腺下动脉（inferior thyroid artery）、甲状腺下静脉（inferior thyroid vein）及与其相交的喉返神经（recurrent laryngeal nerve）。血管水平由外向内走向腺体，神经垂直由下向上行向腺体，于腺体下极相交。右侧血管与神经间近似平行关系，左侧血管与神经间则呈现相互垂直关系。在甲状腺外侧缘中部，可见甲状腺中静脉（middle thyroid vein）。该静脉壁薄短粗，横过颈总动脉前方，直接汇入颈内静脉，是较危险的不可忽视的血管。在腺体下面，有起于主动脉弓的甲状腺最下动脉（arteria thyroidea ima）和注入左无名静脉的甲状腺奇静脉丛，是又一较危险的易被忽视的血管。

甲状腺的血液供应主要来自两侧的甲状腺上动脉和甲状腺下动脉。甲状腺上动脉沿喉侧下行，到达甲状腺上极时，分成前、后分支进入腺体的前、背面。甲状腺下动脉呈弓形横过颈总动脉的后方，再分支进入甲状腺的背面。甲状腺上、下动脉之间以及咽喉部、气管、食管的动脉分支之间，均具有广泛的吻合；故在手术中将甲状腺上、下动脉全部结扎，也不会发生甲状腺残留部分及甲状旁腺缺血。甲状腺表面丰富的静脉网汇成上、中、下静脉干；上干伴行甲状腺上动脉，导至颈内静脉；中干常单行，横过颈总动脉的前方，亦导至颈内静脉；下干数目较多，在气管前导至无名静脉。

（二）甲状腺的淋巴循环 甲状腺的淋巴管行于叶间结缔组织内，常常围绕着其伴行动脉，并且与腺被膜的淋巴管交通，管内可能包含胶状质。甲状腺的淋巴汇合流入沿颈内静脉排列的颈深淋巴结。气管前、甲状腺峡上的淋巴结和气管旁、喉返神经周围的淋巴结也收集来自甲状腺的淋巴。

（三）甲状腺的神经 甲状腺的神经有交感神经纤维和副

交感神经纤维，主要是颈上和颈下交感神经节的节后纤维，沿动脉而行，形成甲状腺上丛和下丛。自神经丛发出的分支进入腺体实质后分布于毛细血管周围及滤泡周围。交感神经来自颈中节，伴甲状腺上动脉入腺体，其功能是使血管收缩。副交感神经纤维来自迷走神经，经喉返神经及喉上神经分布于腺体。

喉上神经和喉返神经与甲状腺的关系密切。喉上神经的外支在至环甲肌前走行于甲状腺上动脉后支的稍高部位。喉返神经与甲状腺、甲状腺下动脉的关系在甲状腺外科中尤为重要。喉返神经常位于食管气管沟中，但也可有变异。喉返神经至甲状腺侧叶后方时与甲状腺下动脉交叉，神经由动脉的浅面、深面或两分支之间经过(图 2-4)。在此水平用血管钳止血，常有伤及神经的可能；故一般主张当结扎甲状腺下动脉时，应在离开甲状腺处进行，以免伤及此神经。

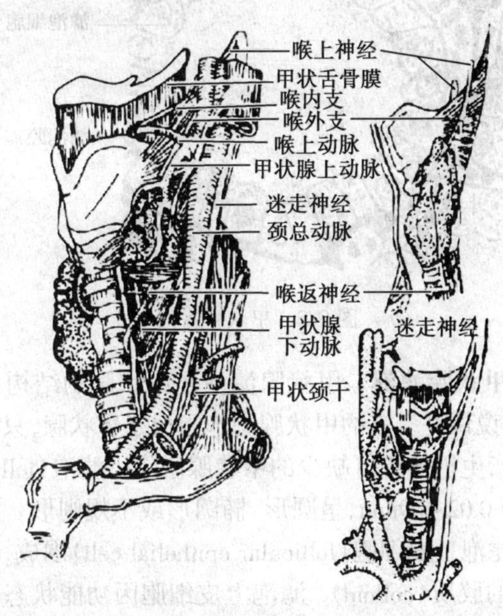

图 2-4　甲状腺的神经

六、甲状腺的组织结构

正常甲状腺质地柔软，切面呈鲜牛肉色，有大小不等的滤泡，内含有胶质。腺体包以薄层结缔组织，即甲状腺固有膜。结缔组织由包膜伸入腺实质内做支架，将腺体分成许多大小不等的小叶；每个小叶由无数个滤泡和滤泡间组织构成(图 2-5)。

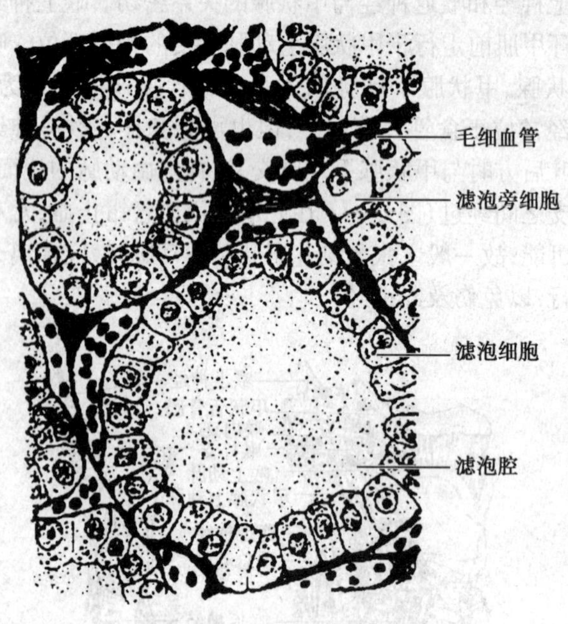

图 2-5 甲状腺滤泡

(一) 甲状腺滤泡 甲状腺滤泡是甲状腺的结构和功能单位，也就是说许许多多的甲状腺滤泡组成了甲状腺，只有甲状腺滤泡才能产生机体不可缺少的甲状腺激素。滤泡(follicle)大小不等，直径 0.02~0.9mm，呈圆形、椭圆形或不规则形。滤泡由单层立方的滤泡上皮细胞(follicular epithelial cell)围成，滤泡腔内充满透明的胶质(colloid)。滤泡上皮细胞因功能状态而有形态变化。在功能活跃时，细胞增高呈低柱状，腔内胶质减少；反之，细胞变矮呈扁平状,腔内胶质增多。胶质是滤泡上皮细胞的分泌物,在切片上呈均质状,嗜酸性,它是一种糖蛋白,称甲状腺球蛋白。胶质的边缘常存在不着色的空泡,有人认为是滤泡上皮细胞吞饮胶质滴所致。

电镜下,滤泡上皮细胞游离面有微绒毛,胞质内有较发达的粗面内质网和较多的线粒体,溶酶体散在于胞质内,高尔基复合体位于核上区。细胞顶部胞质内有电子密度中等、体积较小的分泌颗粒(直径 150~200nm),还有从滤泡摄入的低电子密度的胶质小泡(直径约 1μm)。滤泡上皮基底面有完整的基板,邻近的结缔组织内富含有孔毛细血管和毛细淋巴管。

甲状腺滤泡上皮细胞合成和分泌甲状腺激素(thyroid hormone)。

(二) 滤泡旁细胞(parafollicular cell) 又称 C 细胞,成团积聚在滤泡之间,少量镶嵌在滤泡上皮细胞之间,其腔面被滤泡上皮覆盖,细胞体积较大,在 HE 染色标本下,胞质稍淡。用镀银法可见基底部胞质内有嗜银颗粒,颗粒内含有降钙素,以胞吐的方式分泌。降钙素是一种多肽,通过促进成骨细胞分泌类骨质、钙盐沉着和抑制骨质内钙的溶解使血钙降低。有报道,哺乳类滤泡旁细胞内还含有生长抑素、去甲肾上腺素、P 物质和血管活性肠肽(vasoactive intestinal peptide,VIP)等。滤泡旁细胞的形态、大小、数量和分布随动物的种属而有差别,人、猴、鼠等的滤泡旁细胞为卵圆形,以小的细胞群分布于滤泡间。而猫狗等动物的滤泡旁细胞则呈圆形或卵圆形,在滤泡之间积聚形成大的细胞团。人的滤泡旁细胞多分布于甲状旁腺周围的甲状腺内,而在鼠类则多分布于甲状腺中央部。

(三) 甲状腺滤泡间质 甲状腺滤泡间质存在于滤泡间的结缔组织中,其中含丰富的有孔毛细血管。由小动脉发出的毛细血管形成密网,紧密地围绕着滤泡上皮的底部。毛细淋巴管在间质内形成疏松的网,从甲状腺引流的淋巴液,其激素浓度百倍于静脉血,所以淋巴也是甲状腺输出激素的一个重要途径。甲状腺滤泡间质的神经纤维数量不多，但有三种纤维，即交感、副交感及肽能纤维，滤泡上皮细胞分泌 T_3 和 T_4 主要受下丘脑 - 垂体 - 甲状腺轴的激素调节，神经调节不占主要地位。

第二节 甲状腺激素的合成与分泌

一、碘的代谢

碘是人体必需微量元素，主要来源于食物，其余来源于水和空气。人体由食物提供的碘几乎占所需碘的 90% 以上，食物中的无机碘易溶于水形成碘离子。在消化道，碘主要是在胃和小肠被迅速吸收，空腹时 1~2 小时即可完全吸收，胃肠道有内容物时，3 小时也可完全吸收。

由消化道吸收的无机碘经过肝脏的门静脉进入体内循环，正常人血浆无机碘浓度为 0.8~6.0mg/L。血液中的碘离子可穿过细胞膜进入红细胞，红细胞碘浓度与血浆相当。经过血液循环，碘离子分布到全身组织器官，但一般仅存在于细胞间液而不进入细胞内。甲状腺是富集碘能力最强的组织，24 小时内可富集摄入碘的 15%~45%。在碘缺乏地区，其浓集能力更强，可达到 80%。正常成人体内含碘量约为 20~50mg，其中 20% 存在于甲状腺中。血碘被甲状腺摄取，在甲状腺滤泡上皮细胞内生成甲状腺激素。甲状腺激素中的碘被脱下成为碘离子，再重新被甲状腺摄取作为合成甲状腺激素的原料。

碘主要通过肾脏由尿排出，少部分由粪便排出，极少部分可经乳汁、毛发、皮肤汗腺和肺呼气排出。正常情况下，每日由尿排出 50~100mg 碘，占排出量的 40%~80%。通过唾液腺、胃腺分泌及胆汁排泄等从血浆中清除碘，最后从粪便排出，这部分占 10% 左右（图 2-6）。通过乳汁分泌方式排泄的碘，对于由母体向哺乳婴儿供碘有重要的作用，使哺乳婴儿能得到所需碘。乳汁中含碘量为血浆的20~30倍，母体泌乳会丧失较多碘，约在20mg以上。通常用尿碘排出量来估计碘的摄入量。碘的最低生理需要量为每人75mg/d，供给量为生理需要量的2倍，即每人150mg/d。

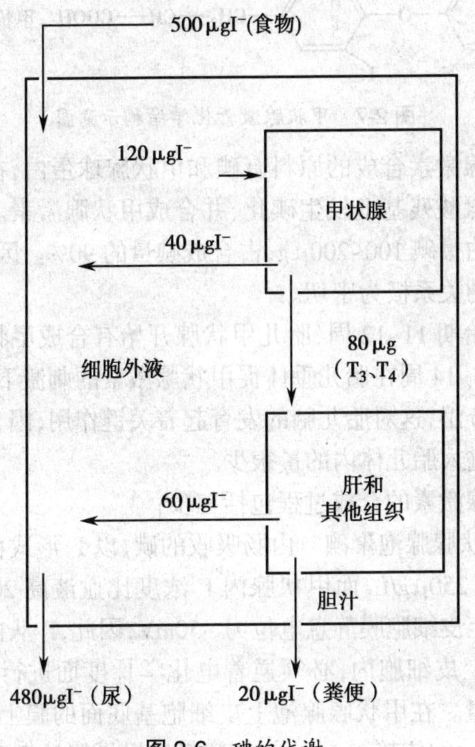

图2-6　碘的代谢

二、甲状腺激素的生物合成

甲状腺激素为甲状腺素(thyroxine，T_4)和三碘甲腺原氨酸(3,5,3′-triiodothyronine，T_3)的统称。从化学结构看均是酪氨酸的含碘衍生物(图2-7)。另外，甲状腺也可合成极少量的反T_3(3,3′,5′-T_3，reverse T_3，rT_3)，它不具有甲状腺激素的生物活性。

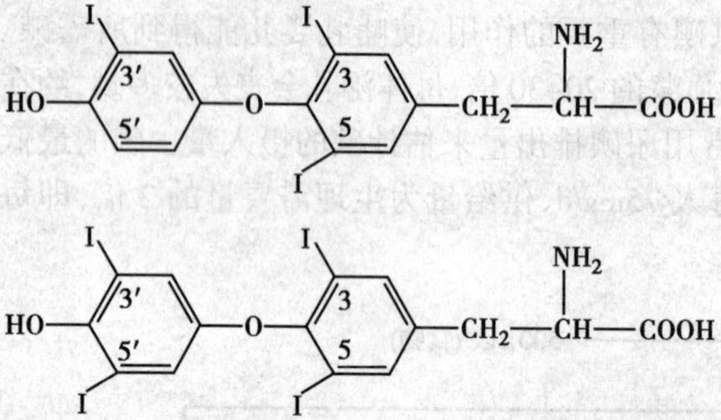

3, 5, 3′-三碘甲腺原氨酸（T_3）

甲状腺素（T_4）

图 2-7 甲状腺激素化学结构示意图

甲状腺激素合成的原料有碘和甲状腺球蛋白，在甲状腺球蛋白的酪氨酸残基上发生碘化，并合成甲状腺激素。人每天从食物中大约摄碘 100~200μg，占合成碘量的 90%。因此，甲状腺与碘代谢的关系极为密切。

在胚胎期 11~12 周，胎儿甲状腺开始有合成甲状腺激素的能力，到 13~14 周在胎儿垂体促甲状腺激素的刺激下，甲状腺加强激素的分泌，这对胎儿脑的发育起着关键作用，因为母体的甲状腺激素进入胎儿体内的量很少。

甲状腺激素的合成过程包括三步：

1. 甲状腺腺泡聚碘　由肠吸收的碘，以 I^- 形式存在于血液中，浓度为 250μg/L，而甲状腺内 I^- 浓度比血液高 20~25 倍，加上甲状腺上皮细胞膜静息电位为 −50mV，因此，I^- 从血液转运进入甲状腺上皮细胞内，必须逆着电化学梯度面进行主动转运，并消耗能量。在甲状腺腺泡上皮细胞基底面的膜上，可能存在 I^- 转运蛋白，它依赖 Na^+-K^+-ATP 酶活动提供能量来完全 I^- 的主动转运，因为用哇巴因抑制 ATP 酶，则聚碘作用立即发生障碍。有一些离子，如过氯酸盐的 COO^{4-}、硫氰桎卤的 SCN-Gn I^- 竞争转运机制，因此能抑制甲状腺的聚碘作用。摘除垂体可降低聚碘能力，而给予 TSH 则促进聚碘。用放射性核素（$Na^{131}I$）示踪法观察甲状腺对放射性碘的摄取，在正常情况下有 20%~30% 的碘被甲状腺摄取，临床常用摄取放射性碘的能力来检查与判断甲状腺的功能状态。

2. I^- 的活化　摄入腺泡上皮细胞的 I^-，在过氧化酶的作用下被活化，活化的部位在腺泡上皮细胞顶端质膜微绒毛与腺泡腔交界处。活化过程的本质，尚未确定，可能是由 I^- 变成 I^2 或 I^0。或是与过氧化酶形成某种复合物。

I^- 的活化是碘得以取代酪氨酸残基上氢原子的先决条件。如先天缺乏过剩，I^- 不以活化，将使甲状腺激素有合成发生障碍。

3. 酪氨酸碘化与甲状腺激素的合成　在腺泡上皮细胞粗面内质网的核糖体上，可形成一种由四个肽链组成的大分子糖蛋白，即甲状腺球蛋白（thyroglobulin，TG），其分子量为 670 000，有 3% 的酪氨酸残基。碘化过程就是发生在甲状腺球蛋白的酪氨酸残基上，10% 的酪氨酸残基可被碘化。放射自显影实验证明，注入放射性碘几分钟后，即可在甲状腺腺泡上皮细胞微绒毛与腺泡腔壁的上皮细胞残部，即能碘化甲状腺球蛋白，说明碘化过程发生在甲状腺腺泡上皮细胞微绒毛与腺泡交界处。

甲状腺球蛋白酪氨酸残基上的氢原子可被碘原子取代或碘化，首先生成一碘酪氨酸残基（MIT）和二碘酪氨残基（DIT），然后两个分子的 DIT 耦联生成四碘甲腺原氨酸（T_4）；一个分子的 MIT 与一个分子的 DIT 发生耦联，形成三碘甲腺原氨酸（T_3），还能合成极少量的 rT_3（图 2-8）。

上述酪氨酸的碘化和碘化酪氨酸的耦联作用，都是在甲状腺球蛋白的分子上进行的，所在甲状腺球蛋白的分子上既含有酪氨酸、碘化酪氨酸，也常含有 MIT、DIT 和 T_4 及 T_3。在一个甲状腺球蛋白分子上，T_4 与 T_3 之比为 20∶1，这种比值常受碘含量的影响，当甲状腺内碘化活动增强时，DIT 增多，T_4 含量也相应增加，在缺碘时，MIT 增多，则 T_3 含量明显增加。

甲状腺过氧化酶是由腺上皮细胞的核糖体生成的，它是一种含铁卟啉的蛋白质，分子量为 60 000~100 000，在腺上皮顶

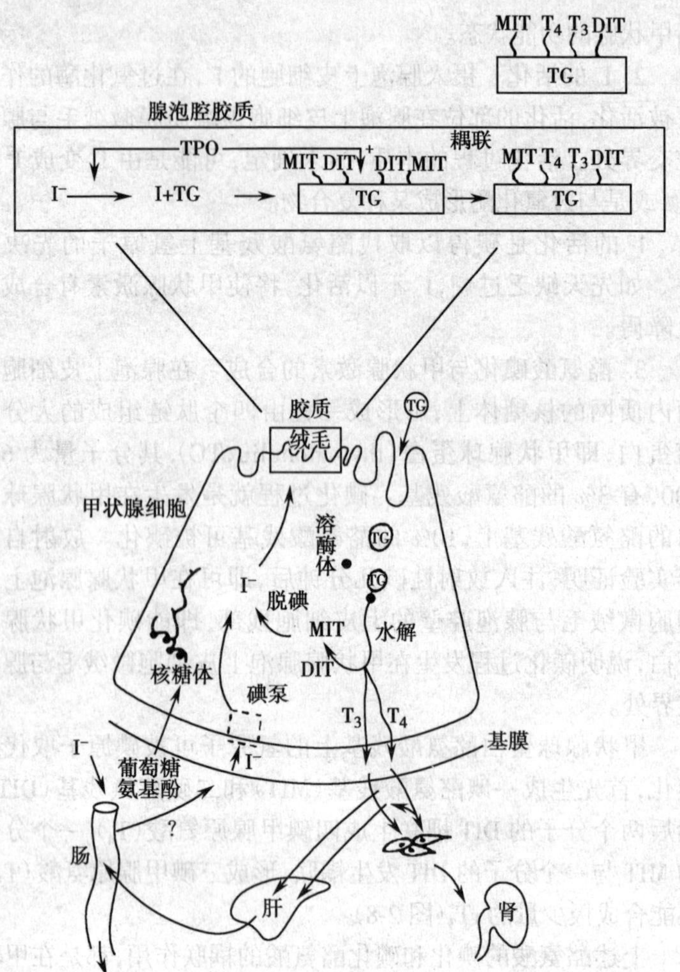

图 2-8 甲状腺激素合成代谢

缘的微绒毛处分布最多。实验证明，甲状腺过氧化酶的活性受TSH 的调控，大鼠摘除垂体 48 小时后，甲状腺过氧化酶活性消失，注入 TSH 后此酶活性再现。甲状腺过氧化酶的作用是促进碘活化、酪氨酸残基碘化及碘化酪氨酸的耦联等，所以，甲状腺过氧化酶在甲状腺激素的合成过程中起关键作用，抑制此酶活性的药物，如硫脲嘧啶，便可抑制甲状腺激素的合成，可用于治疗甲状腺功能亢进。

三、甲状腺激素的贮存、释放

在甲状腺球蛋白上形成的甲状腺激素，在腺泡腔内以胶质的形式贮存。甲状腺激素贮存有两个特点：一是贮存于细胞外（腺泡腔内）；二是贮存的量很大，可供机体利用50~120天之久，在激素贮存的量上居首位，所以应用抗甲状腺药物时，用药时间需要较长才能奏效。

当甲状腺受到TSH刺激后，腺泡细胞顶端即活跃起来，伸出伪足，将含有T_4、T_3及其他多种碘化酪酸残基的甲状腺球蛋白胶质小滴，通过吞饮作用，吞入腺细胞内。吞入的甲状腺球蛋白随即与溶酶体融合而形成吞噬体，并在溶酶体蛋白水解酶的作用下，将T_4、T_3以及MIT和DIT水解下来。甲状腺球蛋白分子较大，一般不易进入血液循环，而MIT和DIT的分子虽然较小，但很快受脱碘酶的作用而脱碘，脱下来的碘大部分贮存在甲状腺内，供重新利用合成激素，另一小部分从腺泡上皮细胞释出，进入血液。T_4和T_3对腺泡上皮细胞内的脱碘不敏感，可迅速进入血液。此外，尚有微量的rT_3、MIT和DIT也可从甲状腺释放，进入血中。已经脱掉T_4、T_3、MIT和DIT的甲状腺球蛋白，则被溶酶体中的蛋白水解酶所水解（图2-9）。

由于甲状腺球蛋白分子上的T_4数量远远超过T_3，因此甲状腺分泌的激素主要是T_4，约占总量的90%以上，T_3的分泌量较少，但T_3的生物活性比T_4约大5倍。

四、甲状腺激素的运输

T_4与T_3释放入血之后，以两种形式在血液中运输，一种是与血浆蛋白结合，另一种则呈游离状态，两者之间可互相转化，维持动态平衡。游离的甲状腺激素在血液中含量甚少，然而正是这些游离的激素才能进入细胞发挥作用，结合型的甲状腺激

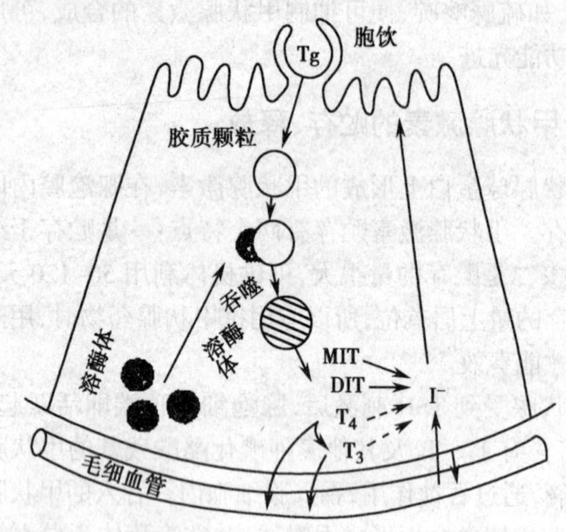

图 2-9 甲状腺激素分泌

素是没有生物活性的。能与甲状腺激素结合的血浆蛋白有三种：甲状腺素结合球蛋白（thyroxine-binding globulin，TBG）、甲状腺素结合前白蛋白（thyroxine-binding prealbumin，TBPA）与白蛋白。它们可与 T_4 和 T_3 发生不同程度的结合。血液中 T_4 有 99.8% 是与蛋白质结合，其余 10% 与白蛋白结合。血中 T_4 与 TBG 的结合受 TBG 含量与 T_4 含量变化的影响，TBG 在血浆中的浓度为 10mg/L，可以结合 T_4 100~260μg。T_3 与各种蛋白的亲和力小得多，主要与 TBG 结合，但也只有 T_4 结合量的 3%，所以，T_3 主要以游离形式存在。正常成年人血清 T_4 浓度为 51~142nmol/L，T_3 浓度为 1.2~3.4nmol/L。

五、甲状腺激素的代谢

血浆 T_4 半衰期为 7 天，T_3 半衰期为 1.5 天，20% 的 T_4 与 T_3 在肝内降解，与葡萄糖醛酸或硫酸结合后，经胆汁排入小肠，在小肠内重吸收极少，绝大部分被小肠液进一步分解，随粪排出。其余 80% 的 T_4 在外周组织脱碘酶（5′- 脱碘酶或 5- 脱碘酶）的作用下，产生 T_3（占 45%）与 rT_3（占 55%）。T_4 脱碘变成 T_3 是 T_3 的主要来源，血液中的 T_3 有 75% 来自 T_4，其余来自甲状腺；rT_3 仅有少量由甲状腺分泌，绝大部分是在组织内由 T_4 脱碘而来。由于 T_3 的作用比 T_4 大 5 倍，所以脱碘酶的活性将影响 T_4 在组织内发挥作用，如 T_4 浓度减少可使 T_4 转化为 T_3 增加，而使 rT_3 减少。另外，妊娠、饥饿、应激、代谢紊乱、肝疾病、肾衰竭等均会使 T_4 转化为 rT_3 增多。T_3 或 rT_3 可再经脱碘变成二碘、一碘以及不含碘的甲状腺氨酸。另外，还有少量的 T_4 与 T_3 在肝和肾组织脱氨基和羧基，分别形成四碘甲状腺醋酸与三碘甲状腺醋酸，并随尿排出体外。

第三节　甲状腺激素的生理功能

甲状腺激素在体内有广泛的生理作用，其中最主要的是促进组织氧化及产热作用；对人体的生长、发育和成熟有重要作用；对神经系统及心血管系统的功能状态以及某些物质代谢也具有促进和调节作用。大多数组织细胞核染色体的某些转录启动区上，存在甲状腺激素受体，该受体对 T_3 亲和力远比 T_4 高，这也是 T_3 作用强的一个原因。T_3、T_4 与该受体结合后，可促进某些 mRNA 的转录，增加 Na^+、K^+-ATP 酶等相应蛋白质合成，产生下列作用。

一、促进组织氧化及产热作用

甲状腺激素能使细胞内氧化速度提高，耗氧量增加，产热增多，即使在禁食状态下，机体总热量的产生和氧耗中近一半是由甲状腺激素作用的结果，这种作用称甲状腺激素“生热效应”。这种生热效应的生理意义在于使人体的能量代谢维持在一定水平，调节体温使之恒定。恒温动物体温的调节，虽然甲状腺激素起主导作用，但必须依靠神经系统和其他内分泌系统，如垂体生长激素、肾上腺皮质激素、肾上腺髓质激素等共同协助来完成。

甲状腺激素可提高绝大多数组织的耗氧率，增加产热，1mg 甲状腺激素可增加产热 4185kJ(1000kcal)，相当于 250g 葡萄糖和 110g 脂肪所产生的热量，效果非常明显，但有些组织不受影响，如脑、肺、性腺、脾、淋巴结、胸腺、皮肤等等。在胚胎期，大脑可因甲状腺激素的刺激而增加耗氧率，但出生后，大脑就失去这种反应能力。甲亢时产热增加，患者喜凉怕热，而甲状腺功能减低时产热减少，患者喜热恶寒，均不能很好地适应环境温度变化。

二、对物质代谢的作用

（一）糖代谢 甲状腺激素对机体糖代谢的影响包括生理剂量和超生理剂量两个方面。生理剂量的甲状腺激素能促进肠道对葡萄糖和半乳糖的吸收，促进糖原异生和肝糖原的合成。超生理剂量的甲状腺激素能促进肝糖原的分解，加速糖的利用，促进胰岛素的降解。因此甲亢时，可有高血糖症和葡萄糖耐量曲线降低，患者吃糖稍多，即可出现血糖升高，甚至尿糖。但是超生理剂量的甲状腺激素可加速外周组织对糖的利用，有使血糖降低的作用。所以，甲亢患者的空腹血糖仍可在正常水平，血糖耐量试验也可在正常范围之内。

（二）脂肪代谢 甲状腺激素具有刺激脂肪合成和促进脂肪分解的双重功能，但总的作用结果是减少脂肪的贮存，降低血脂浓度。放射性核素追踪法研究胆固醇的结果证明，T_4 或 T_3 虽然促进肝组织摄取乙酸，加速胆固醇的合成，但更明显的作用则是增强胆固醇降解，加速胆固醇从胆汁中排出，故甲亢时血胆固醇低于正常，功能低下时则高于正常。

（三）蛋白质代谢 甲状腺激素通过刺激 mRNA 形成，促进蛋白质及各种酶的生成，肌肉、肝与肾蛋白质合成明显增加，细胞数与体积均增多，尿氮减少，表现正氮平衡。相反，T_4 或 T_3 分泌不足时，蛋白质合成减少，肌肉无力，但细胞间的黏蛋白增多，使性腺、肾组织及皮下组织间隙积水增多，引起水肿，称为黏液性水肿。黏液性水肿是成年人甲状腺功能低下的一项临床特征。T_4 或 T_3 分泌过多时与正常分泌时有明显区别，此时蛋白质分解大大增强，尿氮大量增加，出现负氮平衡。肌肉蛋白质分解加强的结果，使肌肉无力，但这时中枢神经系统兴奋性高，不断传来神经冲动，肌肉受到频繁的刺激，表现纤维震颤，因而消耗额外能量，是基础代谢率增加的重要原因之一。

三、对生长发育的作用

甲状腺激素是人类生长发育必需的激素，可促进生长、发育及成熟。动物实验表明：切除蝌蚪的甲状腺，则发育停止，不能变成青蛙。如果在水中加入适量的甲状腺激素，这些蝌蚪则又可恢复生长并变成青蛙。在人类，甲状腺激素不仅能促进生长发育，还能促进生长激素的分泌，并增强生长激素对组织的效应，两者之间存在着协同作用。甲状腺激素促进生长、发育的作用是通过促进组织的发育、分泌，使细胞体积增大、数量增多来实现的，其中对神经系统和骨骼的发育尤为重要，特别是在出生后头 4 个月内的影响最大。一个患先天性甲状腺发育不全的胎儿，出生时身长与发育基本正常，只是到数周至 3~4 个月后才出现以智力迟钝、长骨生长停滞等现象为主要特征的“呆小病”，这说明在一段时间内甲状腺激素对脑及长骨的正常发育至关重要。因此，治疗“呆小病”必须抓住时机。

甲状腺激素在生长发育的作用：①使细胞数量增多，体积增大，促进细胞形态上的分化；②促进软骨骨化，使骨化中心出现并发育，使鼻眶轮廓及牙齿发育；③对大脑皮层的成熟有特殊作用，能促进大脑皮层的分化，使大脑皮层神经元体积增大，轴突数量增加，神经纤维髓鞘形成加快，促进脑细胞发育。

四、对神经系统的作用

甲状腺激素对中枢神经系统的影响不仅表现在发育成熟，也表现在维持其正常功能，也就是说神经系统功能的发生与发展，均有赖于适量甲状腺激素的调节。甲状腺激素的过多或过少直接关系着神经系统的发育及功能状况，在胎儿和出生后早期缺乏甲状腺激素，脑部的生长成熟受影响，最终使大脑发育不全，从而出现以精神、神经及骨骼发育障碍为主要表现的呆小病，甲状腺激素补充的越早越及时，神经系统的损害越小；否则，可造成不可逆转的智力障碍。对成人，甲状腺激素的作用主要表现在提高中枢神经的兴奋性，甲亢时患者常表现为神经过敏、多言多虑、思想不集中、性情急躁、失眠、双手平伸时出现细微震颤等；甲亢危象时可出现谵妄、昏迷。但在甲状腺功能减退时则可见记忆力低下、表情淡漠、感觉迟钝、行动迟缓、联想和语言活动减少、嗜睡等。对成人来说，兴奋性症状或低功能性症状都是可逆的，经治疗后大都可以消失。

五、对各器官系统的作用

（一）心血管系统 适量的甲状腺激素为维持正常的心血管功能所必需。甲状腺激素能增加心肌的耗氧量；增强儿茶酚胺对心肌的作用；甲状腺激素与心肌细胞膜上的甲状腺受体结合，促使细胞内 cAMP 增多，使心跳加快、加强；甲状腺激素增强机体代谢，使组织需氧量增加。

过多的甲状腺激素对心血管系统的活动有明显的加强作用，表现为心率加快，在安静状态下，心率可达 90~110 次 / 分，心搏有力，心输出量增加，外周血管扩张，收缩压偏高，脉压增大。但是，甲亢时血液循环的效率实际上比正常人降低，因其心输出量增加的程度往往超过组织代谢增加的需要量，以致部分动力被浪费。由于心脏负荷长期过重，加上甲状腺激素使心肌耗氧量增加，心肌缺血、变性，则可导致心律失常、心功能不全。反之，甲状腺激素不足，甲状腺功能减退时则见心率缓慢，心肌收缩无力，心搏出量减少，外周血管收缩，脉压变小，皮肤、脑、肾血流量降低。

（二）肾脏 甲状腺激素在正常水平时不影响肾脏的血流及代谢。当甲状腺功能亢进时，甲状腺激素分泌增多，对肾血流量无明显影响，即使在应用抗甲状腺药物治疗后也不会影响肾血流。但是当甲状腺功能减退时，甲状腺激素不足，出现心率慢、血压低，可导致肾血流量显著下降，肾小球滤过率降低，肾小管分泌功能下降。甲减患者经用甲状腺素治疗后，肾血流量可恢复。

（三）消化系统　甲状腺激素能使胃肠排空增快、小肠转化时间缩短、蠕动增加，故可见食欲旺盛，食量明显超过常人，但仍感饥饿，且有明显的消瘦；大便次数增加且呈糊状，并含有不消化食物。由于甲状腺激素对肝脏有直接毒性作用，使肝细胞相对缺氧而变性坏死，因而可见肝肿大及肝功能损害，转氨酶增高，甚至黄疸。而当甲状腺激素不足，甲状腺功能减退时患者非但无食欲亢进的表现，反见食欲下降，因肠蠕动减弱常见胀气和便秘。

（四）血液系统　甲状腺激素对维持血液系统正常也有重要作用。当甲状腺激素不足时，基础代谢率降低，可致甲减患者出现贫血，血红蛋白水平下降，可能与氧需要减少的适应机制有关。严重甲减或黏液性水肿患者的巨细胞贫血的发生率较高，可能与患者常伴有胃酸缺乏及维生素 B_{12} 吸收障碍有关。

（五）皮肤　甲状腺激素可以维持皮肤的正常代谢。当甲状腺激素缺乏时，皮肤结缔组织中黏多糖、透明质酸及硫酸软骨素含量增多，导致黏液性水肿，这与甲状腺激素缺乏的程度及持续时间长短有关，用甲状腺激素治疗后可消失。

六、对水、电解质代谢的影响

甲状腺激素具有利尿作用，无论对正常人还是黏液性水肿的患者均很明显，在利尿的同时，尚能促进电解质的排泄。患实验性尿崩症的动物，若切除其甲状腺，则可使尿量减少。超生理剂量的甲状腺激素能促进蛋白质分解，使尿中钾的排出多于钠，加之大量的钾转入细胞内，所以甲亢时常因钾的丢失过多而见低血钾症。甲状腺激素不足时，毛细血管通透性增加，水、钠及黏蛋白潴留于皮下组织，则可形成黏液性水肿。甲状腺激素对破骨细胞和成骨细胞均有兴奋作用，使骨骼更新率加快，过多的甲状激素可引起钙磷代谢紊乱，引起骨质脱钙、骨质疏松，甚至发生纤维囊性骨炎。有人对72例甲亢患者进行矿物质代谢研究，发现50%患者血清可扩散钙升高，30%患者血清无机磷升高，44%患者碱性磷酸酶升高，且这些物质代谢紊乱的程度和甲亢的严重程度呈正相关。

七、对维生素代谢的影响

甲状腺激素是多种维生素代谢和多种酶合成所必需的激素，故其过多或过少均能影响维生素的代谢。甲亢时代谢增强，机体对维生素的需要量增加，维生素 B_1、B_2、C、A、D、E等在组织中含量减少，将维生素转化为辅酶的能力也降低。甲状腺功能减退时，血中胡萝卜素积存，皮肤可呈特殊的黄色，但巩膜不黄。烟酸的吸收和利用障碍，则可出现烟酸缺乏症。

八、对其他内分泌腺的影响

人体是一个统一的有机整体，各器官、系统之间相互协调、相互制约，是维持机体内环境稳定的基础。生理状态下一个腺体的功能活动常受到多个腺体影响，同时它也影响着多个腺体的功能活动，这种双向作用，对维持机体内环境的稳定具有重要的生理学意义。如甲状腺激素能促进生长激素的分泌，并与其有协同作用。

（一）性腺 正常的甲状腺功能对维持正常的生殖功能具有重要的意义。甲状腺激素能改变性腺对促性腺激素刺激的反应；能影响垂体促性腺激素的释放。甲亢时 T_3、T_4 增多，可抑制雌激素的分泌，女性则月经周期不规则，月经稀少或闭经；在男性偶有男性乳腺发育，可能与肝脏对雌激素的结合和排泄障碍有关。甲状腺功能减退时，可致性腺发育及功能障碍，女性可见月经紊乱，早期月经过多，晚期月经过少，甚至闭经，生育能力降低，一旦受孕也容易流产。男性患者则见生殖器官发育不良，第二性征不明显。

（二）**肾上腺**　甲状腺激素对肾上腺皮质功能有刺激作用，可使肾上腺肥大；切除甲状腺可使肾上腺萎缩。甲状腺激素过多时，全身代谢亢进，皮质醇降解加速，使尿17-羟皮质醇排出量增加，而甲状腺激素过低时则合成减少。久病甲亢患者，持久地增加机体对皮质激素的需要，造成肾上腺皮质储备功能不足，可使肾上腺皮质组织萎缩、功能减退乃至衰竭而成为诱发甲亢危象的原因之一。采用皮质激素作替代治疗并提高机体对应激的反应能力，通过皮质激素抑制甲状腺激素分泌，并抑制T_4转化成T_3的作用，可使甲亢危象得到缓解。

生理剂量的甲状腺激素能刺激肾上腺髓质的分泌，并能增强儿茶酚胺的外周效应。超生理剂量的甲状腺激素，可使肾上腺髓质和神经末梢分泌儿茶酚胺减少，甲状腺激素不足导致甲状腺功能减退时则儿茶酚胺分泌量增加。

（三）**胰腺**　生理学表明，甲状腺激素对维持胰岛的正常功能有一定作用。切除甲状腺可使葡萄糖引起的胰岛素分泌降低，生理剂量的甲状腺激素可使其恢复正常反应。甲状腺激素能刺激胰岛细胞增生，使其腺体肥大，胰岛素分泌增加、降解加速，对糖和脂肪的利用两者具有协同作用。甲亢时，由于超生理量甲状腺激素的刺激，可使胰岛素功能受到不同程度的损害，使胰岛素功能减低，胰岛素分泌减少而降解加强，因而诱发或加重糖尿病，患者对胰岛素的敏感性降低。甲状腺激素分泌不足出现甲状腺功能减退时，胰岛素的分泌和降解均减少，加上机体对胰岛素的需要量减少，对胰岛素的敏感性升高，因而可使糖尿病症状减轻。

九、甲状腺激素的作用机制

甲状腺激素的作用是由细胞内的甲状腺激素受体（thyroid receptor，TR）所介导的。TR是核受体，属非甾体激素受体亚类。

TR广泛分布于体内各组织，如垂体、肝、肾和脑等。甲状腺激素与TR结合后，通过与核中特定的DNA序列——甲状腺激素反应元件结合，并与转录中介因子和其他转录因子相互作用而发挥生物学效应。近年来的研究证实，甲状腺激素有多种非基因作用，作用位点包括细胞膜、细胞骨架、内质网和线粒体。其作用包括血管平滑肌的舒张、离子通道的激活和刺激线粒体的氧耗等。

与核受体结合的主要是T_3，T_3核受体存在于人的肝、脑、肺和其他组织中（如T淋巴细胞）。当血浆T_3浓度正常时，肝脏的受体有50%是饱和的，而脑的受体有70%是饱和的。核受体对T_3的亲和力较T_4大4~10倍。T_3由细胞外液穿过细胞膜进入细胞质，再由细胞质进入细胞核中。也可能是细胞外液中T_4进入细胞质后脱碘变为T_3，再进入细胞核中。T_3与核受体结合5~10小时后，核上合成mRNA的聚合酶的活性即逐渐增强，使转录的能力增强，24小时后达到最高水平。除转录之外，T_3与T_4也可能作用于mRNA的翻译过程，这可能由于T_3促进了mRNA在核糖体上的运输速度（图2-10）。

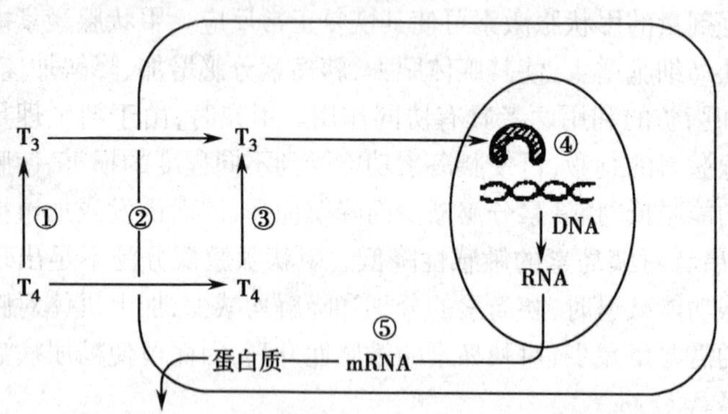

图2-10 甲状腺激素的作用机制

①细胞外T_4转化为T_3；②T_3、T_4进入细胞；③细胞内T_4转变为T_3；④T_3与受体结合激活DNA；⑤转录后的蛋白质合成的修饰作用

（邴兆伟）

第三章 甲状腺激素分泌的调节

甲状腺激素的分泌受多种因素调节，如神经系统的调节、内分泌系统的反馈调节；还有内分泌、免疫系统和神经系统之间的相互调节。甲状腺激素的分泌直接由下丘脑调控，下丘脑分泌促甲状腺激素释放激素和抑制激素，通过腺垂体所分泌的促甲状腺激素对甲状腺激素的分泌进行调控；下丘脑、垂体与甲状腺之间存在反馈调节，以维持三者之间的动态平衡。

第一节 正常状态下甲状腺激素分泌的生理调节

甲状腺功能活动受到精确的调节，主要受下丘脑 - 垂体 - 甲状腺轴的调节。这一系统在正常情况下通过负反馈调节环路维持甲状腺激素的分泌恒定。此外，甲状腺还可进行一定程度的自身调节和神经调节(图 3-1)。

一、下丘脑 - 腺垂体 - 甲状腺轴的调节

(一) 下丘脑促甲状腺激素释放激素的作用 下丘脑分泌的促甲状腺激素释放激素(TRH)是一种由焦谷氨酸、组氨酸及脯氨酰胺组成的三肽，已能人工合成，分子量为 3624，溶解于水，比较稳定。

TRH 主要由下丘脑的室旁核小细胞部、视交叉背方和背内

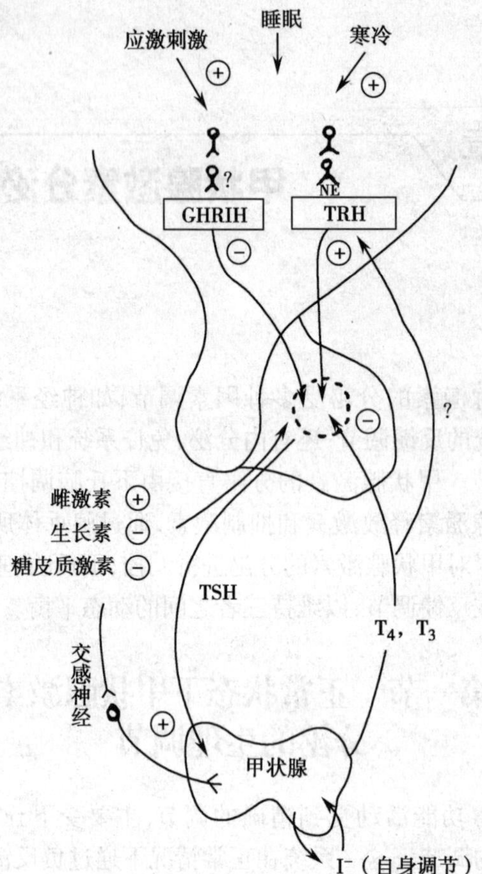

图 3-1 甲状腺激素分泌调节示意图

侧核的神经元产生，这些神经元的突起参加组成结节漏斗束。神经元将其产生的 TRH 通过结节漏斗束释放于正中隆起处的毛细血管网，经垂体门脉系统至腺垂体分泌 TSH 的嗜碱性细胞，先与该细胞膜上的特异性受体结合，激活膜上的腺苷酸环化酶，通过 cAMP 浓度的升高，促进细胞内储存的 TSH 释放。其作用非常迅速，给动物静脉注入 TRH 后，血浆 TSH 的含量在几秒内就明显升高。

下丘脑神经元可受某些环境因素的影响而改变 TRH 的分

泌量，最后影响甲状腺的分泌活动。例如寒冷刺激的信息到达中枢后，通过一定的神经联系使 TRH 分泌增多，继而通过 TSH 的作用促进 T_4、T_3 的分泌。

（二）腺垂体促甲状腺激素的作用　TSH 是调节甲状腺功能活动的主要激素。它对甲状腺激素合成、释放的每个环节，从细胞聚碘到甲状腺球蛋白水解释放 T_4、T_3，均有促进作用。TSH 还能刺激甲状腺腺泡细胞核酸与蛋白质的合成，使腺细胞增生，腺体增大。因此 TSH 对甲状腺具有全面的促进作用。

TSH 的作用主要通过腺苷酸环化酶系统。当 TSH 随血液循环到达甲状腺后，与细胞膜上的特异性受体结合，激活腺苷酸环化酶，催化 ATP 产生 cAMP，从而调节甲状腺功能。TSH 作用原理见图 3-2。

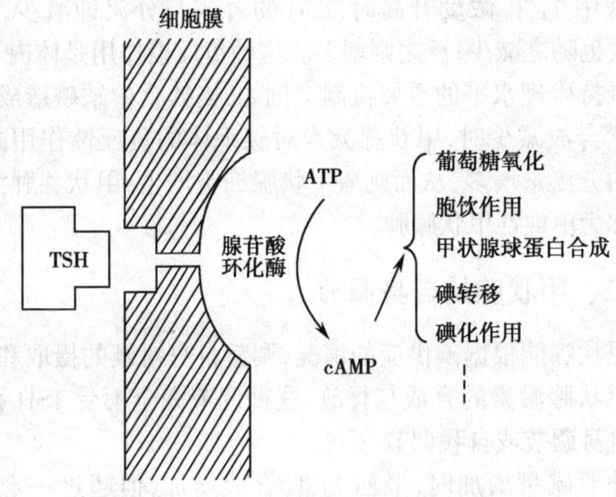

图 3-2　TSH 作用原理

TSH 可以促进甲状腺激素的合成和分泌，使甲状腺吸碘能力增强；并能促进甲状腺细胞生长。在 TSH 慢性刺激下，甲状腺上皮细胞活动增强，腺体增生。除对甲状腺有作用外，还有促进脂肪组织发生脂肪分解的作用。TSH 半衰期在甲状腺功能正常者为 30~100 分钟，甲状腺功能减退时较长，而在甲亢时较短。

在某些甲状腺功能亢进患者的血液中可出现一些免疫球蛋白,其中之一是人类刺激甲状腺免疫球蛋白(human thyroid-stimulating immunoglobulin,HTSI),其化学结构和功能均与 TSH 相似,并可与 TSH 竞争甲状腺腺泡细胞膜上的受体,从而刺激甲状腺分泌,使 T_3、T_4 释放增加,甲状腺腺体增生肥大。这可能是甲状腺功能亢进的原因之一。

有些激素也可以影响垂体 TSH 的分泌。例如雌激素能增加腺垂体细胞上 TRH 受体的数量,使 TSH 分泌增多;糖皮质激素和生长激素则能抑制腺垂体分泌 TSH。

(三) 甲状腺激素的反馈作用 T_4、T_3 能与腺垂体促甲状腺激素细胞核的特异受体结合产生一种抑制性蛋白,它能抑制 TSH 的合成与分泌,同时还可降低腺垂体对 TRH 的反应性。因此血液中 T_4、T_3 浓度升高时,TSH 的合成与分泌即减少,T_4、T_3 的释放也随之减少;反之则增多。这种负反馈作用是体内 T_4、T_3 浓度维持生理水平的重要机制。例如,当饮食中缺碘造成甲状腺激素合成减少时,甲状腺激素对腺垂体的负反馈作用减弱,TSH 的分泌量增多,从而刺激甲状腺细胞增生,甲状腺肿大,临床上称为单纯性甲状腺肿。

二、甲状腺的自身调节

甲状腺能根据碘供应的情况,调整自身对碘的摄取和利用以及甲状腺激素的合成与释放,这种调节完全不受 TSH 影响,故称自身调节或自我调节。

外源碘量增加时,最初 T_4、T_3 合成增加,但超过一定限度后,T_4、T_3 合成速度不再增加,反而明显下降。当饮食中碘缺乏时,由于甲状腺球蛋白的碘化水平降低,使甲状腺内一碘酪氨酸(MIT)/二碘酪氨酸(DIT)比值增高,使 T_3 合成增多。这是甲状腺本身调节的一种代偿机制,使进入机体有限的碘,制造出含碘原子少而生理活性高的 T_3(T_3 的生理活性较 T_4 高,且少一个碘原子),使机体的甲状腺功能尽量维持在正常范围。自身调节作用使甲状腺功能适应食物中碘供应量的变化,从而保证腺体内合成激素量的相对稳定。过量的碘产生的抗甲状腺效应称Wolff-Chaikoff效应;利用过量碘产生的抗甲状腺效应,临床上常用大剂量碘处理甲状腺危象和作手术前准备。

三、神经调节

甲状腺受自主神经的支配。甲状腺腺泡细胞膜上存在α、β肾上腺素能受体和M胆碱能受体。刺激交感神经可使甲状腺激素合成、分泌增加;儿茶酚胺类物质与TSH一样,可激活甲状腺细胞中的腺苷酸环化酶系统,同时促进葡萄糖氧化和氨基酸合成蛋白质。在儿茶酚胺类物质中,肾上腺素与异丙肾上腺素均可使甲状腺激素释放。刺激支配甲状腺的副交感神经乙酰胆碱纤维则使甲状腺激素合成、分泌减少;甲状腺细胞膜上存在着M胆碱能受体,滤泡周围副交感神经所释放的递质乙酰胆碱与细胞膜M受体结合后,可能通过细胞内Ca^{2+}-cGMP系统调节甲状腺功能,主要以抑制性为主。

目前认为,下丘脑-腺垂体-甲状腺轴主要调节甲状腺激素水平的稳态;而自主神经主要是在内外环境变化引起机体应急反应时对甲状腺的功能起调节作用。

环境因素对下丘脑-腺垂体-甲状腺轴的调节也有影响。动物实验证明,寒冷和紧张刺激可通过一定的神经通路到达下丘脑,促进TRH的分泌,从而兴奋腺垂体-甲状腺系统,使甲状腺激素分泌增多,后者再使分解代谢加快,产热增多,这对集体防御寒冷和不良刺激具有一定意义。

第二节　影响甲状腺激素分泌的因素

一、碘对甲状腺功能的影响

碘是合成甲状腺激素所必需的物质,碘缺乏会引起甲状腺激素合成不足,伴有代偿性甲状腺肿大,并出现甲状腺功能减退,可影响生长发育,特别是神经系统的生长发育,所以国家给食盐加碘就是为了使下一代不因缺碘而产生智力低下。血液中无机碘含量升高时,能刺激甲状腺摄碘及其与酪氨酸结合而生成较多的甲状腺素。超过生理需要量的大量碘对甲状腺可起多方面的影响,引起甲状腺功能紊乱,如甲状腺功能亢进。急性给予大剂量的碘化物可阻碍碘的有机结合,使酪氨酸碘化受阻,T_3与T_4合成减少,这称为 Wolff-Chaikoff 效应。如重复给予中等或大剂量的碘化物,则出现"脱逸"或适应现象,这是因为长期过多的碘化物抑制细胞主动转运所致。有些患者因碘过多而致甲减,可能是这些患者体内进入过量的碘后反而抑制了碘的有机化(制造甲状腺激素的一个环节),有的可能是碘在脂肪组织中积累以致吸收缓慢,最终产生甲减。

大量的碘还可抑制甲状腺激素从甲状腺内向周围释放,用于甲亢危象时可抑制甲状腺激素的释放,使周围血液循环中甲状腺激素不再持续增高,而缓解危象。碘还可以使甲状腺组织的血管硬化,特别是甲亢时甲状腺局部血管既丰富又处于扩张状态,手术时易致大出血,故甲状腺手术前 2 周内往往先服用一些含碘制剂使局部血管硬化,以减少术中的出血,使手术得以顺利进行。

二、肾上腺皮质激素

大剂量的糖皮质激素可以抑制垂体 TSH 的分泌,从而使甲状腺功能下降。糖皮质激素降低血清 TSH 浓度是通过垂体促甲状腺细胞对 TRH 的反应而实现的。另外,糖皮质激素能抑制下丘脑 TRH 神经元,抑制内源性 TRH 的释放。

三、性激素

雌激素加强腺垂体对 TRH 的反应,从而增加 TSH 的分泌。雌激素使 TBG 的浓度增高,结合 T_4 的容量增大,从而使血清蛋白结合碘的量增高。不过，通过调节作用，血中游离的 T_4 浓度仍可正常。

四、其他因素

某些药物如多巴胺、糖皮质激素、碘剂、碳酸锂、酮康唑、普萘洛尔、性激素等可影响甲状腺激素的分泌。而一些慢性疾病可影响血中 T_3 的水平，发生低 T_3 综合征。低 T_3 综合征与甲状腺功能减退不同，只是血清总三碘甲腺原氨酸（TT_3）和游离三碘甲腺原氨酸（FT_3）单纯减低。低 T_3 综合征是一种临床常见的病征，原发病因主要为各类严重的心肺疾病、急性心肌梗死、心衰竭、呼吸衰竭、结核病；慢性退行性疾病、代谢性疾病、重症糖尿病、神经性厌食、营养不良、饥饿；肾病综合征、尿毒症；慢性重症肝炎、肝硬化；血液病、恶性肿瘤；结缔组织疾病（特别是 SLE）；精神性疾病等。这种低 T_3 综合征是一种使机体免于过度消耗，以保证能量储备、利用有益的保护性反应。但也有人认为 T_3 下降可能并非机体的保护性适应机制，而是危重疾病的损伤性后果。TT_3 和 FT_3 浓度下降与原发病的严重程度相关，且随原发病的好转而逐渐恢复。

（邴兆伟）

第四章 甲状腺疾病的分类

甲状腺疾病，有的可致甲状腺肿大，而有的则无甲状腺肿大，有的影响了甲状腺功能，表现出功能亢进或减退，有的则表现为功能正常。根据有无甲状腺肿大及功能异常可将甲状腺疾病分为以下几类。

第一节 根据甲状腺肿大性质分类

一、甲状腺肿

甲状腺组织有强大的浓集碘的能力，人的甲状腺每天需要60~80μg 的碘以产生具有生理活性的甲状腺激素。在体内，甲状腺所分泌的甲状腺激素和垂体所分泌的促甲状腺激素（TSH）间存在着相互依赖、相互制约的反馈关系。缺碘时，甲状腺细胞不能合成足够的甲状腺激素，血中甲状腺激素浓度下降，甲状腺激素对垂体分泌 TSH 的抑制作用减弱，垂体 TSH 的分泌增加，血中 TSH 水平升高，引起甲状腺肥大增生。甲状腺肿大可分三度：不能看出肿大但能触及者为Ⅰ度；能看到肿大又能触及，但在胸锁乳突肌以内者为Ⅱ度；超过胸锁乳突肌外缘者为Ⅲ度。

根据甲状腺肿的性质分为：

(1) 弥漫性甲状腺肿：弥漫性肿大是指两侧甲状腺均匀肿大。

(2) 结节性甲状腺肿：结节性甲状腺肿是由于甲状腺在增多的 TSH 长期刺激下，经过反复或持续增生导致甲状腺不均匀性增大和结节样变。

(3) 碘缺乏性甲状腺肿：碘是甲状腺合成甲状腺激素的重要原料之一，碘缺乏时合成甲状腺激素不足，反馈引起垂体分泌过量的 TSH，刺激甲状腺增生肥大。甲状腺在长期 TSH 刺激下出现增生或萎缩的区域、出血、纤维化和钙化，也可出现自主性功能增高。

二、甲状腺炎

甲状腺炎是以炎症为主要表现的甲状腺疾病。

(一) 急性甲状腺炎　急性甲状腺炎是甲状腺发生的急性化脓性感染。它是由细菌或真菌感染所致。细菌或真菌经血液循环、淋巴道或邻近化脓病变蔓延侵犯甲状腺引起急性化脓性炎症，其中以邻近化脓性病灶蔓延最多见，继发感染也是另一种可能的原因。

(二) 亚急性甲状腺炎　亚急性甲状腺炎又称急性非化脓性甲状腺炎、病毒性甲状腺炎、巨细胞甲状腺炎等，是甲状腺炎中比较常见的一种。发病原因未明，但与病毒感染或病毒产生变态反应有关，病程 1~2 周或数月，复发率高，整个腺体均可累及，有明显的碘代谢受抑制现象。

(三) 慢性淋巴细胞性甲状腺炎　由于自身免疫因子引起腺体淋巴细胞浸润的慢性甲状腺发炎，疾病后期发展成甲状腺功能减退伴有 T_4 降低，甲状腺放射性碘吸取降低和 TSH 增高。

(四) 产后甲状腺炎　是产后一年所发生的甲状腺功能异常综合征，可以为暂时性的也可以是永久性的。患本症再次妊娠分娩后及 2 次妊娠之间，均可复发，复发率达 25%~40%。本病偶可发生于 Sheehan 综合征产后。

(五) 无痛性甲状腺炎　无痛性甲状腺炎发病可呈散发型和产后型。本病的病因可能与自身免疫有关。发病率约占甲状腺功能亢进症中的5%~20%,在产后最初1~2个月发病率较高。

(六)慢性侵袭纤维性甲状腺炎 慢性侵袭性纤维性甲状腺炎又称Riedel甲状腺炎,木样甲状腺炎,很少见。主要发生在中年妇女,一些人认为这是桥本病的进展状态,也有人证明这是不相同的两种疾病。本病病因尚未完全清楚,其特点有甲状腺和邻近结构的纤维化,也可伴有其他部位的纤维化,特别是在腹膜后。近来指出,组织学上有嗜酸细胞的存在,提示纤维组织特有的自身免疫反应。

三、甲状腺肿瘤

(一)甲状腺良性肿瘤 有甲状腺腺瘤(滤泡型腺瘤,单纯性腺瘤,胶性腺瘤,胎儿性腺瘤,胚胎性腺瘤,嗜酸细胞腺瘤,不典型腺瘤,毒性腺瘤,乳头状腺瘤)、血管瘤、纤维瘤等。

(二)甲状腺恶性肿瘤 有乳头状腺癌、滤泡状腺癌、未分化癌、髓样癌、鳞状细胞癌、血管肉瘤和纤维肉瘤、甲状腺恶性淋巴癌、甲状腺转移癌等。

四、甲状腺发育异常

(一)甲状舌管囊肿或瘘 甲状舌管囊肿是一种与甲状腺发育有关的先天性畸形。可发生于任何年龄,但20岁以前多见。肿块位于颈部中线、甲状软骨与舌骨间,常随吞咽动作上下移动。感染后可形成瘘管,并有黏液性或黏脓性分泌物溢出。瘘管不易愈合,或经常反复感染。吞咽、语言及呼吸障碍。

(二)异位甲状腺 异位甲状腺为一种少见的先天性疾病,好发部位以舌根部最多见,其次见于舌内、舌下、舌骨下、气管、食管、纵隔,偶见于软腭、鼻窦、鼻腔、头部、卵巢等处。多见于女性,男女比例约为1:4.5。按正常解剖部位是否有甲状腺组织来分,异位甲状腺可分为两种类型,一为完全异位的甲状腺,即正常部位无甲状腺,异位的甲状腺是唯一有功能的组织,称为迷走甲状腺,约占75%,可伴有先天性甲状腺功能减退,一旦被误切影响身体及智力的发育，对儿童及青少年的影响尤其严重，且需终身服用甲状腺素片；二为正常部位仍存有甲状腺者，该异位甲状腺均称为副甲状腺，出现临床症状或良恶性病变时可完全切除，一般不影响甲状腺的功能。

第二节　根据甲状腺功能分类

(一) 甲状腺功能亢进症(甲亢)　甲亢是由多种原因引起的甲状腺激素分泌过多所致的一组常见内分泌疾病。主要表现为多食、消瘦、畏热、多汗、心悸、易激动等高代谢综合征，神经和血管兴奋性增强，以及不同程度的甲状腺肿大和突眼、手颤、颈部血管杂音等为特征，严重的可出现甲亢危象、昏迷，甚至危及生命。

1. 毒性弥漫性甲状腺肿(Graves 病)　毒性弥漫性甲状腺肿是一种自身免疫性疾病，临床表现并不限于甲状腺，而是一种多系统的综合征，包括：高代谢综合征，弥漫性甲状腺肿，眼征，皮损和甲状腺肢端病。由于多数患者同时有高代谢症和甲状腺肿大，故称为毒性弥漫性甲状腺肿，又称 Graves 病。甲状腺以外的表现为浸润性内分泌突眼可以单独存在而不伴有高代谢症。

2. 毒性功能自主性腺瘤(Plummer 病)　又称结节性毒性甲状腺肿，是一种自身免疫性病，甲亢症状往往较轻，少有突眼征，甲状腺呈单个或多个结节性增生，某些可发展为腺瘤。核素显象显示为“热结节”。甲状腺功能测定显示 T_3 增高较 T_4 明显，或仅有 T_3 增高而表现为 T_3 型甲亢。行手术治疗可治愈，术后不易伴发甲减。

3. 亚急性甲状腺炎合并甲亢　病毒感染后出现甲状腺疼痛，肿大，可伴有甲亢症状。

4. 无痛性甲状腺炎合并甲亢　临床上没有或只有轻微的高代谢和交感兴奋等症状。甲状腺吸碘率是低减的，生化为高甲状腺激素血症，同时伴吸碘率低下的“分离现象”，临床表现与亚急性甲状腺炎完全相同，只是甲状腺无疼痛。

5. 高碘致甲亢　碘过多也可以诱发甲亢。碘诱发的甲亢分两种：一种为地方性甲状腺肿补碘时发生。第二种是在非地方性甲状腺肿地区，患者多为老年患者，有甲状腺结节 10 多年，扫描显示为功能自主热结节，在摄取大量碘（如服用胺碘酮或应用 X 线造影剂）后，功能自主热结节变得活跃甚至亢进，发展成毒性自主性腺瘤甲亢。

6. 药物性甲亢　有些青少年片面追求苗条，服用大剂量的甲状腺激素制剂，引起人为性甲亢。一般服用的剂量为超生理剂量（$L\text{-}T_4>200\mu g/d$ 或干甲状腺片>120mg/d）才会导致甲亢。其特点为血清甲状腺激素水平升高。但甲状腺吸碘率明显受抑制，血清甲状腺球蛋白浓度减低，提示甲状腺激素毒血症是外源性甲状腺激素所致，体检甲状腺不肿大。药源性甲亢严格来说，甲状腺功能并不亢进，因为甲状腺吸碘率是低减的，应该称其为“甲状腺激素毒血症”。

7. 促甲状腺激素分泌瘤致甲亢　垂体促甲状腺分泌瘤引起的甲亢是少见的。促甲状腺激素升高可以由促甲状腺素分泌瘤所致，也可以为促甲状腺素不恰当分泌引起。后者多见于垂体对甲状腺激素抵抗或甲状腺素分泌阈值降低，或促甲状腺素释放激素分泌过多引起。促甲状腺激素分泌瘤致甲亢的病情一般较轻，多为弥漫性甲状腺肿。

8. 滋养层肿瘤致甲亢　滋养层肿瘤如葡萄胎、绒毛膜癌和睾丸胚胎瘤可伴发甲亢。少数滋养层肿瘤可以合成、分泌大量的绒毛膜促性腺激素或密切相关的蛋白，这些激素或相关蛋白有促甲状腺激素活性的作用，当肿瘤产生大量的激素或相关蛋白时，就会产生足够的促甲状腺激素作用，引起甲亢，但多数滋养层肿瘤不发生甲亢。患者多数只有甲状腺激素升高的实验室证据，而无甲亢的临床症状；少数患者有甲亢的临床表现，患者的促甲状腺激素是受抑制的。由于患者的临床症状不明显，一般只需对症处理，治疗主要针对原发疾病，随着滋养层肿瘤的有效治疗，伴发的甲亢也会随之消失。

9. 卵巢甲状腺致甲亢　约有30%的卵巢畸胎瘤和皮样囊肿含有甲状腺组织，通常无临床意义。当这些肿瘤含较多的甲状腺组织或全部为甲状腺组织时，则称为卵巢甲状腺肿；当少数卵巢甲状腺肿形成一个自主性功能亢进的腺瘤时，才可引起甲状腺毒血症。患者的临床症状较轻，血清促甲状腺激素是被抑制的，甲状腺不肿大，甲状腺扫描也不显影，骨盆的放射性碘扫描或卵巢的放射性碘摄取率测定，可以确定卵巢甲状腺肿致甲亢。治疗主要为手术切除卵巢肿瘤。

（二）甲状腺功能减退症　简称甲减，是由于甲状腺激素缺乏或不足或对其不反应致机体代谢活动下降而引起的一种内分泌病。

1. 先天性甲减　由于甲状腺素合成或分泌不足引起，以往称为克汀病或呆小症。

2. 异位甲状腺合并甲减。

3. 慢性甲状腺炎合并甲减　慢性淋巴细胞性甲状腺炎简称慢甲炎，此病也被称为桥本病或桥本甲状腺炎。慢性淋巴细胞性甲状腺炎患者比较容易发生甲减，尤其是老年患者。

4. 亚急性甲状腺炎合并甲减　典型亚急性甲状腺炎整个病期可分为早期伴甲亢，中期伴甲减以及恢复期三期。

5. 碘缺乏致甲减　碘缺乏时，由于合成甲状腺激素的原材料不足，甲状腺激素的合成较少，从而导致甲减。

6. 抗甲状腺药物致甲减　抗甲亢药物剂量过大或减量太慢所致，抗甲状腺药物不会造成永久甲减，药物致甲减，药物减量或者停药后可恢复。

7. 放射性碘治疗致甲减　^{131}I治疗甲亢后出现甲减可分为早发甲减与晚发甲减。

早发甲减：指治疗后一年内发生的甲减，国内报道约10%。早发甲减发生的原因是射线对甲状腺细胞的直接破坏，与给予

的 ^{131}I 剂量、个体对射线的敏感性等因素有关。晚发甲减:指接受 ^{131}I 治疗一年以后发生的甲减,以每年 2%~3% 的比例递增。晚发甲减发生的原因尚不明确,可能与自身免疫功能紊乱有关,与 ^{131}I 剂量的大小无关。

8. 外科手术致甲减 尤其是甲状腺手术最为常见。

9. 垂体性甲减 由垂体疾病所致,垂体性甲减患者有甲状腺功能减退表现,化验 T_3、T_4、TSH 均低,TRH 兴奋试验后 TSH 无反应。

10. 慢性侵袭性纤维性甲状腺炎致甲减 慢性侵袭性纤维性甲状腺炎为非特异性慢性甲状腺炎,可导致甲减。

(路 巍)

第五章 甲状腺疾病的实验室检查

甲状腺疾病的实验室检查在甲状腺疾病诊断中占有非常重要的位置。当患者具有甲状腺肿大或出现甲状腺功能异常的表现时,需要测定甲状腺功能;当甲状腺功能正常时,还要对甲状腺肿大及甲状腺结节的性质进行判定,做相关的实验室检查。在选择检查项目时,需要在认真询问病史及查体的情况下,根据患者病情特点、治疗情况及需要确定的问题做相应的检查,以明确诊断。

第一节 甲状腺激素测定

一、血清甲状腺激素测定

甲状腺激素主要有甲状腺素(四碘甲腺原氨酸,T_4)和三碘甲腺原氨酸(T_3)两种。另外,甲状腺也可合成极少量的反 T_3,甲状腺素(T_4)全部由甲状腺分泌,三碘甲腺原氨酸(T_3)仅有20%来自甲状腺直接分泌,其余80%在外周组织中由 T_4 经脱碘代谢转化而来。T_3 是甲状腺激素在组织实现生物作用的主要活性形式。T_4 不仅作为 T_3 的激素原,其本身也具有激素作用。

正常情况下,循环中 T_4 和 T_3 绝大多数与血浆蛋白相结合,极少数呈游离状态。这些血浆蛋白包括甲状腺素结合球蛋白(TBG,占60%)、前白蛋白(TBPA,占30%)以及白蛋白(ALB,

占 10%)。循环中 T_4 仅有 0.02% 为游离状态(FT_4);循环中的 T_3 约 0.3% 为游离状态(FT_3)。结合型甲状腺激素是激素的贮存和运输形式;游离型甲状腺激素则是甲状腺激素的活性部分,直接反映甲状腺的功能状态,不受血清 TBG 浓度变化的影响。结合型与游离型之和为总 T_4(TT_4)、总 T_3(TT_3)。

正常成人血清水平 TT_4 为 64~154nmol/L,FT_4 为 9~25pmol/L,TT_3 为 1.2~2.9nmol/L,FT_3 为 2.1~5.4pmol/L,不同实验室及试剂盒略有差异。甲状腺激素的测定目前多采用竞争免疫测定法,趋势为非核素标记替代放射性核素标记。将游离型激素与结合型激素进行物理分离后行高敏感免疫测定被认为是游离甲状腺激素测定的金标准,但技术复杂,测定成本昂贵,尚未在临床普遍使用。

血清 TT_4、TT_3 是反映甲状腺功能状态最佳指标,它们在甲状腺功能亢进症(甲亢)时增高,甲状腺功能减退症(甲减)时降低。一般说,两者呈平行变化;但是在甲亢患者,血清 TT_3 增高常较 TT_4 增高出现更早,对轻型甲亢、早期甲亢及甲亢治疗后复发的诊断更为敏感。T_3 型甲亢患者的血清 TT_3 测定增高,TT_4 不增高。T_4 型甲亢患者血清 TT_4 增高,TT_3 不增高。在甲减患者,通常 TT_4 降低更明显,早期 TT_3 水平可以正常。许多严重的全身性疾病可有 TT_3 降低(甲状腺功能正常的病态综合征,euthyroid sick syndrome,ESS)。TT_4 在甲减诊断中起关键作用。

凡是能引起血清 TBG 水平变化的因素均可影响 TT_4、TT_3 的测定结果,尤其对 TT_4 的影响较大,例如妊娠、病毒性肝炎、遗传性 TBG 增多症和某些药物(雌激素、口服避孕药、他莫昔芬等)可使 TBG 增高而导致 TT_4 和 TT_3 测定结果偏高;低蛋白血症、遗传性 TBG 缺乏症和多种药物(雄激素、糖皮质激素、生长激素等)则可降低 TBG,使 TT_4 和 TT_3 测定结果偏低。在判断结果时要注意这些情况,有上述情况时应测定游离甲状腺激素。

理论上讲,血清 FT_4 和 FT_3 的测定不受 TBG 浓度变化影响,应比 TT_4、TT_3 的测定有更好的敏感性和特异性;但因血清中

FT_4、FT_3含量甚微,测定结果的稳定性不如TT_4、TT_3。此外,目前临床应用的任何一种检测方法都不是直接测定真正的游离激素。如患者血清TBG明显异常、家族性异常白蛋白血症、内源性T_4抗体及某些非甲状腺疾病(如肾衰竭)均可影响FT_4的测定。某些药物如:胺碘酮、肝素等可使血清FT_4增高;苯妥英钠、利福平等可加速T_4在肝脏代谢,使FT_4降低。所以,TT_4、TT_3的测定仍然是判断甲状腺功能的主要指标。

二、血清促甲状腺激素测定

腺垂体分泌的促甲状腺激素(TSH)是调节甲状腺功能的主要激素,呈脉冲式释放,每2~4小时出现一次波动。TSH释放还有日周期变化,清晨浓度高,午后低。血清TSH测定方法经历了4个阶段。1959年,Yalow创立的放射免疫测定(RIA)技术,灵敏度较差(1~2mIU/L),下限值为0mIU/L,可以诊断原发性甲减,但不能够诊断甲亢。1968年Males建立的免疫放射分析法(IRMA),敏感性和特异性明显提高,灵敏度达0.1~0.2mIU/L,称为敏感TSH(sensitive TSH,sTSH)测定,其正常值范围为0.3~4.5mIU/L,该方法能够诊断甲亢。80年代后期TSH测定以免疫化学发光法(ICMA)为代表,灵敏度为0.01~0.02mIU/L;90年代后期TSH测定以时间分辨免疫荧光法(TRIFA)为代表,灵敏度可达0.001mIU/L。ICMA和TRIFA测定的TSH称为超敏感TSH(ultrasensitive TSH,uTSH)测定,试验准确性高,建议首选。

目前,TSH测定的正常值参考范围是0.3~5.0mIU/L。近年来研究发现,如果严格筛选的甲状腺功能正常志愿者,TSH正常值参考范围在0.4~2.5mIU/L。我国学者通过大样本、前瞻性研究发现TSH的最安全范围在1.0~1.9mIU/L。通过5年随访发现,在这个范围内的人群,发生甲亢和甲减的概率较这个范围之外的人群显著降低。

美国临床生物化学学会(NACB)建议,TSH的正常值应来源于120例经严格筛选的正常人。所谓的正常人的标准是：①甲状腺自身抗体（甲状腺过氧化物酶抗体、甲状腺球蛋白抗体）阴性；②无甲状腺疾病的个人史和家族史；③未触及甲状腺肿；④未服用除雌激素外的药物。各个实验室应当制订本室的TSH正常值参考范围。国内学者还发现当地的碘营养状态也影响正常人的TSH水平。

TSH测定的临床意义：

(1) 甲亢和甲减：sTSH是首选指标。

(2) 亚临床甲状腺功能异常（亚临床甲亢和亚临床甲减）。

(3) 监测原发性甲减左甲状腺素（L-T_4）替代治疗效果：TSH目标值应设定为0.2~2.0mIU/L；老年人适当提高，建议为0.5~3.0mIU/L。

(4) 监测分化型甲状腺癌（DTC）L-T_4抑制治疗效果：抑制肿瘤复发的TSH目标值，低危患者为0.1~0.5mIU/L，高危患者为<0.1mIU/L。

(5) 对ESS，建议TSH的参考范围（0.02~10mIU/L），并联合应用FT_4/TT_4测定；这些患者TSH水平在疾病的急性期通常暂时低于正常，恢复期反跳至轻度增高值；TSH轻度增高（<20mIU/L），一般不影响预后，可2~3个月后再次复查。

(6) 中枢性甲减：原发性甲减患者当FT_4低于正常范围时，血清TSH值应大于10mIU/L。若此时TSH正常或轻度增高，应高度怀疑中枢性甲减。

(7) 不适当TSH分泌综合征（垂体TSH瘤和甲状腺激素抵抗综合征）：甲状腺激素水平增高而TSH正常或增高的患者需要考虑本病，但首先要排除TBG异常和测定技术问题。

三、反三碘甲腺原氨酸（rT_3）测定

rT_3又称3，3′，5′-三碘甲腺原氨酸，是正常人血清中存在的一种甲状腺激素，rT_3仅有极少量由甲状腺分泌，绝大部分是T_4在肝、肾、垂体及心肌等组织中经5-脱碘酶脱去酪氨酸环上

的一个碘而生成的。约 98% 的 rT_3 结合在血清蛋白上，其中主要为 TBG，故 TBG 的浓度明显影响 rT_3 的测定结果。

rT_3 在体内降解速度较快，其半寿期为 30~60 分钟。它在血液中含量甚微，生物活性很低，但在不同的生理及病理状况下，血清含量有显著区别，甲状腺素代谢有微小的变化就可引起 rT_3 水平明显改变，因此测定结果比 T_3、T_4 更能准确地反映机体内甲状腺素的代谢情况，是诊断甲亢较为灵敏的指标。妊娠时，脐血及羊水 rT_3 含量较高，能反映胎儿甲状腺功能状态。

RIA 法：血清为(0.58 ± 0.09)nmol/L，脐血为(2.67 ± 0.02)nmol/L，羊水为(2.62~8.31)nmol/L。

临床意义：

(1) rT_3 升高：甲亢时 rT_3 升高。50 岁以上人群的 rT_3 值可上升；服用胺碘酮可使血清中 rT_3 浓度升高；未控制的糖尿病患者，肝硬化、急性心肌梗死患者均有 rT_3 的增高，此时 TT_3 降低，而 TT_4 正常。rT_3 测定对判断肝硬化患者预后有一定参考价值。

(2) rT_3 降低：甲减时降低。

第二节　甲状腺自身抗体测定

一、血清甲状腺过氧化物酶抗体测定

甲状腺过氧化物酶是甲状腺激素合成过程中的关键酶。甲状腺过氧化物酶抗体（TPOAb）是甲状腺微粒体抗体（TMAb）的主要成分，是一组针对不同抗原决定簇的多克隆抗体，以 IgG 型为主。TPOAb 能够通过激活补体、抗体依赖细胞介导的细胞毒作用和致敏 T 细胞杀伤作用引起甲状腺滤泡损伤，引起甲状腺功能减退。TPOAb 测定主要用于诊断自身免疫性甲状腺疾病。目前测定 TPOAb 多应用高度纯化的天然或重组的人甲状腺过氧化物酶（TPO）作为抗原，采用 RIA、ELISA、ICMA 等方法进行测定，敏感性和特异性都明显提高。TPOAb 测定的阳性切点值

变化很大,由于各实验室使用的方法不同、试剂盒检测的敏感性和特异性不同而有差异。

NACB 建议,甲状腺抗体的正常值范围应来源于 120 例经严格筛选的正常人。正常人的标准如下:①男性;②年龄<30 岁;③血清 TSH 水平 0.5~2.0mIU/L;④无甲状腺肿大;⑤无甲状腺疾病史或家族史;⑥无其他自身免疫性疾病(如系统性红斑狼疮、1 型糖尿病等)。

TPOAb 测定的临床意义:

(1) 自身免疫性甲状腺疾病,如自身免疫性甲状腺炎,Graves 病等患者 TPOAb 水平升高,桥本甲状腺炎患者升高更明显。

(2) TPOAb 升高,还提示:IFN-α、IL-2 或锂治疗期间出现甲减、胺碘酮治疗期间出现甲状腺功能异常、Down 综合征患者出现甲减、妊娠期间甲状腺功能异常或产后甲状腺炎、流产和体外授精失败等情况。

二、血清甲状腺球蛋白抗体测定

甲状腺球蛋白抗体(TgAb)是一组针对甲状腺球蛋白(Tg)不同抗原决定簇的多克隆抗体,它主要由 IgG1、IgG2 和 IgG4 组成,少部分为 IgA 和 IgM。一般认为 TGAb 对甲状腺无损伤作用。TgAb 测定方法主要为 ELISA 和 ICMA,敏感性高。

TgAb 测定的临床意义:

(1) 自身免疫性甲状腺疾病的诊断:其意义与 TPOAb 基本相同。抗体滴度变化也具有一致性,TgAb 以慢性淋巴性甲状腺炎最高,其次为原发性甲减。其他甲状腺疾病及健康人群血中亦可检出,但滴度较低。

(2) DTC:作为血清 Tg 测定的辅助检查,判定 Tg 水平假性增高或降低。

三、血清 TSH 受体抗体测定

TSH 受体抗体(TRAb)可分为三种类型:① TSH 受体刺激

性抗体(thyroid-stimulating antibody,TSAb):TSAb与TSH受体结合产生类似TSH的生物效应,是Graves病的直接病因,大多数未经治疗的Graves病患者TSAb阳性。② TSH刺激阻断性抗体(thyroid stimulating blocking antibodies,TSBAb),能够占据TSH受体、阻断TSH与受体结合,抑制甲状腺增生和甲状腺激素产生,是部分自身免疫甲状腺炎发生甲减的致病性抗体。③甲状腺生长免疫球蛋白(thyroid growth immunoglobulins,TGI),能够与TSH受体结合,但是仅能够刺激甲状腺细胞增生,不引起甲状腺功能亢进。个别自身免疫性甲状腺疾病患者可以有TSAb和TSBAb交替出现的现象,临床表现甲亢与甲减的交替变化。

TRAb测定采用放射受体分析法,大多数临床实验室常规检测该项目;目前TRAb检测方法的敏感性、特异性均不够理想,对预测Graves病缓解的敏感性和特异性均不高。测定TSAb和TSBAb则采用生物分析法,通常仅用于研究工作。

TRAb测定的临床意义:

(1) 对于初发Graves病60%~90% TRAb测定阳性,"甲状腺功能正常的Graves眼病"患者可以阳性。

(2) 对于甲亢患者停用抗甲状腺药物后甲亢复发有一定预测意义。

(3) 该抗体可以通过胎盘,刺激胎儿的甲状腺产生过量甲状腺激素,母体TRAb的测定有助于预测胎儿或新生儿甲亢发生的可能性。

第三节　甲状腺肿瘤标志物测定

一、甲状腺球蛋白测定

甲状腺球蛋白(thyroglobulin,Tg)是甲状腺滤泡上皮分泌的一种大分子糖蛋白,由两条相同的多肽链组成二聚体,分子量达660 000,储存在滤泡腔中。溶酶体水解Tg表面T_4、T_3并使之释放入血，同时少量的 Tg 也释放入血，部分 Tg 经甲状腺淋巴管分泌入血。血循环中的 Tg 被肝脏的巨噬细胞吞噬清除。血清 Tg 水平升高与以下因素有关：甲状腺肿；甲状腺组织炎症和损伤；TSH、人绒毛膜促性腺激素（hCG）或 TRAb 对甲状腺刺激。

血清 Tg 测定的临床意义：

（1）非肿瘤性疾病：①评估甲状腺炎的活动性，炎症活动期血清 Tg 的水平增高；②对于口服外源甲状腺激素所致的甲状腺毒症，其特征为血清 Tg 不增高。

（2）DTC：作为监测 DTC 的复发具有很高的敏感性和特异性。但应该排除 TRAb 对 Tg 测定结果的影响。由于许多甲状腺良性疾病时均可有 Tg 水平升高，故不能作为 DTC 的诊断指标。

DTC 患者接受甲状腺全部切除和 ^{131}I 治疗后，血清 Tg 应当不能测到。在随访中 Tg 增高提示原肿瘤治疗不彻底或者复发。以下情况说明肿瘤切除不彻底或复发：①甲状腺全部切除术后测到 Tg，或原为阴性变成阳性。②停用甲状腺激素抑制治疗 3~4 周（内源性 TSH 增高），Tg 增高达 2μg/L 以上。③外源性 TSH 刺激后，Tg 增高达 2μg/L 以上，即注射重组人 TSH（rhTSH，Thyrogen）后测定血清 Tg。

二、降钙素测定

降钙素（calcitonin，CT）是由甲状腺的 C 细胞产生的多肽激素，可引起血液中的钙离子降低。C 细胞位于滤泡之间和滤泡上皮之间，又称腺滤泡旁细胞。甲状腺髓样癌（MTC）是甲状腺滤泡旁细胞的恶性肿瘤，约占甲状腺癌的 5%，C 细胞增生可以是 MTC 微小癌的早期组织学发现。降钙素是 MTC 最重要的肿瘤标志物，并与肿瘤大小相关。降钙素测定的敏感性和特异性有待改进，其结果随不同方法而异。目前建议采用双位点免疫测定（two-site immunometric assay），可特异性测定成熟降钙素。

血清降钙素测定的临床意义：主要用作 MTC 的肿瘤标志物，诊断 MTC 及进行 MTC 术后随访监测。如果基础及激发后降钙素水平均测不出，才能排除残留肿瘤组织或复发的可能性。鉴于多发性内分泌腺瘤病（MEN）Ⅱ型 90% 以上合并 MTC，且是死亡的主要原因，故建议对所有嗜铬细胞瘤患者监测血清降钙素水平，以排除 MTC 和 MEN Ⅱ型。

MTC 以外其他引起降钙素水平增高的疾病包括：①小细胞肺癌、支气管和肠道类癌及所有神经内分泌肿瘤；②良性 C 细胞增生，见于自身免疫性甲状腺疾病（桥本甲状腺炎或 Graves 病）及 DTC；③其他疾病：肾病（严重肾功能不全）、高胃泌素血症、高钙血症、急性肺炎、局部或全身性脓毒血症等。

第四节　甲状腺的动态试验

一、促甲状腺激素释放激素刺激试验

原理：下丘脑 - 垂体 - 甲状腺轴存在负反馈调节，促甲状腺激素释放激素（TRH）促进 TSH 的合成和释放，静脉注射 TRH 后，测定血中 TSH 浓度的变化，可以观察垂体对 TSH 的反应性并了解 TSH 的储备能力。该试验主要用于中枢性甲减病变位置（下丘脑或垂体）的确定。

试验方法：5 分钟内静脉注入 TRH 300μg（一般 500μg 可达到最大刺激作用），分别在注射前和注射后 15 分钟、30 分钟、60 分钟、120 分钟采血测定 TSH。TRH 副作用轻微，1/3 受试者有轻度恶心、颜面潮红、尿急等，多在 2 分钟内消失。糖皮质激素、多巴胺、左旋多巴、生长抑素同类物、抗甲状腺药物、甲状腺激素等药物对本试验结果有影响，需要停药 1 个月。

临床意义：

（1）正常情况下，注射 TRH 后，血中 TSH 浓度迅速上升，15~30 分钟达高峰，峰值<35mIU/L，峰值与零时浓度之差（△TSH）为 5~35mIU/L，然后逐渐下降，2~3 小时回到基础水平。

（2）甲亢时，TSH 无分泌增加，呈现一条低平曲线。

(3) 原发性甲减时，因 TSH 水平基值较高，呈现一条高平曲线。

(4) 中枢性甲减时有两种情况：下丘脑性甲减，TSH 分泌曲线呈现高峰延缓（出现在 TRH 注射后的 60~90 分钟），并持续高分泌状态至 120 分钟；垂体性甲减，TSH 反应迟钝，呈现一条低平曲线（增高小于 2 倍或者增加≤4.0mIU/L）。

(5) 垂体 TSH 肿瘤，TSH 分泌不增加。

二、T_3 抑制试验

原理：正常人垂体 - 甲状腺轴存在反馈调节，服外源性 T_3 后，血中 T_3 浓度升高，通过负反馈抑制内源性 TSH 合成与分泌，使甲状腺摄 ^{131}I 率较服药前明显降低（可被抑制），但 Graves 病患者由于存在 TSAb，刺激甲状腺引起摄 ^{131}I 增高，甲状腺摄 ^{131}I 不受 T_3 抑制。伴有冠心病、甲亢性心脏病或严重甲亢禁止应用该试验。

方法：患者做基础摄 ^{131}I 试验后，口服 T_3 片 20mg，每 8 小时 1 次，共服 6 天，第 7 天做第 2 次摄 ^{131}I 率，用服 T_3 前后二次摄 ^{131}I 率之差相当于基础摄 ^{131}I 率的百分数来表示，称为抑制率。

抑制率(%) = (基础摄 ^{131}I 率 – 第二次摄 ^{131}I 率)/ 基础摄 ^{131}I 率 ×100%

临床意义：

(1) 正常人和单纯性甲状腺肿患者摄 ^{131}I 率下降 50% 以上，抑制率>45% 以上。

(2) 甲亢患者则摄 ^{131}I 率不受抑制。

三、过氯酸钾释放试验

原理：正常情况下，碘以离子形式从血中被甲状腺摄取，进入甲状腺后就迅速进行有机化。碘离子在过氧化物酶的作用下被氧化成碘分子，碘分子进一步在碘化酶的作用下与酪氨酸结合成为有机碘。因此在正常的甲状腺组织内，离子碘很少。当过氧化物酶缺乏或功能障碍时，进入甲状腺内的碘离子不能被氧化，甲状腺内就存在着大量的离子碘。过氯酸盐能阻止甲状腺摄取碘并促进碘离子从甲状腺释放。服用过氯酸盐后，碘离子会从甲状腺内被大量释放到血中。用于家族性甲状腺过氧化酶系统缺陷或酪氨酸碘化障碍的诊断、慢性淋巴细胞性甲状腺炎的辅助诊断、甲减的鉴别诊断和疑有甲状腺碘代谢障碍的各种甲状腺疾病患者。

方法：口服 ^{131}I（用法和用量同甲状腺摄 ^{131}I 试验），测量基础摄 ^{131}I 率，然后口服过氯酸钾（$KClO_4$）600mg，测量 1 小时或 2 小时后甲状腺摄 ^{131}I 率。用公式计算释放率：

释放率（%）=（基础摄 ^{131}I 率 – 服药后摄 ^{131}I 率）/ 基础摄 ^{131}I 率 ×100%

临床意义：

(1) 一般以释放率小于 10% 为正常（以服 ^{131}I 2 小时后甲状腺部位测定的结果作为 100%，服过氯酸钾 1 小时后作第二次摄 ^{131}I 率，计算出 3 小时甲状腺 ^{131}I 排出率）。释放率≤10%，表明碘氧化过程正常。

(2) 释放率>10% 且≤50%，提示碘有机化轻度障碍。

(3) 释放率>50%，提示碘有机化重度障碍。

(4) 本试验在服用抗甲状腺药物，服用 ^{131}I 治疗后的甲亢患者也可呈阳性反应。

四、TSH 兴奋试验

原理：正常人接受外源性 TSH 后，甲状腺摄 ^{131}I 率可增高，血 T_3、T_4 水平也升高，该试验是一项判定甲状腺功能及鉴别甲减类型的试验。

方法：测定 24 小时甲状腺摄 ^{131}I 率，以后每日肌注 TSH 10IU，连续 3 天，再次测定 24 小时甲状腺摄 ^{131}I 率。根据前后两次 24 小时甲状腺摄 ^{131}I 率计算兴奋值。

兴奋值 = 用药前摄 ^{131}I 率 – 用药后摄 ^{131}I 率

临床意义：

(1) 原发性甲减：对外源性 TSH 无反应。基础摄 ^{131}I 率低于正常。TSH 兴奋后，24 小时摄 ^{131}I 率仍低于 15%，平均兴奋值亦低(1.42% ± 2.86%)。

(2) 继发性甲减：基础摄 ^{131}I 率低于正常。甲状腺可接受外源性 TSH 兴奋。TSH 兴奋后 24 小时摄 ^{131}I 率明显升高，平均兴奋值增高(25.25% ± 6.92%)。

第五节 尿碘测定

碘是甲状腺合成甲状腺激素的主要原料之一。机体通过进食含碘食物和水摄入碘，摄入的碘主要存储在甲状腺池和细胞外液池。甲状腺内以甲状腺激素和碘化酪氨酸形式储存的有机碘高达 8~10mg。甲状腺每天从细胞外液碘池摄取碘离子 120μg，其中 60μg 用于合成甲状腺激素，其余 60μg 返回细胞外液池。如果摄入的碘过量则经肾脏排出，所以测定尿碘水平可评估机体碘摄入量。个体间的尿碘含量变化很大，即使同一个体不同时间尿碘含量也有很大变化，但是群体尿碘水平可以客观地反映当时该地区人群的碘营养状况。

一、尿碘的测定方法

目前采用的是砷铈催化分光光度测定方法(国标 WS/T107-1999)。砷铈催化反应温度应在 20~35℃之间，温度环境要稳定，要求温度波动不超过 0.3℃，因为温度对测定结果影响很大。由于该方法中使用的氯酸对环境的污染比较大，以过硫酸铵取代氯酸，减少污染。

二、尿样的收集

(一) 空腹单次尿样 清晨空腹采集尿样后严密封口，送检。室温下可保存 2 周，4℃可保存 1 个月，-20℃可保存 4 个月。先测尿样比重，比重小于 1.010 或大于 1.020 的尿样弃去不用。

(二) 24小时尿样收集 留尿之日早晨8点主动排尿，因为此次是8点以前产生的尿，应弃之不要；8点以后至次日早晨8点之间每次的排尿全部保留在干净的容器里，次日早晨8点时也要主动排尿，保留在容器里，因为此次的尿是8点以前产生的。将这24小时的尿收集搅匀，记录总尿量，并取100ml送检。在气候炎热时，尿液中要放防腐剂，防止尿糖分解、发酵及细菌繁殖，影响检测结果。

三、尿碘指标及其评价标准

监测和评价人群碘营养状况的尿碘指标主要有：①尿碘平均水平（用中位数表示）；②尿碘<100μg/L的比率；③尿碘<50μg/L的比率。评价个体碘营养状况时，可根据连续多次尿碘测定结果进行判断。

国际上规定，应用学龄儿童的尿碘反映地区的碘营养状态。尿碘中位数应≥100μg/L，尿碘<100μg/L的比率<50%，尿碘<50μg/L的比率<20%。我国推荐儿童及成人的尿碘中位数范围在100~200μg/L，孕妇及哺乳妇女的尿碘中位数应>150μg/L，最佳中位数范围应在150~300μg/L。

尿碘降低见于地方性甲状腺肿、地方性克汀病、甲减等；尿碘升高见于高碘性地方性甲状腺肿、甲亢、甲状腺炎以及服用碘剂过量者。

（张杰涛）

第六章 甲状腺疾病的影像学检查及结果判断

甲状腺疾病不仅要做相关的实验室检查，有的还需要进一步进行影像学等检查才能明确诊断。如通过甲状腺超声检查、CT、MRI 等检查明确甲状腺肿及甲状腺结节的特点及性质，有的还需要通过甲状腺吸碘率或甲状腺扫描来明确诊断。

第一节 甲状腺超声检查

伴有甲状腺肿大的甲状腺疾病，在诊断时行甲状腺超声检查是必不可少的。进行甲状腺的超声检查，有以下目的和意义：①基本明确甲状腺肿大的特点和性质，是弥漫性或是局限性肿大，是否伴有结节；②鉴别肿物是囊性，还是实性，明确其与甲状腺的关系；③确定肿物或结节是单发或多发；④有助于判断结节或肿物的性质，如良性或恶性；⑤可对甲状腺手术后或用药后的疗效进行随访；⑥对扪不出的结节，超声可以发现≥0.5cm 的结节及结节数目。彩色超声不仅能够提高普通二维超声对甲状腺病变检测的敏感性，而且有助于定位诊断，并易与周围组织和淋巴结肿物相鉴别。进行甲状腺超声检查，可以弥补临床对甲状腺触诊的不足，发现结节、囊肿、腺瘤、癌肿等病变。

一、甲状腺超声诊断的优点

甲状腺位置表浅，解剖结构与周围组织的结构明显不同，特别适于做超声检查。超声波由于其物理特性，对软组织分辨力极高，明显优于普通的 X 线检查，甚至在某些方面优于 CT 检查。超声波检查结果图像清晰、自然逼真、重复性好，超声波本身无放射性、无毒无害，价格便宜，同时不需服药，无辐射，无创伤性，容易被广大患者接受。

甲状腺超声波检查对测定甲状腺的大小、形态及对结节的性质判断具有重要的诊断意义。如结合其他检查方法，则更可提高其诊断符合率。检查者的经验及仪器性能是十分重要的。

二、甲状腺超声检查的适应证

凡在颈前区感有不适、发现肿大或扪及结节，或临床怀疑有下列疾病者均可做超声检查。

(一) 局限性疾患 甲状腺区域有局限性病变，包括：甲状腺腺瘤；甲状腺囊肿；甲状腺脓肿；甲状腺血肿；甲状腺癌；非甲状腺的肿物或疾患，如颈部淋巴结炎、甲状舌骨囊肿、颈内静脉扩张症等。

(二) 弥漫性疾患 甲状腺呈弥漫性肿大，包括：甲状腺功能亢进（甲亢）；甲状腺功能减退（甲减）；单纯性甲状腺肿；结节性甲状腺肿；亚急性甲状腺炎；慢性甲状腺炎；桥本甲状腺炎等。

三、检查仪器及方法

通常选用 7.5~12MHz 的宽频线阵探头直接探查，尤以 10~12MHz 为佳。检查前无需特殊准备，一般采用肩高头低之仰卧位，充分暴露颈前区。

检查时，常规扫查甲状腺双侧叶及峡部，首先将探头放置于颈前部气管旁，在甲状软骨与胸骨上窝之间从上到下进行横向扫查，纵切可沿甲状腺左右侧叶的长径扫查，然后可从上到下，从外到内做一系列横切和纵切扫描，以不同灵敏度观察图像变化。做彩色多普勒血流检查时，应嘱患者浅呼吸和不做吞咽动作，以获取清晰图像。

四、甲状腺正常声像图

甲状腺超声横切扫描时，甲状腺呈蝶形或马蹄形，位于从皮肤起约 1cm 处，境界清晰，边缘规则，包膜完整，两侧叶基本对称，与位于中央的峡部相连。甲状腺一般均呈中等回声(略低于正常肝脏回声)，实质回声均匀。通常以气管声影和颈总动脉、颈内静脉作为甲状腺内、外侧标记；纵切扫描时，呈前尖后钝的实质均质的甲状腺侧叶。

在彩色多普勒血流成像显示上，甲状腺上动脉较甲状腺下动脉容易显示，位置表浅，走向较直，脉冲多普勒呈单向搏动性频谱，收缩期急速上升，舒张期缓慢下降为低幅血流，静脉呈连续性低幅频谱。

为方便记忆，可以下列数值作为参考：通常侧叶前后径、左右径均为 2cm，上下径为 4~5cm；峡部前后径小于 0.5cm。甲状腺左、右、上、下动脉直径小于 2mm，收缩期峰值流速为 22~33cm/s，阻力指数为 0.55~0.66。

五、超声描述要点

(一) 甲状腺体积是否增大 由于甲状腺体积计算不准确，在实际工作中常通过测量不同径线来判断甲状腺是否肿大，其中上下径和左右径个体差异较大，前后径则成为判断甲状腺是否肿大的重要标准。大于 2cm 为可疑甲状腺肿，大于 2.5cm 则明确为甲状腺肿大。

(二) 甲状腺腺体组织回声特性 甲状腺回声强弱主要以胸锁乳突肌为参照物，正常甲状腺腺体回声高于肌肉回声，呈均匀细密光点。判断甲状腺结节的回声时，是与正常回声部分的甲状腺进行比较，从而确定为低回声、等回声或强回声。

(三) 甲状腺内血流是否增加 正常声像图腺体内显示的血流较少，呈点状分布，较大的动静脉主要位于上下极。

（四）甲状腺腺体内是否有占位性病变　二维超声观察甲状腺结节的部位、大小、数目、边界(模糊或清晰)、肿瘤内部回声,颈部有无肿大淋巴结等。用彩色多普勒血流显像技术检测每个结节内部血流情况,用脉冲多普勒可以测量结节内血流参数,包括收缩期最大流速（PSV)、舒张期最小流速（EDV)、平均流速（MV)、阻力指数（RI)、搏动指数（PI)等。

六、甲状腺疾病声像图

（一）甲状腺肿

1. 单纯性甲状腺肿　甲状腺呈不同程度对称性均匀性肿大,可至正常的3~10倍,可压迫气管和颈部血管。甲状腺腺体回声可正常,或光点增粗,有时可见数个边界模糊的低回声结节,有时可见多个薄壁的无回声区取代了正常腺体。多普勒示腺体内可见散在分布的点状和少许分支状血流信号,与正常甲状腺血流信号无明显差别。

2. 结节性甲状腺肿　甲状腺呈不同程度的不规则非对称性增大,光点增粗,分布不均,其内见多个结节,结节边界可清晰或不清晰,结节回声多为中强回声,也可为低回声,结节内回声多不均匀,可见强回声光斑及液性暗区。部分结节内部出血、囊性变、纤维增生、钙化、坏死则有不同的相应表现。多普勒示腺体内点状血流信号分布增多,若结节周围见血流信号环绕则可明确诊断。

（二）甲状腺功能亢进　以毒性弥漫性甲状腺肿（Graves病)为常见。大多数为甲状腺弥漫性增生,少数伴有结节。声像图可见整个甲状腺弥漫性肿大(包括峡部),可为正常的2~3倍,以两叶对称性均匀性增大为主,边缘多规则,内部回声为密集细小光点,呈低-中等回声,增粗增强,分布均匀或不均匀;多普勒可见血流信号极为丰富和血流加速征象。

（三）甲状腺功能减退　甲状腺体积明显缩小,边缘不光滑,边界欠清或模糊不清,腺体内回声不均匀性明显减低,多呈

"网格样"改变。多普勒示血流信号明显减少。但有时声像图表现类似甲亢表现，腺体增大，血流信号极丰富；与之鉴别处在于甲亢内部回声为密集细小光点，呈低-中等回声，而甲减腺体回声明显减低，多呈"网格样"改变。

（四）甲状腺炎

1. 亚急性甲状腺炎　甲状腺呈对称性普遍性中度肿大，病灶可呈类圆形或不规则形，无包膜和声晕，或为单叶局限性肿大；回声多呈低回声。多普勒示甲状腺内异常回声区周边可见较丰富的血流信号，内部血流信号少数较丰富或无血流显示。

2. 桥本甲状腺炎　甲状腺两叶弥漫性轻度肿大，边缘光滑整齐，峡部明显增厚；甲状腺实质回声不均，回声增粗，减低。部分可伴有单个或多个低回声小结节。多普勒示伴甲亢时实质血流信号丰富，不伴甲亢时血流信号无明显改变。

（五）甲状腺腺瘤　甲状腺大小正常或局限性增大，瘤体形态呈圆形、椭圆形，多为单发，边界清楚，包膜完整，边缘大多可见晕征，内部呈实质性低回声、增强回声、等回声，若腺瘤囊性变则呈无回声，若腺瘤内出血则呈混合性无回声，而乳头状囊腺瘤的囊壁可见乳头状或团块状突起。多普勒示腺瘤周边的声晕处可见呈环状分布的较丰富的动静脉血流信号。

（六）甲状腺囊肿　甲状腺大小正常或局限性增大。单纯性囊肿表现为形态规则的无回声区，边界清晰锐利，内透声好，后壁和后方回声增强；出血性囊肿多有外伤史，表现为边界不规则的囊性肿块，内可见多个分隔。

（七）甲状腺癌　甲状腺癌最常见的声像图表现特点为低回声结节，形态不规则，边界模糊，内回声不均质，结节内微钙化或同时伴粗大钙化，大部分结节内可见点条状血流，可伴有淋巴结转移；甲状腺癌也可见未显示具体结节，以"正常"甲状腺内显示微钙化为唯一表现的甲状腺癌。

（郭秀萍）

第二节　甲状腺 CT 检查

甲状腺断层扫描(computed tomography,CT)能清楚显示甲状腺的大小、形态、密度,对于甲状腺内的结节,也能显示其大小、形态、密度;并能观察局部淋巴结有否增大、邻近结构有无侵犯及远隔部位有否转移。CT 还可通过甲状腺密度变化间接提示甲状腺的功能状态。但甲状腺 CT 在分析甲状腺肿大的病因及甲状腺结节的良恶性鉴别方面有明显的局限性,因而临床上常作为继甲状腺 B 超及核素扫描之后的二线影像学检查方法。

一、甲状腺 CT 的检查方法

患者采取仰卧颈部过伸体位,去除患者颈部金属物,并嘱患者扫描期间平静呼吸、不要吞咽。CT 扫描范围为颅底至胸骨柄上缘,层厚为 5mm,床进为 5mm,螺距为 1。CT 增强扫描多采用非离子型造影剂,根据不同的碘质量浓度,采用不同的剂量及注射速率,于注射后 25 秒及 60 秒行双期扫描。临床拟诊甲亢时,CT 造影剂中的碘成分可能诱发甲状腺危象,因而不建议增强 CT 检查。新型 CT 扫描速度快,必要时可用原始数据进行图像的三维重建,如配合使用对比剂还可进行血管成像(CTA)。

二、正常甲状腺的 CT 表现

平扫 CT 检查,正常甲状腺表现为气管两侧尖端向外的三角形高密度结构,峡部表现为气管前方连接两侧叶的带状高密度影。甲状腺因其碘含量为血清的 100 倍左右,因而平扫 CT 呈现明显高密度,CT 值约 80~100Hu。双侧甲状腺叶可略不对称,右侧叶略大多见。增强 CT 检查,甲状腺两侧叶及峡部明显均匀强化。

三、甲状腺肿瘤的 CT 表现

(一) 甲状腺腺瘤 平扫表现为正常高密度甲状腺背景下的类圆形低密度灶,相对于颈部肌肉可呈稍高密度、等密度或低密度,CT 值约 40~100Hu。多为单发,少数为多发,累及一侧叶或两侧。病灶直径 1~5cm,边缘清楚、光整,内部密度均匀,周围常可见包膜。有完整包膜的单发甲状腺结节多为甲状腺腺瘤。部分腺瘤内可见钙化或囊变。腺瘤合并出血时,呈高密度表现。病灶较大可使气管受压移位。增强扫描,呈结节样不均匀强化,病灶强化程度等于或略低于正常甲状腺组织。囊变部分不强化。

(二) 甲状腺癌 平扫表现为累及单侧或双侧的形态不规则的不均匀低密度区,瘤灶内可见钙化,可为细粒状、斑片状或壳状,少数病灶可见坏死、囊变,故 CT 值变化范围较大。增强扫描,病灶实性部分不均匀强化,强化程度低于正常甲状腺组织,"半岛"状瘤结节及瘤周强化"残圈"征提示甲状腺癌诊断。如果有周围器官侵犯或颈部淋巴结转移,则强烈提示甲状腺癌。

四、甲亢及甲状腺肿大的 CT 表现

(一) 毒性弥漫性甲状腺肿(Graves 病) 平扫表现为甲状腺弥漫性对称性增大,边缘清楚,密度减低,近肌肉密度。眶部 CT 表现为双侧多条眼外肌(下直肌、内直肌多见)增粗和眶脂体增大,致眶隔前移及眼球突出。

(二) 单纯性甲状腺肿 平扫表现为甲状腺弥漫性对称性增大,密度较正常甲状腺略低。增强扫描轻度强化。

(三) 结节性甲状腺肿 甲状腺弥漫性增大,局部增大明显,密度不均匀减低,病灶边界不清,常可见不完整间隔,病变区域 CT 值约 70Hu,增强扫描后 CT 值约 98Hu。结节内可有出血或钙化,钙化可为片状或细沙粒状。当结节性甲状腺肿合并细颗粒钙化时,难与甲状腺癌区分,甲状腺癌邻近器官受侵及颈部

淋巴结转移为特征性表现。增强扫描可见结节不同形式强化，囊性结节可为环形或蜂窝形强化，实性结节强化程度不均，囊实性结节，突入腔内的结节不强化，据此可与癌性壁结节鉴别。

（四）胸骨后甲状腺肿　多为颈部结节性甲状腺肿向下延伸。平扫表现为气管一侧或两侧的肿块；增强扫描明显强化。

五、甲状腺功能减退症

呆小病患者甲状腺CT表现为双侧甲状腺体积减小。

成年人甲状腺功能减退症的甲状腺CT无特征性，甲状腺可为正常大小，也可减小，密度亦无特征性，临床上少用。诊断主要依据临床症状、体征和实验室检查等。

六、甲状腺炎

（一）急性化脓性甲状腺炎　早期CT表现为甲状腺弥漫或局限性肿大，密度减低；脓肿形成期，甲状腺内见类圆形略低密度区，密度高于水；增强扫描，脓肿壁强化，脓肿腔不强化。

（二）亚急性甲状腺炎　临床诊断主要靠病史、症状、体征和实验室检查，甲状腺CT表现为两侧叶弥漫性或非对称性增大，密度均匀或不均匀减低。病变区CT值约40Hu，考虑为甲状腺滤泡细胞破坏、碘浓度降低所致。增强CT扫描，正常甲状腺腺体组织因为有丰富的血供而明显强化，而病变腺体呈中等程度强化，符合其弥漫炎性病变过程。

（三）慢性淋巴细胞性甲状腺炎（桥本甲状腺炎）　早期CT表现为甲状腺弥漫性增大，密度均匀性减低，甲状腺腺叶边缘清，一般无钙化。晚期，甲状腺萎缩。

（四）慢性侵袭性纤维性甲状腺炎（木性甲状腺炎）　CT表现为甲状腺弥漫性增大，病变区密度均匀减低，腺叶边缘模糊，与邻近结构分界不清；正常部分甲状腺密度正常。增强扫描甲状腺正常强化，而病变组织轻度强化。颈部淋巴结无肿大。

（周　炜）

第三节 甲状腺 MRI 检查

甲状腺磁共振成像(magnetic resonance imaging,MRI)检查可以多序列、多方位显示甲状腺病变情况,其良好的软组织对比,使邻近结构及颈部肿大淋巴结得到很好显示。但临床应用的时间不长,经验不多,很多方面有待进一步积累和研究。

一、甲状腺 MRI 检查方法

甲状腺 MRI 检查患者采取仰卧位,在作好常规磁共振检查准备(如去除金属物、嘱患者平静呼吸、不要吞咽等)的基础上,选用正交颈部线圈,最好在局部加用表面线圈。常用序列为 T1WI、T2WI 及脂肪抑制序列,T1WI 显示解剖结构,T2WI 显示病变性质,脂肪抑制序列对于显示颈部肿大淋巴结及可能的邻近结构侵犯有较好的效果;常规层面为横断面,根据需要加做冠状位及矢状位图像。Gd-DTPA 增强扫描可用于甲亢患者,有助于甲状腺疾病的诊断。近年来有文献报道弥散加权成像(DWI)ADC 值对于鉴别甲状腺良恶性结节的诊断有一定意义。Schueller-Weidekamm 应用定量 DWI 序列(平面回波,最大 b 值 800s/mm^2)测得甲状腺癌、甲状腺腺瘤及正常甲状腺组织的 ADC 值 95% 可信区间分别为 2.43~3.037(甲状腺癌)、1.626~2.233(甲状腺腺瘤),1.253~1.602(正常腺体组织)。定量 DWI 可能成为鉴别甲状腺癌及腺瘤的一种方法,但还需大样本研究进一步证实。

二、正常甲状腺 MRI

正常甲状腺表现为气管两侧对称分布、信号均匀的三角形结构。在 MRI 图像上,正常甲状腺 T1WI 表现为均一的较颈部肌肉略高信号,T2WI 为较颈部肌肉高信号;增强扫描后甲状腺腺体明显均匀强化。

三、甲状腺肿瘤 MRI

（一）**甲状腺腺瘤**　T1WI 信号与正常甲状腺相近，T2WI 为高信号。如病灶有出血、囊变，则其信号呈相应变化。Gd-DTPA MR 增强扫描病灶均匀强化，囊变区不强化。

（二）**甲状腺癌**　MRI 信号无特异性，与周围正常甲状腺腺体相比，T1WI 可呈低信号、等信号或高信号，T2WI 多呈不均高信号。Gd-DTPA MR 增强扫描，病灶明显强化。在显示邻近结构侵犯及颈部淋巴结转移方面有一定意义。

（三）**甲状腺囊肿**　因囊肿内容物不同而表现为不同信号特征。单纯性囊肿，因其内水样液体成分而呈长 T1 长 T2 信号；胶性囊肿，因其富含蛋白物质而呈长 T1 短 T2 信号；出血性囊肿，因其含陈旧性血液而呈长 T1 长 T2 信号，且 T2WI 周边见低信号环。Gd-DTPA MR 增强扫描，囊肿不强化。

四、甲状腺肿

（一）**毒性弥漫性甲状腺肿**　甲状腺弥漫性增大，边界清楚。T1WI 呈稍高信号，T2WI 呈高信号。有时可见血管流空信号及纤维间隔低信号。Gd-DTPA MR 增强扫描见轻度强化。Graves 眼病的眶部 MRI 表现为双侧多条眼肌增粗，以下直肌、内直肌最常见，其次是外直肌、上直肌。眼外肌呈梭形肿胀，以肌腹增粗为主，而肌腱及附着点正常。T1WI 中低或等信号，T2WI 中或略高信号，Gd-DTPA MR 增强扫描轻度强化。与其他原因所致的眼肌增粗在信号改变方面无明显区别。此外还有一个重要特点为眼眶脂体明显增大。

（二）**单纯性甲状腺肿**　MRI 表现为甲状腺普遍增大，信号无明显改变。

（三）**结节性甲状腺肿**　弥漫肿大的甲状腺内有多个结节，呈混杂信号，病变区域在 T1WI 呈低信号，若为蛋白含量较高的胶体表现为中等信号，若有出血表现为高信号；在 T2WI 多呈高信号。病变结节因无包膜而边界不清。Gd-DTPA MR 增强扫描，可见结节强化。结节性甲状腺肿常并发甲状腺癌，核素显像、B超及 MR 平扫对上述两者的鉴别作用有限，Tezelman 报道运用 DCE-MRI 动态对比增强 MR 扫描，甲状腺癌相对于结节性甲状腺肿的对比剂廓清延迟，因而当核素显像、B 超及 MR 平扫无法确定结节性甲状腺肿是否合并甲状腺癌时，可进行 DCE-MRI 动态对比增强 MR 扫描。

（四）胸骨后甲状腺肿 胸骨后见与正常甲状腺信号相仿的结构，多由正常甲状腺向下延伸而来。Gd-DTPA MR 增强扫描明显均匀强化，与正常甲状腺强化幅度一致。

五、甲状腺炎

（一）急性化脓性甲状腺炎 MRI 表现类似于其他部位化脓性病变。急性期，病变区呈 T1WI 略低信号、T2WI 略高信号，脓肿形成期 T1WI 呈低信号、T2WI 呈高信号。增强扫描脓肿壁强化，脓肿腔不强化。

（二）亚急性甲状腺炎 甲状腺边缘不规整，病变部位 T1WI、T2WI 均高于正常的甲状腺组织，强化程度不及正常甲状腺。T2WI 的高信号反映了其炎性病变的特征。

（三）慢性淋巴细胞性甲状腺炎（桥本甲状腺炎） MRI 表现为弥漫性肿大，T1WI 呈略低信号、T2WI 呈略高信号（与正常甲状腺组织相比），信号不均匀。增强扫描呈轻度强化。

（四）慢性侵袭性纤维性甲状腺炎 病变部位 T1WI、T2WI 均呈低信号，Gd-DTPA MR 增强扫描，见轻度强化或明显均一强化。

（周 炜）

第七章 甲状腺疾病的放射性核素检查

第一节 甲状腺摄 ^{131}I 功能试验

甲状腺摄 ^{131}I 功能试验在甲状腺疾病诊断中应用较为广泛，尤其是在游离甲状腺激素检测及超敏 TSH 测定尚未开展之前，甲状腺摄 ^{131}I 功能试验是诊断甲亢、甲减的重要指标。近年来，开展了各项游离甲状腺激素的测定，并应用免疫化学发光法或时间分辨免疫荧光法测定 TSH（超敏 TSH），为甲状腺功能异常、尤其是甲亢的诊断提供了可靠依据，有的则不需要再做甲状腺摄 ^{131}I 功能试验。碘是合成甲状腺激素的物质之一，甲状腺细胞通过钠 / 碘共转运子（Na^+/I^-symporter,NIS）克服电化学梯度从血循环中浓聚 ^{131}I。甲亢患者甲状腺滤泡细胞的 NIS 过度表达，对 ^{131}I 的摄取明显高于正常甲状腺组织。而甲减时对 ^{131}I 的摄取明显降低。

（一）适应证 本检查的适用范围包括：①计算 ^{131}I 治疗甲亢时需要的剂量。②鉴别甲亢和破坏性甲状腺毒症（如，亚急性甲状腺炎、产后甲状腺炎等）所致的高甲状腺激素血症。亚急性甲状腺炎因甲状腺滤泡遭受炎性破坏而出现甲状腺摄 ^{131}I 率明显减低，同时有 FT_3、TT_3、FT_4、TT_4 升高以及 TSH 减低，呈现摄 ^{131}I 能力与血清甲状腺激素水平分离现象。③非毒性甲状腺肿与 Graves 病鉴别，前者甲状腺摄 ^{131}I 率因缺碘也可升高，但高峰不前移，后者高峰提前。④ T_3 抑制试验：用于诊断甲亢。

（二）禁忌证 对 ^{131}I 过敏者禁用；妊娠、哺乳期妇女禁用。

（三）方法 放射性 ^{131}I 空腹口服经胃肠吸收后随血液进入甲状腺，迅速被甲状腺滤泡上皮细胞摄取，摄取的量和速度与甲状腺的功能密切相关，可利用间接测定不同时间的甲状腺摄取率来评价甲状腺的功能状态。可据此绘制出摄取曲线。

（四）注意事项 妊娠、哺乳期妇女禁忌。患者在检查前需停食或停服以下食物和药物 2~4 周：含碘丰富的食物（如，海带、紫菜等）；含碘药物；能影响甲状腺功能的药物（如，抗甲状腺药、L-T_4、甲状腺片等）等。

检查时，成人患者空腹口服溶液或胶囊 74~370kBq（2~10μCi），服后继续禁食 1 小时；于口服溶液或胶囊后 6 小时、24 小时测定甲状腺部位放射性计数，有效半衰期测定时可加测 48 小时、72 小时等，按以下公式计算摄 ^{131}I 率；与标准源比较并绘制摄取率曲线（各实验室应制定各自正常参考值）。

$$\text{甲状腺摄}\ ^{131}\text{I 率}(\%)=\frac{\text{甲状腺部位计数}-\text{本底}}{\text{标准源计数}-\text{本底}}\times 100\%$$

摄 ^{131}I 率高峰在 24 小时出现，食盐加碘以前正常参考值：24 小时吸 ^{131}I 率为 25%~50%，食盐加碘以后全国各地吸 ^{131}I 率均有不同程度下降，其下降幅度不同地区差异较大，应参考当地实验室测定值。

甲亢时甲状腺摄 ^{131}I 率增强、高峰提前。近年来因为第三代 TSH 测定技术的普及，该检查已不作为甲亢诊断的首选指标。甲减时甲状腺摄 ^{131}I 率降低。亚急性甲状腺炎时甲状腺摄 ^{131}I 率降低，而甲状腺激素水平可升高。

（张杰涛）

第二节　甲状腺显像

一、甲状腺静态显像

（一）原理　甲状腺能特异地摄取和浓聚碘离子用以合成和储存甲状腺激素，因此碘在甲状腺内的分布状态可以反映其形态和功能。口服放射性碘后，通过观察甲状腺部位放射性分布，可判别甲状腺病变，即甲状腺静态显像（thyroid static imaging）。

锝和碘是同族元素，也可被甲状腺摄取和浓聚，但不参与甲状腺激素的合成，而且锝还能被其他一些组织摄取（如，唾液腺、口腔、鼻咽腔、胃等的黏膜），故特异性不如用碘高。

（二）显像剂　目前临床上常用的甲状腺显像剂见表7-1。

表 7-1　常用甲状腺显像剂

显像剂名称	$T_{1/2}$	射线种类	γ 射线能量（keV）	给药剂量（MBq）	显像开始时间
^{131}I	8.02d	β、γ	364	1.85~3.7 74~148 （寻找甲状腺癌转移灶）	24h 24~48h
^{123}I	13.27h	γ	159	7.4~14.8	6~8h
$^{99m}TcO_4^-$	6.04h	γ	140	74~185 296~370（断层）	20~30min

（三）方法

1. 患者准备　用放射性碘做显像剂时，检查前期根据情况停用含碘食物及影响甲状腺功能的药物，检查当日空腹。其他显像剂无需特殊准备。

2. 显像方法

(1) 甲状腺 $^{99m}TcO_4^-$ 显像：静脉注射显像剂20~30分钟后进行甲状腺显像。患者取仰卧位，颈下垫一软枕，以伸展颈部，充分暴露甲状腺。常规采集前后位像，必要时采集斜位或侧位图像。

(2) ^{131}I 显像：空腹口服 ^{131}I，24小时后行颈部显像；若行异位甲状腺显像时，行可疑部位显像；若寻找甲状腺癌转移灶，24~48小时后行全身显像或颈部显像，必要时加做72小时显像。

(3) 甲状腺断层显像：静脉注射 $^{99m}TcO_4^-$ 后210分钟行断层显像。

(四) 适应证

1. 用于异位甲状腺的诊断，胸骨后甲状腺肿的鉴别诊断，甲状腺炎的辅助诊断等。

2. 了解甲状腺的位置、大小、形态及功能状态；估算甲状腺重量。

3. 用于甲状腺结节的诊断与鉴别诊断，判断颈部肿块与甲状腺的关系。

4. 寻找甲状腺癌转移灶，评价 ^{131}I 治疗效果。

5. 甲状腺术后残余组织及其功能的估计。

(五) 禁忌证 妊娠、哺乳期妇女禁用 ^{131}I 显像。

(六) 图像分析

1. 正常图像 正常甲状腺位于颈前，多呈蝴蝶形，由左、右两叶和峡部构成。有时在峡部上缘或一叶内侧向上伸出一似锥体的部分，为胚胎时甲状舌管关闭其尾端残余部所形成，称之为锥体叶。双叶发育可不一致，有多种变异形态，甚至一叶或峡部缺如。

正常甲状腺每叶长约4.5cm，宽约2.5cm，平面投影面积约20cm^2，重约25g。双叶内显像剂分布大致均匀，因为支持甲状腺双叶中部厚、边缘和峡部组织较薄，故显像上边缘及峡部显像剂分布较淡。若存在锥体叶，正常情况下其显像剂分布也较低。

2. 异常图像 主要表现为甲状腺位置、大小、形态和显像剂分布异常。位置异常常见于异位甲状腺，大小异常可表现为甲状腺体积的增大或减小，形态异常多表现为甲状腺形态的不规则或不完整，显像剂分布异常可表现为弥漫性分布异常和局灶性分布异常。

（七）临床意义

1. 异位甲状腺的诊断 异位甲状腺常见部位有舌根部、喉前、舌骨下、胸骨后等。甲状腺显像图像表现为正常甲状腺部位不显影，上述部位显影，影像多为团块样。异位甲状腺多数功能较低，若用 $^{99m}TcO_4^-$ 显像有可能被较高的生理本底和组织衰减所掩盖，因此临床主张用 ^{131}I 进行显像。

2. 胸骨后甲状腺肿的诊断与鉴别诊断 多为后天的甲状腺肿大向胸腔内延伸，少数为先天性位置异常。甲状腺显像多用于鉴别上纵隔内肿物的性质，若其能摄取甲状腺显像剂，则提示来自于甲状腺组织。

3. 在甲亢中的应用 甲亢患者的甲状腺多表现为外形增大，腺体内显像剂分布弥漫性异常增浓，周围组织本底较低。甲状腺显像可用于估算甲状腺的重量，用于计算 ^{131}I 治疗甲亢时的给药剂量。

甲状腺重量(g)= 正面投影面积(cm^2)× 左右叶平均高度(cm)×k

（k 为常数，介于 0.23~0.32，随显像条件不同而有差异，各单位应建立特定仪器条件的 k 值）

由于静态显像显示的是甲状腺组织中有功能的部分，因此，与其他影像手段相比更利于临床对功能甲状腺组织体积的评估。

4. 甲状腺肿 临床上，根据甲状腺是否存在结节，可分为单纯性弥漫性甲状腺肿(diffuse goiter)和结节性甲状腺肿(nodular goiter)，前者甲状腺显像表现为腺体外形增大，其内显像剂分布同正常甲状腺或弥漫性增大；多结节性甲状腺肿形态可以不规则增大，腺体内显像剂分布不均匀，或呈“虫蚀样”。

5. 甲状腺炎的辅助诊断 当甲状腺破坏致血中甲状腺激素水平升高、TSH 明显下降时，甲状腺非炎性组织的显像剂摄取受到抑制，甲状腺多不显影或影像明显浅淡。

(1) 急性甲状腺炎：由于甲状腺细胞被破坏，图像上显像剂分布弥漫性降低。

(2) 亚急性甲状腺炎：在病程的不同阶段，可有不同的影像表现。在病程的初期，多表现为局限性的显像剂分布稀疏缺损区；如病情继续发展，稀疏缺损区扩大或出现新的稀疏缺损区；如病情恢复，显像剂分布稀疏缺损区缩小或消失。

(3) 慢性淋巴细胞性甲状腺炎：静态显像剂分布可正常、稀疏或不均匀。由于存在碘的有机化障碍，可出现 $^{99m}TcO_4^-$ 和 ^{131}I 显像结果不一致，即 $^{99m}TcO_4^-$ 显像为“热结节”，而 ^{131}I 显像为“冷结节”。

6. 甲状腺结节的功能及性质的判定 根据甲状腺显像结节本身显像剂的分布，可将结节分为四种类型，即“热结节”(hot nodule)、“温结节”(warm nodule)、“凉结节”(cool nodule)、“冷结节”(cold nodule)。“热结节”也称高功能结节，“温结节”称为功能正常结节，“凉结节、冷结节”称为低功能或无功能结节。90% 的甲状腺结节核素显像时表现为低功能结节。不同结节的表现和临床意义见表 7-2。

表 7-2 甲状腺结节核素显像的表现和临床意义

结节类型	常见疾病	恶变概率
“热结节”(结节显像剂分布增高)	功能自主性甲状腺腺瘤、先天一叶缺如的功能代偿	1%
“温结节”(结节显像剂分布无异常)	功能正常的甲状腺瘤、结节性甲状腺肿、甲状腺炎	4%~5%
“凉结节”(结节显像剂分布降低)	甲状腺囊肿、甲状腺瘤囊性变、大多数甲状腺癌、慢性淋巴细胞性甲状腺炎、甲状腺结节内出血或钙化	10%
“冷结节”(结节几无显像剂分布)	同“凉结节”	20%(单发结节) 0%~18%(多发结节)

判断甲状腺结节功能时，$^{99m}TcO_4^-$ 和 ^{131}I 显像结果绝大部分一致，但约有 3%~8% 的结果不一致，即 $^{99m}TcO_4^-$ 显像表现为“热结节”或“温结节”的病变，^{131}I 显像时可为“凉结节”或“冷结节”。其原因目前认为是，病变结节存在碘的有机化障碍，但尚具有摄取显像剂的能力。^{131}I 能反映摄碘及碘的有机化过程，而 $^{99m}TcO_4^-$ 仅反映摄取锝的功能，因此出现了早期（$^{99m}TcO_4^-$ 显像多在注药后 20~30 分钟）和晚期（^{131}I 显像多在 24 小时后）显像不一致的情况。出现此变化的结节多为良性结节。

（1）功能自主性甲状腺腺瘤（Plummer 病）：其腺瘤组织功能自主，不受 TSH 调节，但其分泌的甲状腺激素可通过 TSH 反馈抑制周围的正常甲状腺组织。本病早期的影像表现为单个“热结节”伴正常甲状腺组织不同程度的显像剂摄取减低，随着病情进展，周围正常甲状腺组织可完全被抑制，影像表现为孤立的“热结节”。功能自主性甲状腺瘤也可无甲亢表现，原因是随着瘤体的增大，其内发生缺血坏死液化，这时“热结节”内可见相应的显像剂分布减低区。

本病确诊后，手术切除或用大剂量 ^{131}I 破坏腺瘤可得到治愈。但治疗前必须排除先天性一叶缺如、一叶发育不全伴对侧代偿性增生、非功能自主性腺瘤等情况。

功能自主性甲状腺腺瘤与先天性一叶缺如、一叶发育不全伴对侧代偿性增生的鉴别可用 TSH 兴奋显像，方法为肌注 TSH 10IU（病程较长的继发性甲减者每天 5IU，连续注射 3 天），末次注射 24 小时后以相同条件再次行常规甲状腺静态显像。若“热结节”周围甲状腺影像出现，则为前者；如影像无变化，则为后者。也可用 ^{99m}Tc-MIBI 显像加以鉴别，于常规显像后，待甲状腺内放射性接近本底，再静脉注射 ^{99m}Tc-MIBI 370MBq（10mCi），1 小时后进行显像，可显示受抑制的甲状腺组织。此方法简便、无过敏反应，完全达到了 TSH 刺激试验的诊断效果，可作为 TSH 刺激试验的替代方法而常规应用。

功能自主性甲状腺腺瘤与非功能自主性腺瘤的鉴别可用

甲状腺激素抑制显像(thyroid hormone suppression imaging),方法为口服甲状腺片160mg/d,连服2周,或T_3 80μg/d,连服1周,重复甲状腺显像,若结节影像不变,周围正常甲状腺组织不显影或影像浅淡,则为前者;若结节与周围甲状腺组织显像剂分布呈一致降低,则为非功能自主性腺瘤或仅为甲状腺局部的增生。

(2)"冷(凉)结节"的良恶性鉴别:甲状腺癌、局部组织功能降低、组织分化不良、囊性变、钙化等都表现为显像剂分布稀释缺损区。在"冷(凉)结节",约45%~50%为良性囊性病变,可结合超声检查加以鉴别。对于实质性肿物的良恶性鉴别见表7-3。

表7-3 "冷(凉)结节"的良恶性鉴别

	良性病变	恶性病变
影像特征	结节轮廓清晰,边界规则	结节轮廓不清,甲状腺变形结节所在侧叶无肿大;分布缺损区横贯一侧叶,呈断裂样改变;一侧叶整体呈分布缺损区,且向对侧扩展
$^{99m}TcO_4^-$显像	"热(温)结节"	"冷(凉)结节"
^{131}I显像	"冷(凉)结节"	"冷(凉)结节"
肿瘤阳性显像	"冷(凉)结节"	"温结节"、"热结节"
甲状腺动态显像	血流灌注减少	血流灌注增加

对结节良恶性的判断还应结合患者的病史、症状和体征以及其他检查,如穿刺活检来综合判断。

(3)功能性甲状腺癌转移灶的诊断和定位:分化型甲状腺癌及其转移灶有不同程度的浓聚^{131}I能力,故可用全身显像寻找转移灶。甲状腺癌中乳头状癌约占60%,滤泡状癌约占20%。乳头状癌易出现颈部淋巴结转移;滤泡状癌以血行转移为主,常见部位有肺、肝、骨及中枢神经系统。^{131}I局部和全身显像可为分化型甲状腺癌转移或复发病灶的诊断、治疗方案的制订、治疗后随访提供重要依据,是目前临床不可缺少的手段。

在寻找转移灶之前需去除(通过手术、^{131}I)残留正常甲状腺组织,否则分化再好的甲状腺组织的摄^{131}I也难以竞争过正常的甲状腺组织,造成复发,转移灶不显影。还可通过提高自身TSH或外源注射TSH增强病灶摄取^{131}I的量,提高对较小病灶的检出率。

治疗剂量的^{131}I局部和全身显像可较常规显像更多地发现病灶,因此,服用治疗剂量^{131}I 5~7天后可行^{131}I全身显像有利于患者的随访和进一步更全面制订诊疗计划。

分化型甲状腺癌在其病程中,可有30%发生失分化,肿瘤细胞丧失了摄碘功能,此时可用维A酸诱导其再分化,提高细胞的摄碘能力。在低分化甲状腺癌,根据不同的病理类型采用不同的显像剂更有利于疾病的检出,甲状腺髓样癌可采用^{201}Tl、^{131}I-MIBG、^{123}I-MIBG、^{99m}Tc[V]-DMSA,未分化癌可采用^{201}Tl显像。

此外,^{201}Tl和^{99m}Tc-MIBI显像可用于诊断无摄碘功能的甲状腺癌转移灶、复发灶,且显像不受患者近期服用碘制剂、甲状腺激素等因素的影响。

二、甲状腺血流灌注显像

(一)原理　甲状腺血流灌注显像(thyroid blood flow perfusion imaging)经肘部静脉"弹丸"式注射放射性核素$^{99m}TcO_4^-$,同时启动γ相机进行甲状腺动态显像,观察显像剂随动脉血到达甲状腺或其病灶的时间,以及充盈状态,判断其血流灌注,结合甲状腺静态显像结果,可为甲状腺弥漫性或局限性疾病的诊断提供依据。

(二)显像剂　一般用$^{99m}TcO_4^-$与甲状腺静态显像一次完成。

(三)方法　患者仰卧于扫描床上,充分伸展颈部。采用低能高灵敏平行孔准直器,探头尽可能接近颈部。$^{99m}TcO_4^-$ 370~740MBq(10~20mCi)经肘静脉"弹丸"式注射,同时启动γ相机进行动态采集,矩阵64×64,放大倍数1.5~2.0,2秒/帧,连续采集16帧;或1秒/帧,连续采集32帧。若甲状腺有结节,应从对侧肘静脉注射显像剂。20~30分钟后行甲状腺静态显像。

采用感兴趣区(region of interest,ROI)技术获得颈部和甲状腺血流的时间-放射性曲线(time-radioactivity curve),由曲线计算出甲状腺动脉和颈动脉血流的峰时和峰值,以及甲状腺结节部位与对侧相应部位的甲状腺血流比值。

(四)适应证 观察甲状腺区域的血流灌注,尤其是在甲亢和甲减时的甲状腺血流灌注有其特征性;了解甲状腺结节血运情况,帮助判断甲状腺结节性质等。

(五)禁忌证 目前尚无明确禁忌证。

(六)图像分析

1. 正常图像 注药后8~12秒,双侧颈动脉对称显影,12~14秒颈静脉显像,此时甲状腺区无明显显像剂聚集。10~18秒左右,甲状腺开始显影,且随时间延长甲状腺摄取显像剂逐渐增多,影像逐渐清晰。正常颈动脉-甲状腺通过时间平均为2.5~7.5秒。

2. 异常图像 因甲状腺整体或局部血流灌注改变,在图像上可出现甲状腺提前清晰显影、颈动脉-甲状腺通过时间延长,病灶区显像剂分布增高或灌注不良。

(七)临床意义

1. 甲亢的辅助诊断 由于甲状腺内血管增生、充血,血流灌注显像表现为甲状腺提前清晰显影,颈动脉-甲状腺通过时间缩短为0~2.5秒,静态影像上呈典型的甲亢改变,显像剂浓度明显高于颈动脉,提示甲状腺整体血流灌注量异常增加,功能增强。

2. 甲减的辅助诊断 由于甲状腺血供较差,颈动脉-甲状腺通过时间延长,大于7.5秒,颈动脉显影后,甲状腺显影不清晰,提示甲状腺血流灌注普遍减少,功能降低。

3. “冷(凉)结节”的良恶性鉴别诊断 甲状腺静态显像为“冷(凉)结节”,若动态显像提示结节处血流灌注增加,则恶性可能性增大。

4. Plummer病的辅助诊断　动态显像结节处血流灌注增加。静态显像为热结节。

5. 甲状腺炎的辅助诊断　在甲状腺炎的病程初期，动态显像显示为腺体血流灌注增加。

（陈　栋）

第八章 甲状腺穿刺及病理

第一节　甲状腺穿刺术

甲状腺穿刺术是对甲状腺结节和肿瘤进行病因诊断和鉴别诊断的最准确、最经济的方法,其结果与手术病理结果有很高的符合率。对于甲状腺结节和肿瘤行甲状腺穿刺活检,可明确结节和肿瘤的性质,并为下一步的治疗提供依据。甲状腺穿刺包括细针穿刺术(fine needle aspiration,FNA)和粗针穿刺活检术(coarse needle biopsy,CNB),前者用于甲状腺细胞学诊断和某些甲状腺疾病的治疗,后者用于甲状腺组织学诊断。

一、甲状腺细针穿刺术

甲状腺细针穿刺术包括细针穿刺活检术(fine needle aspiration biopsy,FNAB),即细针穿刺细胞学(fine-needle aspiration cytology FNAC)检查和细针穿刺治疗两部分。

(一)甲状腺细针穿刺细胞学(FNAC)检查　FNAC检查是一种简便、易行、准确性高的甲状腺形态检查,主要用于甲状腺结节的鉴别诊断,分辨良性和恶性病变;此外,它对慢性淋巴细胞性甲状腺炎和亚急性甲状腺炎的诊断也有很高的特异性,是一项较成熟的诊断技术。

Martin 和 Ellis 于 1930 年首次报道用细针抽吸细胞学检查诊断甲状腺结节，当时他们使用的是 18 号针。随后，有报道使用 Silverman 针或 Tru-Cut 针行针刺切割活检组织学检查者。但由于担心恶性肿瘤沿针刺穿刺道扩散、假阴性结果以及严重并发症等，这些技术均未被广泛接受。然而，20 世纪 60 年代北欧研究人员引入了甲状腺的细针抽吸活检，这一技术也逐渐被北美广泛接受，但是直到 20 世纪 80 年代才得以广泛应用。

1. FNAC 检查适应证　几乎所有的甲状腺疾病都可以进行穿刺细胞学检查。FNAC 一般不受甲状腺结节大小的限制，只要临床扪及即可操作。通常下列情况更适合选择 FNAC 检查：

(1) 有甲状腺癌既往史的甲状腺结节。

(2) 有甲状腺癌家族史的甲状腺结节。

(3) 质地坚硬、不规则、活动度差的甲状腺结节。

(4) 伴有压迫症状或声嘶的肿大甲状腺或结节。

(5) 可触及或影像学检查发现 1~1.5cm 以上的结节。

(6) 触诊不满意的小结节、囊性和实体性的混合性结节，应在超声检查指导下进行 FNAC 检查。

(7) 甲状腺良性病变的鉴别诊断。

2. FNAC 检查禁忌证　国内外大量文献显示，脱落细胞学与体表针吸细胞学一般无禁忌证，但对有下列情况者应避免行 FNAC 检查：

(1) 有出血倾向的患者作深部肿块穿刺应十分慎重。

(2) 对高度敏感、顾虑深重和不能配合的患者也应予避免行针吸术。

(3) 患者全身衰竭，不能耐受检查者。

(4) 局部有急性的红肿炎性反应或某些变态反应。

(5) 结节部位过深，固定性差，活动度过大。

(6) 结节或新生物过小，直径在 0.5cm 以下，穿刺不易成功。

3. FNAC 术前准备

(1) 物品准备:行 FNAC 需要的基本物品很简单,而且并不昂贵。下列几种是基本所需:①针吸器械 细针是指针头外径不超过 0.9mm 的针,一般采用外径为 0.5~0.7mm 的一次性无菌肌肉注射针头,即 6~7 号针头,相当于国外的 22~25G 针。注射器以 10~20ml 的为宜,要求严密、抽吸时不漏气。②干净玻璃涂片,玻片一面末端呈毛面,厚 1mm。③酒精棉球。④用于立即浸入无水乙醇中湿固定涂片的酒精瓶。⑤手套,操作者必须戴防护手套。⑥囊液收集容器,收集囊液后送到细胞实验室。⑦患者的姓名,门诊号码,针吸部位以及其他相关信息都要转交到细胞学实验室。⑧利多卡因——准备好 1% 利多卡因,以备需要局部麻醉的患者。

(2) 患者准备:①检查前须停用阿司匹林和其他影响凝血的药物数天;②检查前需向患者说明检查意义、具体的操作程序、注意事项、可能发生的并发症等,详细解答患者的任何问题,征得患者同意并签署知情同意书;③嘱患者在穿刺过程中不要吞咽、说话或活动。最好让患者随时了解活检的进展情况。

4. FNAC 检查方法 患者采取仰卧位,肩部垫枕,充分伸展颈部,显露甲状腺,一般不需要麻醉,操作者应该站在患者的侧面,有病变的对侧。常规皮肤消毒,选甲状腺硬度最大、结节显露最明显处为进针点,术者以左手示、中指固定腺体,以普通 6 号注射针头接上 10~20ml 注射器,右手持针筒,当刺入肿块后回抽针筒活塞使针筒呈负压,可反复抽吸 2~4 次,用负压吸取组织液,一旦见到针头内有物质,立即去除负压,以保证内容物不致抽入注射器内,拔出针头,接着将针头与注射器分开,吸入 5ml 空气,将针头重新装在注射器上,针尖斜面朝下,在每一片玻片上滴一滴抽吸物。用另一张载玻片制备涂片,方法类似血涂片的制作。将采用巴氏染色法的玻片立即浸入 95% 乙醇中湿固定,进行染色和细胞学检查;采用吉姆萨染色者空气干燥,不用固定直接送实验室。穿刺结束时局部用无菌纱布按压10~15分钟,然后让患者离开。在操作过程中最好选择光线充足的地方并有护士或者临床助手在场协助。

尽管有些专家认为一个结节至少应该穿刺6次,但通常穿刺2~4次。一般一个结节应该涂片8~10张。最好从结节的周边部取材,并多部位穿刺,以保证样本的代表性。对大的结节,穿刺时应该避免刺入中心部分,因为中心部位常有退变和液化坏死,从而降低取得可诊断样本的概率。对于囊性病变,应该抽出全部囊液并对残留组织行FNAC检查;抽出的囊液放在塑料杯中送细胞学检查。每次穿刺都用新的针头和注射器。

5. FNAC检查结果　FNAC检查的关键在于穿刺取材和阅片。FNAC涂片的质量要求:在2个不同的涂片上,至少含6组以上质量好的滤泡细胞群,每群至少有10~20个细胞。

(1) FNAC结果:良性病变70%;恶性病变5%~10%;疑似恶性病变;因为标本取材不满意而不能诊断约占5%~15%。

1) 良性病变:见于多结节性甲状腺肿、Graves病、桥本甲状腺炎以及亚急性甲状腺炎等。

2) 恶性病变:高度恶性的肿瘤可经细胞学诊断,但要鉴别为原发癌或转移癌并不容易。乳头状癌是最常见的甲状腺恶性疾病,很容易通过FNAC诊断。

3) 可疑恶性:从滤泡性病变或嗜酸细胞性病变穿刺出大量细胞的标本一般不会直接诊断为恶性,但可能有提示恶性的一些细胞学表现。因此,细胞病理学家将其称作“可疑恶性”,因为其细胞学特征不能肯定诊断为恶性,但也不能排除,必须行组织检查才能确定诊断。病理学家则认为良性和恶性滤泡/嗜酸细胞肿瘤仅靠穿刺细胞学检查难以区分,必须手术切除行组织病理学检查。

4) 细胞学不能确定诊断:如果标本中细胞成分太少则称之

为不能确定诊断或标本不满意，占所有标本的2%~20%（平均15%）。影响FNAC不能确定诊断率的因素有：操作者的技术、结节的血运情况、不满意标本的认同标准及结节囊性成分的多寡。对首次穿刺为不能确定诊断者再次穿刺，至少有50%可取得满意标本。尽管增加穿刺次数可以提高诊断率，但对最佳的穿刺次数仍然有争议。一般来说，大多数报道认为每个结节行2~4次穿刺就足够了。

(2) 假阴性诊断：假阴性结果意味着对恶性病变的漏诊。假阴性发生在囊性结节较多，表现为囊性癌肿的主要是乳头状癌，为把假阴性率降到最低限度，关键是要吸取到足够的有代表性的组织。初次涂片阴性常常不能说明问题，应在病灶囊壁或边缘部重作吸取，尽量取到有代表性的肿瘤组织；另一个易造成假阴性的原因是肿瘤较小，且位置较深或被其他良性结节遮蔽，因此未能取到真正的癌组织。

假阴性率一般为1.5%~11.5%（平均<5%）。假阴性率是指细胞学诊断为"良性"，后来在甲状腺手术后确定为恶性的百分率。细胞学诊断的假阴性率取决于后来进行外科手术及组织学检查患者的数量。在大多数回顾性分析中，细胞学诊断为良性的患者中有不足10%后来进行了外科手术，因此应抱着怀疑的态度来看待假阴性结果。

尽管这一点很重要，但是大多数专家认为即使所有患者都进行了甲状腺手术，真实的假阴性率仍然不会超过5%。一些穿刺经验丰富且有专门甲状腺细胞病理医师的研究中心其假阴性率更低。

(3) 假阳性诊断：假阳性率为0~8%（平均3%）。假阳性是指FNA细胞学诊断"恶性"，但后来的组织学检查为良性。细胞学诊断假阳性率非常低，FNAC最常出现的假阳性是非典型腺瘤和伴有乳头状结构的增生结节。

为了最大限度地降低假阳/阴性结果，我们遵循列于表8-1中的指南。

表 8-1　提高细针抽吸细胞学检查的准确性和更好处理甲状腺结节的步骤

步　骤	说　明
内分泌专家行活检操作	利于较好的甲状腺物理检查及积累 FNA 经验
有丰富经验的细胞学专家阅片	提高细胞学诊断水平
小于 1cm 或大于 4cm 结节应谨慎处理	增加误诊的可能;超声引导 FNA 提高诊断准确性
在结节不同部位穿刺 2~4 次	改善细胞学取材
难以确定诊断者,重新活检	重新活检可使一半得以诊断
细胞学难以确定诊断者不是阴性	5%~10% 不能确定诊断的结节隐藏有恶性病变
无滤泡细胞的穿刺为不满意	此标本不能认为是排除恶性的阴性
切除大于 4cm 或复发性囊肿	恶性可能性很大
切除细胞学诊断可疑的结节	恶性可能性为 10%~30%
切除临床上可疑但细胞学诊断为良性的结节	除非用其他方法证实,否则应认为假阴性

(4) 误诊原因:阅片或穿刺取材异常是导致误诊的主要原因。桥本甲状腺炎很可能是最常引起细胞学假阳性诊断的原因。其次是误将滤泡细胞及嗜酸细胞腺瘤当做乳头状癌诊断。甲状腺淋巴瘤行 FNAC 检查时可能会将淋巴细胞诊断为桥本甲状腺炎,从而引起假阴性诊断。取材不当或抽吸出细胞成分太少是引起假阴性结果的部分原因。例如:直径小于 1cm 的结节可能太小,很难准确的穿刺取材,而直径大于 4cm 的结节又很难对所有部位都取材,这些都会增加误诊的可能性。最终应由细胞病理专家通过确定诊断标准并按照其标准来排除恶性诊断。

尽管 FNA 技术看起来很简单,但是要学会并熟练的掌握活检技术则需要一定的时间和实践经验的积累。有关谁最适合做

FNA活检的争论仍在继续，作者的意见是，内分泌专家最适合行FNA活检，因为他们不仅拥有丰富的甲状腺触诊经验，还擅长进行活检，而且能向结节性甲状腺疾病患者提供确切和持续的治疗和指导。

(5) 重复FNAC检查：需要重复FNAC的指征为：结节进行性增大，抽吸后囊肿又复发者，原来的FNAC不能确定诊断以及经L-T_4抑制治疗后结节无变化者。一般来说，细胞学诊断为良性结节者不需要再次穿刺。在最近的报道中，Chehade等认为重复FNAC可以将假阴性率降低到1.3%。因此，重复FNAC可以看做是防止漏诊癌肿（假阴性）的保障，而FNAC癌肿漏诊较高是大家公认的局限性。

(6) 超声引导FNAC（ultrasound-guided fine-needle aspiration cytology，US-FNAC）检查：US-FNAC作为介入性超声的一个组成部分，是在超声显像的基础上发展起来的一门新技术。Falzoi等对上千例甲状腺结节的患者进行两种穿刺方法的对比研究发现，触诊引导下FNAC，甲状腺癌在甲状腺结节性病变中的检出率为2%，而US-FNAC的检出率为49.2%，故后者可以明显减少漏检率。US-FNAC对于触诊阴性或触诊难以定位的病例非常有价值。对原来单纯触诊条件下穿刺不能确定诊断者，可以在超声引导下再次穿刺。应用超声引导，可以准确的选择活检穿刺点，可在囊肿的壁上或实质部分取材，从而可大大提高诊断的准确性。US-FNA取材的满意比率为85%~95%。

6. FNAC检查并发症　几乎无任何并发症，亦未见有肿瘤种植的报道。少数患者出现局部疼痛或出血、感染等；囊性病变穿刺后可发生囊内出血，曾有报道一例患者在FNA活检后数小时内发生结节内出血而导致剧烈疼痛，最后采取了外科手术切除，病理证实结节内为穿刺所导致的新鲜出血。个别患者穿刺时可能误入气管或血管，发现后及时把细针拔出，压迫数分钟即可；也有发生短暂性喉返神经麻痹的报道。偶尔有患者在针刺后因血管神经性反应导致轻度头昏、心悸、恶心等虚脱症状，甚至昏厥,应予以安抚,并使患者取仰卧头低位,双腿垫高。患者通常休息10~20分钟即可缓解和恢复。如经以上处理不缓解者,应即时采取相应的急救措施。

7. FNAC检查优点　FNAC最大的优越性在于能以形态学依据早期发现和诊断肿瘤,其操作及诊断方法简便、安全、直观、快速,敏感性好,确诊率高,可信度强,且对患者近乎无创伤性,是目前任何其他术前检查难以比拟的,针吸细胞学主要有以下优点:

(1) 诊断率高:FNAC是现今判断甲状腺结节性质的“金标准”。国内外多中心、大样本、前瞻性研究表明:有经验的穿刺和细胞学检查对结果的最佳诊断率可达95%。也有报道其诊断准确率为85%~100%(平均95%),特异度为72%~100%(平均92%),敏感度为65%~98%(平均83%),假阴性率为1%~11%(平均5%)。FNAC的临床应用,能快速明确结节的病理性质,避免了大量良性结节患者盲目地进行手术。由于这一技术的开展,美国的甲状腺结节的手术率从1980年的89.9%减少到1993年的46.6%,同期甲状腺手术标本中的甲状腺癌却从14.7%增加到32.9%。术前行FNAC有助于术前明确癌症的细胞学类型,确定正确的手术方案。FNAC对诊断慢性淋巴细胞性甲状腺炎和亚急性甲状腺炎也有很高的特异性。

(2) 安全性和可行性:临床证明FNAC近乎对机体无损伤,出血感染机会甚少,局部不遗留瘢痕,痛苦小,易于被患者接受。对深部病变以及神经、血管丰富的要害部位,US-FNAC具有更好的安全性和可行性。

(3) 操作简便易行:本项操作较为简单便捷,容易让患者接受,无需特殊设备,门诊就可以轻易而简单地完成穿刺。

(4) 诊断符合率高:穿刺可达肿瘤的不同深度和部位,如有多个肿块可同时取材检查,便于比较,提高诊断阳性率和正确性。

(5) 可多次反复穿刺,便于动态观察肿块发展和治疗的效果。

(6) 局部无手术切口,有利于放疗的进行。

(7) 费用低廉,诊断周期短。

(8) 与病理组织学检查等诊断方法互为补充。

(9) 吸出物为活组织,可用于其他的生物学实验、细胞培养、免疫学及分子生物学等检查。

8. FNAC 检查局限性

(1) FNAC 有一定的局限性,它只是细胞学检查,不能显示甲状腺组织之间的关系,使 FNAC 诊断的准确率不如 CNB 高。

(2) 所得标本量有限,不能代表整个病变。为克服这个缺点,我们主张多点穿刺,避免穿刺部位过少而引起漏诊。

(3) FNAC 不能区分甲状腺滤泡状癌和滤泡细胞腺瘤,对慢性淋巴细胞性甲状腺炎与甲状腺淋巴瘤的鉴别有困难。曾有报道一例甲状腺淋巴瘤患者,甲状腺抗体阳性,FNAC 检查符合慢性淋巴细胞性甲状腺炎,甲状腺次全切除病理为慢性淋巴细胞性甲状腺炎,半年后出现声音嘶哑,颈部肿块,重新阅读病理片为非霍奇金淋巴瘤,化疗后肿块明显缩小。

(4) 甲状腺血运丰富,出血常常影响细胞学检查。

(5) FNAC 检查结果的准确性还受病理诊断者的水平、取材部位等因素的影响。

(二) 甲状腺细针穿刺治疗 甲状腺细针穿刺治疗包括单纯细针穿吸抽液和硬化剂、药物局部注射治疗某些甲状腺疾病。硬化剂包括注射四环素或98%无水乙醇等,B 超引导下经皮穿刺局部注射乙醇治疗(percutaneous ethanol injection therapy,PEIT)有效率高,被临床推广应用。糖皮质激素类药物(地塞米松、利美达松等)局部注射治疗亚急性甲状腺炎、Graves 病、桥本甲状腺炎有较好的疗效;生长抑素类药物奥曲肽对浸润性突眼效果明显;化疗药物(氟尿嘧啶、阿霉素或表柔比星、顺铂或丝裂霉素)及生物制剂(白细胞介素 2、肿瘤坏死因子)局部应用可作为无法手术的甲状腺癌患者的辅助治疗。

1. 甲状腺细针穿吸抽液　甲状腺局部抽吸治疗是临床上常用的一种诊疗手段，多用于浅表且直径小于3cm的单纯性小囊肿的治疗。

(1) 治疗方法：用B超探清囊肿的位置及大小，并做好标记，或在B超引导下进行。取平卧位，肩部垫枕呈头部过伸位约20°~30°。颈前区常规消毒，于囊肿最明显处内下方，用6.5~7号针头与皮肤成45°进针约1cm，当有失空感时，将空针回抽，并尽量抽尽其内容液，保持针头不动，更换针管用生理盐水反复进行冲洗囊腔，冲洗至回抽液澄清为止。

(2) 疗效评价：细针穿吸治疗甲状腺囊肿，其方法简便易行，经济安全，颈部不留手术瘢痕，无并发症，易被患者接受，尤其为一些不愿手术或不能耐受手术的患者提供了一种非手术的好方法。但由于不能抑制囊液的分泌，约10%~80%的囊肿会再次复发，目前多采用细针穿吸加注射四环素或乙醇等硬化剂治疗复发性囊肿取得一定疗效，其中PEIT有效率为72%~95%，在临床广泛使用。

2. B超引导下经皮穿刺局部注射乙醇治疗(US-PEIT)　PEIT最早用于治疗持久性或复发性甲状旁腺功能亢进症，尤其是那些外科手术高风险性的患者。国外于20世纪90年代开始采用超声指导下经皮乙醇介入疗法治疗复发性甲状腺囊肿、功能自主性甲状腺结节及良性孤立性实质性甲状腺冷结节，使接受甲状腺手术的病例减少50%以上，越来越受到临床医生和患者的欢迎。

(1) PEIT作用机制：无水乙醇(98%乙醇)注射后，甲状腺囊壁或结节即出现细胞脱水、蛋白质变性、凝固性坏死、小血管栓塞等一系列病理变化，导致囊壁上皮细胞失去分泌功能，囊腔粘连，结节逐渐缩小，症状消失。

(2) PEIT适应证：主要适用于甲状腺囊肿；功能自主性甲状腺结节；孤立性实质性甲状腺冷结节。

(3) PEIT禁忌证：①乙醇过敏者；②对于结节容积较大

(≥30ml)者;③ FNAB 不能排除恶性病变者,仍以手术治疗为宜;④甲状腺深部囊肿或直径大于 3cm 手术摘除较为安全可靠;⑤结节位置靠内后侧、且容积较小,B 超不能准确定位、无把握避免引起神经损伤者,应放弃 PEIT。

(4) PEIT 方法:首先,B 超检查甲状腺结节大小,以 0.52×长×宽×厚计算结节容积。按结节容积的 20%~50%,抽取 98% 的无水乙醇,套上 7~9 号针头,在 B 超引导下,将乙醇注入甲状腺结节。这一操作不需要局部麻醉。一般每周注射一次,连续治疗 3~10 周。整个疗程乙醇总用量控制在结节容积的 1.2~1.5 倍。对于甲状腺囊肿或囊腺瘤,宜首先抽出囊液,针尖固定不动,拔下针管,然后按抽液量的 1/3 注入无水乙醇,边注射边回抽,若回抽不良,直接推注 1~1.5ml 保留,若回抽良好,可抽洗 1~2 次后保留药物 2 分钟左右,将注入乙醇重新抽出。拔针后局部按压 2~3 分钟。囊液黏稠者可先用盐水冲洗。

(5) PEIT 注意事项:① PEIT 前先对实性结节或混合性囊肿行 FNAC 检查以排除恶性病变;② PEIT 应在超声引导下准确定位,以保证疗效、避免并发症的产生;③ PEIT 应控制注射的压力和速度,避免乙醇外溢损伤周围组织和器官。

(6) 疗效判断:①治愈:结节消失或其直径<1cm;②有效:结节缩小>50%;③无效:结节缩小<50% 或复发增大。

(7) PEIT 副作用:引起不良反应的发生率在 9% 左右,大多短暂而轻微。随着乙醇用量及注射次数的增加,副作用的发生率有所提高。如果以甲状腺结节消失为治疗终点,不良反应的概率明显增多。此法治疗甲状腺囊肿较少产生副作用。

注射部位疼痛和(或)触痛是最常见的副作用,但患者一般能够耐受,且治疗完毕后 10~30 分钟疼痛将明显减轻或消失,3 天内完全消失,不必应用镇痛药物。治疗后 1~2 天,多数患者会出现局部轻度水肿,并与药物用量相关,预防性使用少量泼尼松可以减轻水肿程度。

乙醇注射可使甲状腺激素及甲状腺自身抗原一过性升高,

偶可诱发甲状腺危象或产生一过性甲亢、出现甲状腺特异性抗体、甲减、一过性发音困难、颈静脉血栓形成及注射侧永久性面瘫。

PEIT 最严重的并发症是乙醇外溢或反流引起非靶组织的凝固性坏死。预防措施是穿刺成功后，注意固定针具，防止抽液过程中针头滑出腔囊。

无水乙醇有一定的刺激性，部分体质较差的患者注射后会出现胸闷、心慌、面色苍白等不良反应。

PEIT 失败或结节恶变时，一般应考虑手术治疗。研究证实 PEIT 对结节的外科治疗不产生明显干扰作用。注射的乙醇大多局限于结节内，很少向结节外组织浸透。

(8) 疗效评价

1) 甲状腺囊肿：PEIT 治疗囊肿的有效率(囊肿缩小 50% 以上)为 80%，应为治疗本病所首选。治疗前后 TSH 和甲状腺激素水平未见明显变化，甲状腺球蛋白(Tg)在注射后 3 小时显著升高，1 个月后完全恢复正常。

2) 功能自主性甲状腺结节：PEIT 治疗本病的疗效可与放射性碘和手术治疗相媲美。由于本病所处的病理阶段不同，对治疗的反应性也不完全一致。对于甲亢前期者，完全治愈率达到 68%~100%，而甲亢期者在 50%~89%。核素扫描显示，50% 以上的患者结节外功能恢复正常，75% 的甲亢患者症状得到良好控制。治疗效果的好坏与甲状腺结节大小、TSH 水平和操作者的经验密切相关。PEIT 治疗所有患者甲状腺均显示不同程度的缩小，对结节容积小于 10~13ml 的甲亢前期的甲状腺结节具有较好的治疗效果，对结节容积大于 30ml 及 TSH 降低的患者治疗的反应性较差。本法的不足是需要多次注射。甲亢前期和甲亢期平均注射分别约为 5 次和 10 次。部分反应欠佳的患者应手术或放射性核素治疗。

3) 孤立性实质性甲状腺冷结节：大多为良性病变而且极少向恶性转化。若 FNAC 检查排除了甲状腺癌，尤其是结节容积小于1~2ml的患者,随访观察即可。而对体积较大影响外观的包块,通常采取手术治疗,但手术风险大、费用高、瘢痕残留影响美观,尤其是多发性包块,反复手术不仅给患者带来极大的痛苦,也易发生甲状腺功能的减退。PEIT可使结节容积减少43%,患者自觉症状缓解率在63%以上。PEIT明显优于甲状腺激素抑制性疗法。此疗法可缓解症状,阻止结节进一步增长,并非使结节完全消失。应该作为手术风险性高或者拒绝行手术治疗患者的另一种选择。

4)甲状腺癌:对于无法手术的甲状腺癌,在B超或CT引导下,细针直接穿刺癌肿,注射无水乙醇或化学药物,已治疗的少数病例可获症状改善,肿瘤缩小,此法可作为甲状腺癌的辅助治疗,其临床价值有待于进一步研究。

尽管PEIT具有价廉、方便、副作用少等优点,已被越来越多的医疗机构所采纳,但实际操作中,其少见的并发症不容忽视。

3. 经皮穿刺局部注射激素类药物治疗甲状腺疾病 糖皮质激素类药物(地塞米松、利美达松等)甲状腺局部注射治疗亚急性甲状腺炎、辅助治疗Graves病(GD)和桥本甲状腺炎(Hashimoto thyroiditis,HT)均有较好的临床疗效。

(1)地塞米松:地塞米松通过抑制免疫反应、调节免疫功能紊乱而达到治疗的目的。局部用药不仅使药物直接对腺体发挥作用,具有腺体内药物保持时间长、浓度高、用量小和全身反应低等特点,而且还可经血吸收发挥全身作用。

适应证:亚急性甲状腺炎、Graves病、桥本甲状腺炎。

禁忌证:妊娠或哺乳妇女、精神异常以及有应用糖皮质激素禁忌者。

治疗方法和方案:患者取平卧位,肩部垫枕充分暴露颈前区,常规消毒,采用4~5号针头注射,注射点选择甲状腺肿大明显或结节处,避开血管多点注射,以使药物充分与甲状腺滤泡相浸润。注射后嘱患者压迫局部15分钟,以减少穿刺部位血肿的发生。

1）治疗亚急性甲状腺炎：每周 2 次，每次地塞米松 5mg 加 2% 利多卡因 1ml 混匀局部注射，有效病例于 2 周后减至每周 1 次，治疗直至体温正常、甲状腺疼痛及肿大均消失。

2）治疗 Graves 病：在传统的纠正甲状腺功能治疗的基础上，每周 1 次，每次每侧甲状腺叶各注入地塞米松 5mg 加 2% 利多卡因 1ml 混匀液，连续 5 次为 1 个疗程，间隔 3 个月再行第 2 个或第 3 个疗程。

3）治疗桥本甲状腺炎：在传统的纠正甲状腺功能治疗的基础上，每周 1 次，每次每侧甲状腺叶各注入地塞米松 5mg 加 2% 利多卡因 1ml 混匀液，连续 5~10 次为 1 个疗程。

副作用：注射部位酸胀感和（或）疼痛，一般在数分钟至数小时内好转，3 天内完全缓解，无需特殊处理；偶有失眠，无明显体重增加等激素样副作用。

疗效评价：①亚急性甲状腺炎　与口服泼尼松相比，此疗法症状及体征改善快，疗程短，受抑制的肾上腺皮质功能恢复快。可用于有弥漫性或结节性甲状腺肿大伴疼痛、迁延不愈或反复发作等难治性病例。②Graves 病　局部应用地塞米松能明显缩小 Graves 病患者肿大的甲状腺，弥补了抗甲状腺药物对缩小甲状腺肿效果不明显的缺点。同时还能改善突眼征，减轻抗甲状腺药物引起的药疹及周围血白细胞减少症，抑制自身免疫反应。③桥本甲状腺炎　地塞米松局部注射能更好地缩小甲状腺肿、降低甲状腺自身抗体滴度及改善颈部外观、压迫症状等。

综上，地塞米松局部注射治疗甲状腺疾病具有安全可靠、疗效显著、操作简便、损伤性小、并发症少及费用低的优点，与传统方法比较具有显效快、疗程短、维持时间长、复发率低、副反应小等特点。但是，目前甲状腺疾病的局部免疫调节治疗的最佳药物配伍、药物剂量和疗程、药物的长期疗效以及确切的作用机制还有待进一步观察研究。

（2）利美达松（Limethason，LTS）：利美达松为地塞米松棕棡酸酯化活性物质前体,在体内经白细胞酯酶作用缓慢水解成具有活性的代谢产物——地塞米松,从而发挥持久的抗炎、抗免疫作用。由于该制剂对炎症组织具有导向性,使炎症局部药物浓度高,作用强。利美达松系长效地塞米松制剂,每1ml含地塞米松2.5mg,相当于泼尼松200mg的药效,但副作用只有其1/40~1/20。可见,利美达松具有高效、持久、副作用小的特点。

治疗方法:① Graves病、桥本甲状腺炎 在传统纠正甲状腺功能治疗的基础上,采用利美达松1~2ml加2%利多卡因1ml混匀,每2周注射1次,4~8次为一疗程;②亚急性甲状腺炎 绝大多数患者注射利美达松1~2次即可获痊愈。注射方法同地塞米松。

疗效评价:利美达松不仅可以明显抑制Graves病、桥本甲状腺炎和亚急性甲状腺炎患者甲状腺局部的免疫反应,缩小肿大的甲状腺,促进甲状腺功能恢复,还可以迅速改善亚急性甲状腺炎的症状(降低体温、消除疼痛),激素样副作用更少见。

4. 经皮穿刺局部注射生长抑素类似物治疗Graves眼病 临床应用生长抑素类似物奥曲肽甲状腺局部注射治疗Graves眼病疗效明显。

(1) 作用机制和特点:奥曲肽是人工合成的八肽化合物,为十四肽人生长抑素类似物,醋酸奥曲肽的药理作用与天然激素相似。其确切机制仍不清楚,可能是通过抑制胰岛素样生长因子-I的活性,或直接抑制T淋巴细胞释放细胞因子,还可能通过特异性的细胞表面生长抑素受体作用于靶细胞,从而抑制了球后成纤维细胞增生及产生胶原和糖胺聚糖,在改善突眼症状方面显示出特有疗效。

(2) 治疗方法:生长抑素类似物奥曲肽100μg,每8小时甲状腺内注射1次,连续12周。

(3) 疗效评价:对突眼治疗有效率达67%,和泼尼松疗效相同,但耐受性优于泼尼松。副作用少。

二、甲状腺粗针穿刺术

虽然 FNAC 检查已被广泛应用于甲状腺疾病的诊断，但 FNAC 所得材料仅供细胞学检查，不能反映组织学改变，使其结果有一定的局限性。采用 Tru-Cut 针活检，经皮穿刺取甲状腺组织活检(CNB)，从而提高了甲状腺疾病的诊断率。粗针穿刺术即粗针穿刺活组织检查。

(一) CNB 适应证和禁忌证 CNB 适用于各种病因所致甲状腺Ⅱ度以上肿大或结节 1.5cm 以上。禁忌证：甲状腺位置过低、或只有Ⅰ度肿大者、危重患者以及出血倾向者。

(二) CNB 术前准备

1. 物品准备 粗针是指外径 1.0mm 及以上的针，主要是 Silverman 针和 Tru-Cut 针，穿刺包，2% 利多卡因，无菌纱布，医用胶带，95% 乙醇。

2. 患者准备 同细针穿刺。

(三) CNB 操作方法 患者平卧位，肩下垫枕，头后仰，颈过伸 20°~30°，甲状腺局部皮肤消毒，用 2% 利多卡因局麻，刀尖刺破穿刺点皮肤。助手将甲状腺从头侧固定，术者将 Tru-Cut 针管推向针芯尖端与甲状腺呈 20°~30° 角，从穿刺点刺入约 1~2cm，通过肌层达甲状腺表面。固定套管部，再将针芯推入甲状腺组织内约 1.5~2cm，使甲状腺组织嵌入取物槽内。固定针芯，将套管向前推进，此时套管端将已嵌入取物槽内的组织切下。拔出穿刺针，推出针芯可见甲状腺组织，送光镜病理检查。拔针后，消毒纱布覆盖并以适当力量压迫穿刺点以防出血，并观察 20 分钟方可离开。B 超引导 CNB 可使穿刺更加安全、准确。

(四) CNB 并发症 CNB 对甲状腺损伤相对较大，并发症略多于细针穿刺。常见并发症是出血、喉返神经损伤、感染以及甲状腺纤维化；针道肿瘤扩散或种植罕见。

(五) CNB 的优越性评价

1. CNB 能取出可满足病理组织学诊断需要的较大活体组

织,标本取样满意度较高,对诊断良恶性病变的敏感性、特异性及准确性均较 FNAC 高,特别是对临床证据不足的非典型甲状腺疾病,CNB 是唯一可靠的诊断措施。

2. 由于 CNB 能从滤泡胞膜上取材可识别病变的包膜或血管侵犯,因此对滤泡性癌的诊断有一定的实用价值。

3. 超声引导 CNB 可避开大血管、神经及气管组织,根据活检枪的弹射距离(22mm)可把握直径大于 1.5cm 肿块的进针深度,不易损伤周围组织器官。

总之,CNB 操作简便安全、诊断准确、创伤小、并发症少。

第二节 甲状腺疾病的病理特点

FNAC 检查在甲状腺疾病的诊断方面是非常重要的方法,故在各种甲状腺疾病的病理变化之后附有 FNAC 的变化。

了解各种甲状腺疾病的病理特点之前,首先介绍一下正常甲状腺的组织学和细胞学特点。

一、正常甲状腺组织病理

甲状腺是人体重要的内分泌器官,产生甲状腺激素来维持人体的热量平衡、生长发育、生殖衰老。

(一) 肉眼观 甲状腺呈棕红色,富含血管。它由两侧叶和峡部组成,两个侧叶大致呈锥形,每叶大约高 5cm,宽 5cm,峡部高、宽各 2cm,女性略大。甲状腺的大小对甲状腺疾病的评估和处理有重要的临床意义。

(二) 光镜下 正常甲状腺是由许多滤泡组成,滤泡是甲状腺的结构和功能单位,大小不等,呈圆形或不规则形,直径 0.02~0.90mm。滤泡由单层的立方腺上皮细胞环绕而成,中心为滤泡腔,滤泡腔内充满均匀的胶性物质,是甲状腺激素复合物,也是甲状腺激素的贮存库。滤泡间有少量的结缔组织、丰富的毛细血管和成群的滤泡旁细胞(见文末彩图 8-1)。

(三) FNAC 特点　细胞排列呈片状;核圆或卵圆形,位于细胞中央;核大于 7~8μm,排列较规则;染色质呈细颗粒状;胞浆染色淡,细胞边界较清楚;胶质可有可无。

二、弥漫性非毒性甲状腺肿

弥漫性非毒性甲状腺肿(diffuse nontoxic goiter)亦称单纯性甲状腺肿(simple goiter),是由于缺碘使甲状腺素分泌不足,促甲状腺素(TSH)分泌增多,甲状腺滤泡上皮增生,滤泡内胶质堆积而使甲状腺肿大。一般不伴甲状腺功能亢进。本型甲状腺肿常呈地域性分布,又称地方性甲状腺肿(endemic goiter),也可为散发性。本病主要表现为甲状腺肿大,一般无临床症状,部分患者后期可引起压迫、窒息、吞咽和呼吸困难,少数患者可伴甲状腺功能亢进或低下等症状,极少数可癌变。

根据非毒性甲状腺肿的发生、发展过程和病变特点,病理变化一般分为三个时期:

(一) 增生期　又称弥漫性增生性甲状腺肿(diffuse hyperplastic goiter)。

1. 肉眼观　甲状腺弥漫性对称性中度增大,一般不超过150g(正常 20~40g),表面光滑。

2. 光镜下　滤泡上皮增生呈立方或低柱状,伴小滤泡和小假乳头形成,胶质较少,间质充血。甲状腺功能无明显改变。

(二) 胶质贮积期　又称弥漫性胶样甲状腺肿(diffuse colloid goiter)。因长期持续缺碘,胶质大量贮积。

1. 肉眼观　甲状腺弥漫性对称性显著增大,重约 200~300g,有的可达 500g 以上,表面光滑,切面呈淡褐或棕褐色,半透明胶冻状(见文末彩图 8-2)。

2. 光镜下　部分上皮增生,可有小滤泡或假乳头形成,大部分滤泡上皮复旧变扁平,滤泡腔高度扩大,腔内大量胶质贮积。

(三) 结节期　又称结节性甲状腺肿(nodular goiter),本病后期滤泡上皮局灶性增生、复旧或萎缩不一致，分布不均，形成结节。

1. 肉眼观 甲状腺呈不对称结节状增大，结节大小不一，有的结节境界清楚，多无完整包膜，切面可有出血、坏死、囊性变、钙化和瘢痕形成。

2. 光镜下 部分滤泡上皮呈柱状或乳头样增生，小滤泡形成；部分上皮复旧或萎缩，胶质贮积；间质纤维组织增生、间隔包绕形成大小不一的结节状病灶（见文末彩图 8-3）。

（四）FNAC 特点 Lowhagen 总结胶性甲状腺肿的特点如下：胶质多；滤泡上皮细胞小，胞浆少：常见巨噬细胞。

三、弥漫性毒性甲状腺肿

弥漫性毒性甲状腺肿（diffuse toxic goiter）指血中甲状腺素过多，作用于全身各组织所引起的临床综合征，临床上统称为甲状腺功能亢进症（hyperthyroidism），简称“甲亢”，由于约有 1/3 患者有眼球突出，故又称为突眼性甲状腺肿（exophthalmic goiter），也有人将毒性甲状腺肿称之为 Graves 病或 Basedow 病。临床上主要表现为甲状腺肿大，基础代谢率和神经兴奋性升高，如心悸、多汗、烦热、脉搏快、手震颤、多食、消瘦、乏力、突眼等，T_3、T_4 高，吸碘率高。本病多见于女性，男女之比为 1∶(4~6)，以 20~40 岁最多。其病理变化有以下特点。

（一）肉眼观 甲状腺弥漫性对称性增大，约为正常的 2~4 倍（60~100g），表面光滑，血管充血，质较软，切面灰红呈分叶状，胶质少，棕红色，质如肌肉。

（二）光镜下（见文末彩图 8-4）

1. 滤泡上皮增生呈高柱状，有的呈乳头样增生，并有小滤泡形成。

2. 滤泡腔内胶质稀薄，滤泡周边胶质出现许多大小不一的上皮细胞的吸收空泡。

3. 间质血管丰富、充血，淋巴组织增生。

4. 毒性甲状腺肿　滤泡增生，上皮呈立方或高柱状，并形成乳头状突起，滤泡腔内胶质稀薄，周边有大小不等的空泡。

电镜下：滤泡上皮细胞质内内质网丰富、扩张，高尔基复合体肥大、核糖体增多，分泌活跃。

免疫荧光：滤泡基底膜上有 IgG 沉着。往往甲亢手术前须碘治疗，治疗后甲状腺病变有所减轻，甲状腺体积缩小、质变实，光镜下见上皮细胞变矮、增生减轻，胶质增多变浓，吸收空泡减少，间质血管减少、充血减轻，淋巴细胞也减少。

FNAC 特点：胶质少，片中血液成分多；滤泡细胞大，有丰富的胞浆，含有边缘空泡；细胞核的直径比非毒性甲状腺肿的大。

四、甲状腺炎

甲状腺炎一般分为急性、亚急性和慢性三种。急性甲状腺炎是由细菌感染引起的化脓性炎症，较少见；亚急性甲状腺炎一般认为是与病毒感染有关的炎症；慢性淋巴细胞性甲状腺炎是一种自身免疫性疾病；纤维性甲状腺炎目前病因不明。

(一) 亚急性甲状腺炎（subacute thyroiditis）　又称肉芽肿性或巨细胞性甲状腺炎，是一种与病毒感染有关的巨细胞性或肉芽肿性炎症。女性多于男性，中青年多见。临床上起病急，发热不适，颈部有压痛，可有短暂性甲状腺功能异常，病程短，常在数月内恢复正常。有以下病理变化。

1. 肉眼观　甲状腺呈不均匀结节状，轻至中度增大，质实，橡皮样。切面病变呈灰白或淡黄色，可见坏死或瘢痕，常与周围组织有粘连。

2. 光镜下　病变呈灶性分布，范围大小不一，发展不一致，部分滤泡被破坏，胶质外溢，引起类似结核结节的肉芽肿形成，并有多量的中性粒细胞及不等量的嗜酸性粒细胞、淋巴细胞和浆细胞浸润，可形成微小脓肿，伴异物巨细胞反应，但无干酪样坏死。愈复期巨噬细胞消失，滤泡上皮细胞再生或萎缩、消失，间质纤维化、瘢痕形成（见文末彩图 8-5）。

3. FNAC 特点 滤泡细胞退变坏死，呈单个散在或小片状排列，有较多异物巨细胞、上皮样细胞、巨噬细胞和不等量的炎性细胞。

（二）慢性淋巴细胞性甲状腺炎（chronic lymphocytic thyroiditis） 亦称桥本甲状腺炎，是一种自身免疫性疾病，多见于中年女性，临床上常为甲状腺无毒性弥漫性肿大，晚期一般有甲状腺功能减退的表现，TSH 较高，T_3、T_4 低，患者血内出现多种自身抗体。病理变化如下：

1. 肉眼观 甲状腺弥漫性对称性肿大，稍呈结节状，质较韧，重量一般为 60~200g，被膜轻度增厚，但与周围组织无粘连，切面呈分叶状，色灰白灰黄。

2. 光镜下 甲状腺实质广泛破坏、萎缩，大量淋巴细胞及不等量的嗜酸性粒细胞浸润、淋巴滤泡形成、纤维组织增生，有时可出现多核巨细胞（见文末彩图 8-6）。

根据病变中淋巴细胞浸润与纤维组织增生比例的不同，可分为三种类型：

(1) 淋巴样型：以淋巴细胞浸润为主，纤维组织增生不明显，特点为广泛淋巴细胞取代甲状腺实质，仅有少数滤泡残留，退行性变的甲状腺滤泡也比较少，故甲状腺的体积多较大而软，亦表现为甲状腺功能障碍，此型儿童和青年人多见。

(2) 纤维型：以结缔组织增生为主，由致密结缔组织广泛取代甲状腺实质，纤维组织继发玻璃样变，淋巴细胞浸润不明显，滤泡萎缩或鳞化，此型占所有病例的 12.5%，此型主要发生于中年人，有甲状腺功能减退的症状。

(3) 纤维 - 淋巴样型：淋巴组织与结缔组织均增生，典型的桥本甲状腺炎镜下呈弥散性改变，但也有表现为明显结节状生长的病例，结节状的上皮性成分呈增生性改变，桥本甲状腺炎的另一种形态改变是完全由嗜酸性细胞组成的一个或多个明显的增生结节，嗜酸性细胞形成滤泡或呈实性排列。

3. 电镜下 嗜酸性细胞质内充满线粒体和溶酶体，嗜酸性

细胞不能分泌 T_3、T_4 或甲状腺球蛋白，滤泡腔内胶质明显减少而红染，间质可呈不同程度的纤维化，可出现滤泡细胞的鳞状化生，这种现象在纤维型中尤为明显。

4. 免疫组织化学　桥本甲状腺炎滤泡细胞的角蛋白尤其是高分子量角蛋白，S-100 蛋白，HLA-DR 以及 N- 乙酰 -α-D 半乳糖胺的免疫组化阳性程度较正常细胞高。

5. FNAC 特点　较多炎性细胞（主要为淋巴细胞，可有浆细胞、组织细胞及多核巨细胞）；滤泡细胞呈片或团状排列；细胞及核的形态、大小呈较大的多形性；胞浆呈嗜酸性变为特征性改变；胶质很少或缺无。

（三）慢性纤维性甲状腺炎（chronic fibrous thyroiditis） 又称 Riedel 甲状腺肿或慢性木样甲状腺炎（chronic woody thyroiditis），原因不明，罕见。男女之比为 1:3，年龄为 30~60 岁，临床上早期症状不明显，功能正常，晚期甲状腺功能减退，增生的纤维瘢痕组织压迫可产生声音嘶哑、呼吸及吞咽困难等。病理变化如下：

1. 肉眼观　甲状腺中度肿大，病变范围和程度不一，病变呈结节状，质硬似木样，与周围组织明显粘连，切面灰白。

2. 光镜下　甲状腺滤泡萎缩，小叶结构消失，而大量纤维组织增生、玻璃样变，有淋巴细胞浸润（见文末彩图 8-7）。

本病与淋巴细胞性甲状腺炎的主要区别是：①本病向周围组织蔓延、侵犯、粘连，后者仅限于甲状腺内；②本病虽有淋巴细胞浸润，但一般不形成淋巴滤泡；③本病有显著的纤维化及玻璃样变，质硬。

五、甲状腺肿瘤

（一）甲状腺良性肿瘤（thyroid adenoma） 是甲状腺滤泡上皮发生的一种常见的良性肿瘤。往往在无意中发现，中青年女性多见。肿瘤生长缓慢，随吞咽活动而上下移动。

1. 腺瘤病理诊断标准　有完整的纤维包膜；包膜内外甲状

腺组织结构不同;包膜内组织结构相对一致;包膜内瘤组织压迫包膜外甲状腺组织;常为单发孤立性结节。

2. 病理变化　肉眼观:多为单发,圆或类圆形,有完整的包膜,常压迫周围组织,直径一般3~5cm,切面多为实性,色暗红或棕黄,可并发出血、囊性变、钙化和纤维化(见文末彩图8-8)。根据肿瘤组织形态学特点分类介绍如下:

(1) 滤泡性腺瘤(follicular adenoma):根据滤泡分化程度,又可分为以下几种亚型:①胚胎性腺瘤(embryonal adenoma),瘤细胞小,排列成条索状或小片状,有少量不完整的滤泡状腺腔散在,有较多呈水肿的疏松纤维间质。②胎儿型腺瘤(fetal adenoma),由许多小滤泡构成,上皮细胞为小立方形,滤泡腔内多不含胶质,与胎儿甲状腺组织相似。间质较丰富,呈水肿或黏液变性,此型易发生囊性变或出血。③单纯型腺瘤(simple adenoma),由与正常甲状腺相似的滤泡构成,间质较少。④胶样型腺瘤(colloid adenoma),滤泡较大,充满胶质,间质少。⑤嗜酸性细胞腺瘤(acidophilic cell adenoma),亦称Hürthle细胞腺瘤,瘤细胞大而多角形,核小,胞浆丰富,有嗜酸性颗粒,排列成索状或巢状,也可形成不完整的滤泡腔。本瘤较少见。

FNAC特点:滤泡细胞腺瘤的滤泡细胞以分化型为主,核大小一致,可有少量变形坏死细胞。胶样型腺瘤可见大量胶质。嗜酸性细胞腺瘤的瘤细胞全部为大嗜酸细胞,核大深染,胞浆丰富呈红色。细胞排列浓密。

(2) 乳头状腺瘤(papillary adenoma):滤泡上皮细胞排列成单层,呈乳头状向腺腔内突出,滤泡常形成大囊腔,故亦称囊性乳头状瘤。间质少,肿瘤常并发出血、坏死及纤维化。

结节性甲状腺肿和甲状腺腺瘤的诊断及鉴别要点:①前者常为多发结节、无完整包膜;后者一般单发,有完整包膜。②前者滤泡大小不一致,一般比正常的大;后者则相反。③前者周围甲状腺组织无压迫现象,邻近的甲状腺内与结节内有相似病变;后者周围甲状腺有压迫现象,周围和邻近处甲状腺组织均正常。

(二) 甲状腺癌(thyroid carcinoma) 是一种较常见的恶性肿瘤,约占所有恶性肿瘤的1.3%以下,占癌症死亡病例的0.4%,约占甲状腺原发性上皮性肿瘤的1/3,男女之比约2:3,任何年龄均可发生,但以40~50岁多见。多数甲状腺癌患者甲状腺功能正常,仅少数引起内分泌紊乱(甲状腺功能亢进或低下)。

甲状腺癌的特点:

(1) 甲状腺癌的病程自然经过差异很大:①隐性癌 体积小,生长慢,无症状。②未分化癌 属高度恶性肿瘤,病程短。

(2) 甲状腺癌组织学表现差异很大:分化好的有时与良性肿瘤或增生性病变难以鉴别。

(3) 甲状腺癌的组织学表现和生物学特征不一致:①乳头状腺癌 形态学恶性,但生长慢,转移晚。②滤泡性腺癌 分化较成熟,但转移早。

甲状腺癌的主要组织学类型:

1. 乳头状癌(papillary carcinoma) 是甲状腺癌中最常见的类型,约占60%,青少年女性多见,约为男性的3倍,肿瘤生长慢,恶性程度较低,预后较好,10年存活率达80%以上,肿瘤大小和是否有远处转移与生存率有关,而是否有局部淋巴结转移与生存率无关,但局部淋巴结转移较早。

病理变化:

(1) 肉眼观:肿瘤一般呈圆形,直径约2~3cm,无包膜,质地较硬,切面灰白,部分病例有囊形成,囊内可见乳头,故称为乳头状囊腺癌(papillary cystadenocacinoma),肿瘤常伴有出血、坏死、纤维化和钙化。

(2) 光镜下:乳头分支多,乳头中心有纤维血管间质,间质内常见呈同心圆状的钙化小体,即砂粒体(psammoma bodies),有助于诊断。乳头上皮可呈单层或多层,癌细胞可分化程度不一,核染色质少,常呈透明或毛玻璃状,无核仁(见文末彩图

8-9)。乳头状癌有时以微小癌(microcarcinoma)出现，癌直径小于1cm，临床又称之为“隐匿性癌”(occult carcinoma)。

(3) FNAC特点：大量肿瘤细胞呈团簇样或乳头样排列，也可孤立、分散分布，可见乳头状分支断片，断片周围癌细胞呈栅栏排列；细胞呈立方形、柱状、卵圆形、多角形或梭形；细胞核较大，大小不一，浅染，染色质呈细颗粒或粉状，核仁可见，高倍镜下可见不规则核沟、核内包涵体为显著特点；胞浆量和质变异较大，可见胞浆内分泌物潴留，甚至形成类印戒细胞；可有砂粒体。

FNAC诊断乳头状癌是最容易的。可见乳头残片、毛玻璃核、有的细胞有核包涵物。此三种表现认为是乳头状癌的特征性表现。

若只见乳头状结构，其他毛玻璃核和胞核包涵物不存在时，很难和乳头状腺瘤鉴别。

2. 滤泡癌(follicular carcinoma) 一般比乳头状癌恶性程度高、预后差，较常见，仅次于甲状腺乳头状癌而居第2位。多发于40岁以上女性，早期易血道转移，癌组织侵犯周围组织或器官时可引起相应的症状。

病理变化：

(1) 肉眼观：结节状，包膜不完整，境界较清楚，切面灰白、质软。

(2) 光镜下：可见不同分化程度的滤泡，有时分化好的滤泡癌很难与腺瘤区别，须多处取材、切片，注意是否有包膜和血管侵犯加以鉴别；分化差的呈实性巢片状，瘤细胞异型性明显，滤泡少而不完整(见文末彩图8-10)。

(3) FNAC特点：滤泡细胞呈团簇样或滤泡样排列，滤泡很不规则；核呈显著拥挤或堆积重叠；核增大，呈圆或卵圆；染色质呈粗颗粒状，副染色质呈透明样变；可有大小及多寡不一的核仁；胶质常缺无；与腺瘤的主要区别是有无包膜浸润。

滤泡腺瘤与滤泡腺癌单靠细胞学检查很难区别，甲状腺粗针穿刺活检有助于诊断。

3. 髓样癌(medullary carcinoma) 又称C细胞癌(C-cell carcinoma)是由滤泡旁细胞(即C细胞)发生的恶性肿瘤,属于APUD瘤,约占甲状腺癌的5%~10%,40~60岁为高发年龄,部分为家族性常染色体显性遗传,90%的肿瘤分泌降钙素,产生严重腹泻和低钙血症,有的还同时分泌其他多种激素和物质。

病理变化:

(1) 肉眼观:单发或多发,可有假包膜,直径约1~11cm,切面灰白或黄褐色,质实而软。

(2) 光镜下:瘤细胞圆形或多角、梭形,核圆或卵圆形,核仁不明显。瘤细胞呈实体片巢状或乳头状、滤泡状排列,间质内常有淀粉样物质沉着(可能与降钙素分泌有关)(见文末彩图8-11)。

(3) 电镜:胞质内有大小较一致的神经内分泌颗粒。

(4) 髓样癌免疫组织化学染色:降钙素(calcitonin)阳性,甲状腺球蛋白(thyroglobulin)阴性;滤泡性癌、乳头状癌和未分化癌甲状腺球蛋白均为阳性,而降钙素均为阴性。

(5) FNAC特点:细胞分散或呈分散的簇样排列。无乳头或滤泡,但可有假滤泡样结构。细胞多形性十分显著,大小形态显著不一,核多偏心,明显偏心的细胞类似于浆细胞。常见双核、多核细胞。核呈圆形、卵圆形,核仁不常见。核内包涵体也较常见。胞浆多少不一,部分细胞浆宽阔疏松。另一特征为可见蓬松的细颗粒状或致密的粉样物质。

4. 未分化癌(undifferentiated carcinoma) 又称间变性癌(anaplastic carcinoma)或肉瘤样癌(sarcomatoid carcinoma),较少见,多发生在50岁以上,女性较多见,生长快,早期即可发生浸润和转移,恶性程度高,预后差。

病理变化:

(1) 肉眼观:肿块较大,形状不规则,无包膜,广泛浸润、破坏,切面灰白,常有出血、坏死。

(2) 光镜下:癌细胞大小、形态、染色深浅不一,核分裂象多。组织学上可分为小细胞型、梭形细胞型、巨细胞型和混合细胞型。可用抗角蛋白、CEA 及甲状腺球蛋白等抗体做免疫组织化学染色证实是否来自甲状腺腺上皮（见文末彩图 8-12）。

(3) FNAC 特点：可见多形性瘤巨细胞，细胞间变明显，大小不一，核深染，核分裂。有时可见梭形细胞，小的癌细胞多时必须和淋巴肉瘤鉴别。

（赵文娟）

第九章 常用的治疗甲状腺疾病的药物

患甲状腺疾病时，可以引起甲状腺功能的异常，也可以不影响甲状腺功能。引起甲状腺功能异常的甲状腺疾病包括：①甲状腺功能亢进包括甲状腺性甲亢，垂体性甲亢，甲状腺炎引起的一过性甲亢等。②甲状腺功能减退包括甲状腺性甲减，垂体性甲减，三发性甲减，各种甲状腺肿、桥本病所致的甲减等。甲状腺功能正常的甲状腺疾病包括单纯性甲状腺肿、结节性甲状腺肿、地方性甲状腺肿、急性甲状腺炎、慢性淋巴细胞性甲状腺炎、甲状腺结节、甲状腺肿瘤等。

导致甲亢的疾病需要应用抗甲状腺药物控制病情，以至治愈；导致甲减的疾病需要应用甲状腺激素进行替代治疗，大部分患者需要长期治疗。甲状腺功能正常的甲状腺疾病，如急性炎症时需要应用抗菌药物治疗；自身免疫性疾病时需要应用免疫抑制剂治疗。部分甲状腺功能正常的疾病如各种甲状腺肿、甲状腺结节可能暂时不需要特殊治疗，但是应观察病情变化，有变化时根据病情选择治疗方法，如出现甲减时，需要应用甲状腺素治疗；发生甲亢时，需要应用抗甲状腺药物治疗；发生亚急性甲状腺炎时，需要应用糖皮质激素治疗等。在治疗原发病时，还可以出现药物的不良反应，如甲亢治疗中的白细胞减少、肝功能损害等，需要应用升白细胞药物及保肝药物治疗；在治疗原发病的基础上，有的患者还伴有原发疾病的并发症，如甲亢性心脏病、电解质紊乱等，需要应用一些药物进行治疗。

第一节 治疗甲状腺疾病的药物类别

根据各种甲状腺疾病的特点,将常用的治疗药物根据其药物作用机制及化学分类,分为以下几类。

一、抗甲状腺药物

能消除甲亢的症状并控制其病情的药物为抗甲状腺药。临床上常用的抗甲状腺药物包括硫脲类、咪唑类、碘及碘化物。主要用于甲亢、重症甲亢及甲状腺危象的治疗,能缓解症状,使甲亢得到治愈,并可用于甲亢的术前准备等。抗甲状腺药物是治疗甲亢最重要的、有效的药物,在临床上应用广泛。除了对药物过敏者,硫脲类和咪唑类几乎可以用于所有的甲亢患者。

(一) 适应证

1. 各种原因所致的甲亢患者,如 Graves 病患者,病情轻、甲状腺较小的甲亢患者,不适宜手术和放射性碘治疗的甲亢患者。

2. 儿童、青少年等年轻的甲亢患者;孕妇、年迈体弱者或合并严重心、肝、肾等疾病患者而不宜手术和放射性碘治疗者。

3. 重症甲亢及甲状腺危象。

4. 甲亢行手术治疗前的术前准备;甲状腺次全切除术后甲亢复发而不宜用 ^{131}I 治疗者。

5. 作为放射性 ^{131}I 治疗的辅助治疗,如重症甲亢行放射碘治疗前应给予抗甲状腺药物治疗,防止出现甲状腺危象;或经放射碘治疗后甲亢复发者。

6. 碘及碘化物仅用于甲亢术前准备及甲状腺危象。

(二) 禁忌证 对抗甲状腺药物过敏或应用后出现白细胞明显降低以及严重并发症者。

二、甲状腺激素

甲状腺激素包括甲状腺素(四碘甲腺原氨酸,T_4)和三碘甲腺原氨酸(T_3),由甲状腺内囊状小泡分泌。T_3 是主要的生理活性物质,能促进生长发育,促进物质代谢,提高机体对儿茶酚胺的敏感性等。T_4 要经脱碘转变成 T_3 才起作用。甲状腺激素的分泌受下丘脑促甲状腺激素释放激素(TRH)和垂体促甲状腺激素(TSH)的调节。根据其作用起效时间,甲状腺激素分为短效制剂和长效制剂;短效制剂多为静脉应用,长效制剂多为口服制剂。

(一) 适应证

1. 用于呆小症、甲减的替代治疗。
2. 重症甲减、黏液性水肿及昏迷的抢救治疗。
3. 单纯性甲状腺肿、地方性甲状腺肿、桥本病患者甲减者。
4. 甲状腺术后的甲状腺激素替代治疗。
5. 也可用于甲亢的诊断。
6. 甲亢治疗中的辅助治疗。

(二) 禁忌证　高血压、冠心病及心功能不全者禁用;如伴有甲减的此类患者,应从小剂量开始应用或慎用。

三、糖皮质激素

糖皮质激素(glucocorticoids)由肾上腺束状带合成和分泌,有氢化可的松和可的松等,其分泌和生成受下丘脑促肾上腺皮质激素释放激素(CRH)和垂体促肾上腺皮质激素(ACTH)的调节。生理情况下所分泌的糖皮质激素主要影响物质代谢过程,超生理剂量的糖皮质激素则还有抗炎、抗免疫等药理作用。

(一) 生理效应

1. 糖代谢　糖皮质激素能增加肝糖原、肌糖原含量并升高血糖,促进糖原异生;减慢葡萄糖分解为 CO_2 的氧化过程;减少机体组织对葡萄糖的利用。

2. 蛋白质代谢 促进淋巴和皮肤等的蛋白质分解，抑制蛋白质的合成，久用可致生长减慢、肌肉消瘦、皮肤变薄、骨质疏松、淋巴组织萎缩和伤口愈合延缓等。

3. 脂肪代谢 促进脂肪分解，抑制其合成。久用能增高血胆固醇含量，并激活四肢皮下的脂酶，使四肢脂肪减少，还使脂肪重新分布于面部、胸、背及臀部，形成满月脸和向心性肥胖等。

4. 水和电解质代谢 也有较弱的盐皮质激素的作用，能潴钠排钾。增加肾小球滤过率和拮抗抗利尿激素，故可利尿。过多时，还可引起低血钙，长期应用可致骨质脱钙。

(二) 药理作用

1. 抗炎作用 糖皮质激素有强大的抗炎作用，能对抗各种原因如物理、化学、生理、免疫等所引起的炎症。在炎症早期可减轻渗出、水肿、毛细血管扩张、白细胞浸润及吞噬反应，从而改善红、肿、热、痛等症状；在后期可抑制毛细血管和成纤维细胞的增生，延缓肉芽组织生成，防止粘连及瘢痕形成，减轻后遗症。糖皮质激素在抑制炎症、减轻症状的同时，也降低机体的防御功能，可致感染扩散、阻碍创口愈合。

2. 免疫抑制作用 能抑制巨噬细胞对抗原的吞噬和处理，使血中淋巴细胞暂时性减少。小剂量主要抑制细胞免疫；大剂量则能抑制由 B 细胞转化成浆细胞的过程，使抗体生成减少，干扰体液免疫。

3. 抗休克 大剂量的糖皮质激素类可以扩张痉挛收缩的血管和加强心脏收缩；降低血管对某些缩血管活性物质的敏感性，使微循环血流动力学恢复正常，改善休克状态；稳定溶酶体膜，减少心肌抑制因子的形成；提高机体对细菌内毒素的耐受力。

4. 其他作用 糖皮质激素能刺激骨髓造血功能，使红细胞和血红蛋白含量增加，大剂量可使血小板增多并提高纤维蛋白原浓度，缩短凝血时间；促使中性粒细胞数增多。糖皮质激素能提高中枢神经系统的兴奋性，出现欣快、激动、失眠等，偶可诱发精神失常。糖皮质激素能使胃酸和胃蛋白酶分泌增多，提高食欲，促进消化，但大剂量应用可诱发或加重溃疡病。

（三）在治疗甲状腺疾病中的适应证

1. 自身免疫性甲状腺疾病　如亚急性甲状腺炎、Graves 突眼等。

2. 甲状腺疾病的重症如重症甲亢、甲状腺危象的抢救；黏液性水肿昏迷的抢救等。

（四）禁忌证　严重精神病；活动性溃疡病、新近胃肠吻合术后；库欣综合征；严重的感染性疾病，经治疗感染不能控制者；严重的糖尿病；严重的高血压；骨质疏松；妊娠早期和产褥期。

四、抗菌药物

抗菌药物（antimicrobial agents）一般是指具有杀菌或抑菌活性的药物，包括各种抗生素、磺胺类、咪唑类、硝基咪唑类、喹诺酮类等化学合成药物。由细菌、放线菌、真菌等微生物经培养而得到的某些产物，或用化学半合成法制造的相同或类似的物质，也可化学全合成。抗菌药物在一定浓度下对病原体有抑制和杀灭作用。

（一）抗菌药物分类　抗菌药主要分为八大类，其中 β-内酰胺类包括青霉素类、头孢菌素类、碳青霉烯类、含酶抑制剂的 β-内酰胺类及单环酰胺类等；氨基糖苷类；四环素类；氟喹诺酮类；叶酸途径抑制剂类；氯霉素；糖肽类包括万古霉素和替考拉宁；大环内酯类。

（二）甲状腺疾病中抗菌药物应用的适应证　由感染所致的甲状腺疾病需应用抗菌药物治疗。

1. 急性甲状腺炎　多由于细菌感染所致，主要治疗为抗菌药物治疗。

2. 亚急性甲状腺炎　在合并感染、发热的患者，应用免疫抑制剂治疗的同时需应用抗菌药物或抗病毒药物治疗。

3. 甲状腺疾病的重症抢救　如甲状腺危象、黏液性水肿等重症时，患者多有感染的诱因，或在发生危象或昏迷时合并感染,需应用抗菌药物。

4. 甲亢患者应用抗甲状腺药物治疗引起白细胞减少,由此所致的继发感染。

5. 甲状腺术后发生继发感染等。

(三) 常用的抗菌药物 在甲状腺疾病治疗中,常用的抗菌药物有青霉素类、头孢霉素类、喹诺酮类、大环内酯类、林可霉素和克林霉素,以及抗病毒药物等。抗菌药物的应用需根据不同的感染性疾病进行合理选择。

(四) 抗菌药物应用的基本原则 抗菌药物在临床应用广泛,在甲状腺疾病的治疗中,要首先确定患者是否存在感染,而不要盲目应用抗菌药物。有感染的相关症状,有血象的异常,或有影像学及病原学检查结果支持有感染者,需要应用抗菌药物治疗。在应用抗菌药物时,要注意以下几方面:

1. 及早确立感染性疾病的病原学诊断。

2. 熟悉选用药物的适应证、抗菌活性、药动学和不良反应等。

3. 按照患者的生理、病理和免疫等状态而合理用药。

4. 根据患者的病情特点,选用适当的给药方案、剂量和疗程。

5. 要严加控制或尽量避免:预防用药;皮肤、黏膜的局部用药;病毒感染或发热原因不明者的用药;联合应用抗菌药物。

(五) 经验性用药 有时在病原菌未明时,早期应用抗菌药物进行经验性抗感染治疗非常重要,应根据临床资料判断可能的病原菌来选用抗菌药物。选用广谱抗菌药物,尽量选用杀菌剂;在重症感染中则往往采取联合用药,常用的杀菌剂有 β-内酰胺类、氨基糖苷类、氟喹诺酮类、多肽类等;在特定感染中,磺胺类药、克林霉素、甲硝唑以及利福平等应用较广泛。不同类的广谱抗菌药物在抗菌活性方面存在差异,应根据药物的适应证、抗菌活性以及耐药的变迁等因素来选用抗菌药物。应用抗菌药物之前,需取样进行病原学检查。用药过程中注意观察疗效及患者的病情变化。如果选用的抗菌药物符合患者的病情,一般在用药后3~5天病情即有所好转；如果疗效不明显，应及时参考病原学检查结果指导用药。

五、其他药物

治疗甲状腺疾病还有一些辅助用药，包括治疗甲亢过程中的β受体阻滞剂、升白细胞药物、保肝药物、维生素类药物等。应根据患者的具体病情选用药物。

（一）β受体阻滞剂 常用的有普萘洛尔、美托洛尔。适用于初诊的甲亢患者心率快、收缩压高，或伴有快速心房颤动、交感神经兴奋症状明显者。对于甲亢患者，要在应用抗甲状腺药物的同时应用β受体阻滞剂，而不是仅用β受体阻滞剂控制心率，而未用抗甲状腺药物控制过高的甲状腺激素水平；要从根本上治疗甲亢。

在应用β受体阻滞剂的过程中，要注意以下事项：

(1) 监测心率及血压，在心率减慢、血压恢复正常时需减量或停药。

(2) 应用过程中需监测心功能。尤其是甲亢病史长、有甲亢性心脏病或有慢性心房颤动、甲亢反复复发者。在甲亢复发时心率快，可以应用小剂量β受体阻滞剂；但是在应用β受体阻滞剂控制心率的同时，可降低心肌收缩力，易发生心功能不全，需要及时调整用量。

(3) 在甲亢合并糖尿病的患者，如果患者应用胰岛素等降糖药物治疗，在应用β受体阻滞剂时不仅要监测心率、血压等，还要注意监测血糖，防止应用β受体阻滞剂后掩盖了低血糖的症状。

（二）升白细胞药物 常用的有维生素B_4、鲨肝醇、利血生等药物。在白细胞低于正常时，就可以应用上述药物口服，可使白细胞回升；当白细胞明显降低，小于3.0×10^9/L时，需停用抗甲状腺药物，应用升白细胞药物。如患者短时间出现白细胞明显降低在2.0×10^9/L时，需应用人重组粒细胞集落因子皮下注射，注射后复查血常规，一般注射1~2次后白细胞可恢复正常(既往骨髓造血功能正常者)，可停用本药物，继续口服升白细胞药物或选择其他的甲亢治疗方案。

(三) 保肝药物 在甲亢的治疗中，部分患者可出现肝功能损害，表现为谷丙转氨酶升高，一般病例应用口服保肝药物就可使肝功能恢复；重症病例需短期停用抗甲状腺药物，静脉滴注保肝药物，肝功能恢复后继续口服保肝药物。

(四) 电解质平衡调节药 水、电解质和酸碱平衡是人体细胞进行正常代谢所必需的条件，也是维持人体生命和脏器生理功能的必要条件。某些甲状腺疾病时可出现电解质紊乱，如甲亢伴低钾麻痹时，血钾明显降低，需要及时静脉补充氯化钾，迅速纠正低钾血症，防止出现呼吸肌麻痹、心律失常，甚至心脏骤停。重症甲减或黏液性水肿昏迷时患者会出现低血糖、低血钠等电解质紊乱，如不及时补液纠正，会加重患者昏迷。

第二节 抗甲状腺药物

一、硫脲类

包括甲硫氧嘧啶和丙硫氧嘧啶。因甲硫氧嘧啶的不良反应较为严重，目前临床上已很少应用，应用最广的为丙硫氧嘧啶。

丙硫氧嘧啶
(Propylthiouracil，PTU)

【药动学】口服吸收迅速，吸收率为80%，Tmax为2小时，蛋白结合率为75%，排泄较快，半衰期为2.5小时，大部分以结合型由肾排出，还可通过胎盘和乳汁排出，在乳汁中浓度较高。

【药理作用】能抑制甲状腺泡内的过氧化物酶，使进入甲状腺的碘化物不能氧化成活性碘，从而使酪氨酸不能碘化，并阻止碘化酪氨酸缩合成T_3和T_4，抑制甲状腺激素的合成。同时还

能抑制 T_4 在外周组织中脱碘生成 T_3,使血清中活性较强的 T_3 含量降低。因药物不影响碘的摄取,也不能直接对抗已合成的甲状腺激素,所以须待贮存的甲状腺激素耗尽后才能充分发挥作用。近年来还发现此药物具有轻度抑制免疫球蛋白生成的作用,使甲状腺中的淋巴细胞减少,血循环 TSH 受体抗体(TRAb)下降。

【临床应用】

1. 适应证

(1) 甲亢:适用于儿童及青少年甲亢;Graves 病;成人及老年性甲亢;T_3 型甲亢;不宜用放射性碘及手术治疗的所有甲亢患者。

(2) 甲状腺危象:首选本品,与大剂量碘剂合用可很快控制症状。

(3) 妊娠期甲亢:本品虽能通过胎盘,但与其他抗甲状腺药物相比,通过胎盘少,对胎儿影响相对较小。用丙硫氧嘧啶治疗妊娠期甲亢,其母血药物浓度为脐血的 1.25 倍,提示丙硫氧嘧啶是妊娠期甲亢的首选药物,可避免对胎儿的影响,防止胎儿甲减。

(4) 甲亢手术治疗前准备:需手术治疗的甲亢患者,术前服本品使甲状腺功能恢复正常或接近正常,以减少麻醉和术后并发症,尤其是防止甲状腺危象的发生。

(5) 作为放射性碘治疗的辅助治疗:需用放射性碘治疗的重症甲亢患者,可先服本品,控制症状后再用放射性碘治疗。

2. 剂量与用法

(1) 甲亢的治疗:长程治疗分三个阶段:①初治期:成人每日 300~450mg,分 3~4 次口服,重症甲亢可适当加量,极量一日 600mg。待症状控制后逐渐减量。治疗量阶段一般需 1~3 个月。小儿开始剂量,按每日 4mg/kg,分次口服,维持量酌减。②减量期:根据病情酌情减量,一次可减量 50~100mg,每 3~4 周减量 1 次。③维持期:每日 25~100mg,需服半年至 1 年,从减量开始可酌情加服甲状腺素片。治疗总疗程约需 1 年或 1 年半或更长时间。桥本甲亢患者口服药物治疗疗程较短，要根据病情及甲状腺功能及时减量，防止发生甲状腺功能减退。

(2) 甲状腺危象：首剂 600mg，口服或胃管滴入，以后每次口服 200mg，一日 3 次，待症状减轻后再适当减量，在服首剂 1~2 小时后，再加服复方碘液。

(3) 甲亢手术前准备：术前治疗根据病情选择药物剂量，初治者一般每次口服 100mg，一日 3~4 次，待甲状腺功能正常后，术前 2 周加服碘剂。术前 1~2 天停服本药。

(4) 放射性碘治疗前控制甲亢症状：用于重症甲亢患者，每次口服 100mg，一日 3~4 次，控制症状后再行放射性碘治疗，防止发生甲状腺危象。

【药物不良反应与防治】

1. 粒细胞减少　是常见的不良反应。一般发生在初用药后 2~3 个月内，但可见于任何时间，所以开始服药后每周需查血常规，如出现粒细胞减少，轻者可加服鲨肝醇、利血生等升白细胞药治疗。如粒细胞明显减少，患者出现咽痛、发热等症状，则需停药，同时应用重组人粒细胞集落刺激因子，使粒细胞上升后再决定下一步治疗方案。

2. 过敏反应　常见的有荨麻疹、药疹、皮肤瘙痒等，可给予抗过敏药物治疗。如出现剥脱性皮炎、严重的过敏反应应停药抢救。

3. 肝功能损害　偶可致中毒性肝炎、肝坏死、胆汁淤滞综合征，需立即停药处理。

4. 其他　有的出现头晕、食欲缺乏、胃肠道反应、味觉丧失、狼疮综合征等，过量可致甲状腺功能减退，减量或停药后可恢复，必要时加服甲状腺素片。因本品在乳汁中含量较高，哺乳期妇女用药时应注意。

【药物相互作用】

1. 磺胺类、对氨水杨酸、保泰松、巴比妥类、酚妥拉明、妥拉唑林、维生素 B_{12}、磺酰脲类等都有抑制甲状腺功能和引起甲状腺肿大的作用，与本品合用时须注意。

2. 用本品前不宜使用碘剂。因碘化物对甲状腺激素合成有抑制作用，尤其在甲亢时，摄碘功能强，抑制作用明显；同时碘化物尚能抑制甲状腺激素的释放，使甲状腺内激素的贮存量增多，如再使用本品，就会明显延长疗程、增加药量，降低缓解率。

【注意事项】

1. 禁忌证　对丙硫氧嘧啶过敏者；服用药物后出现明显的不良反应如粒细胞明显减少、严重的皮疹或剥脱性皮炎、严重的肝功能损害等，经过治疗不良反应不易纠正者。

2. 孕期、哺乳期用药　在孕期甲亢症状明显需用药物治疗者，注意用药剂量不宜过大，防止发生甲状腺功能减退以及对胎儿甲状腺功能的抑制，宜采用本品最小有效剂量，维持甲状腺功能在正常上限。哺乳期需用药治疗者，最好停止哺乳，防止药物通过乳汁影响婴儿的甲状腺功能。

3. 老年人、小儿用药　老年人和小儿用药剂量较中、青年相对少。老年人对药物的排泄相对慢，防止发生甲状腺功能减退；小儿要根据体重计算用量，防止用量过大，甲状腺功能减退能影响小儿的生长发育，在治疗甲亢过程中要高度注意。

4. 肝肾功能不良者用药　丙硫氧嘧啶对肝脏有一定的损害，肝功能不良患者，用量不宜过大，要定期监测肝功能，可以适当给予保肝药物治疗。肾功能不良患者，可能影响药物的排泄，如用量过大，药物排泄慢，会导致过量，发生甲状腺功能减退。

5. 用药过量处理　用药过量时患者会出现甲状腺功能减退的症状，应及时减量，如TSH已升高，可以加用甲状腺片治疗，纠正甲状腺功能减退。

【临床评价】丙硫氧嘧啶是目前治疗甲亢的主要用药，尤其是用于甲状腺危象、老年人、小儿、孕期和哺乳期的甲亢患者。此药作用快，疗效肯定，治疗效果明显。用药过程中，少数患者出现粒细胞减少、药疹等不良反应。有个别患者出现严重的粒细胞减少，被迫停药，这提示在治疗甲亢的前几个月内，要经常监测血常规，及时发现粒细胞减少这个严重的不良反应。药疹多为斑丘疹，极少出现剥脱性皮炎，肝肾功能损害很少见。丙硫氧嘧啶的不良反应稍少于甲巯咪唑，但每个个体的反应不同，疗效及不良反应亦不同。

【制剂与规格】片剂：每片 50mg。

二、咪唑类

包括甲巯咪唑和卡比马唑。

甲巯咪唑

（他巴唑，Methimazole，Thiamazole，Tapazole，MM）

【药动学】口服吸收迅速，Tmax 为 8 小时，半衰期为 6~15 小时，代谢较慢，维持时间长，在甲状腺组织中药物浓度可维持 16~24 小时，大部分从尿排出，还可通过胎盘和乳汁排出。

【药理作用】抑制过氧化物酶，使甲状腺泡内的碘化物不能氧化成活性碘，阻止碘化酪氨酸的缩合过程，抑制甲状腺激素的合成。

【临床应用】

1. 适应证　用于甲亢的药物治疗，可用于甲亢手术前准备，并可作为放射碘治疗的辅助治疗等。但对 T_3 型甲亢、甲状腺危象、妊娠期甲亢等不作为首选用药。

2. 剂量与用法　成人治疗量每日 30~40mg，分 3~4 次口服。极量一日 60mg。维持量一日 5~10mg。小儿开始治疗剂量按每日 0.4mg/kg，分 3 次口服，维持量约减半或根据病情调整剂量。

【药物不良反应与防治】同丙硫氧嘧啶。

【药物相互作用】同丙硫氧嘧啶。

【注意事项】甲巯咪唑的半衰期较长，代谢较慢，药物作用维持时间长，应用过程中应注意根据病情及时减量，防止药物蓄积，出现过量，导致甲状腺功能减退以及不良反应。因甲巯咪唑能通过胎盘和乳汁排泄，故不适用于妊娠期、哺乳期妇女。

【临床评价】甲巯咪唑是治疗甲亢的老药,其作用强,疗效明显,临床上观察其疗效与丙硫氧嘧啶相比无明显差异。因其半衰期较长,代谢慢,治疗甲亢作用维持时间长,适用于甲亢的长期抗甲状腺治疗,能有效、长期控制甲亢。不良反应的发生有明显的个体差异性。甲巯咪唑是目前治疗甲亢的主要药物之一。因其不能抑制 T_4 在外周组织中脱碘生成 T_3,使血清中活性较强的 T_3 含量降低,所以不适用于 T_3 型甲亢、甲状腺危象等的首选用药;病情轻、中度甲亢患者应用本品可获得较好疗效。

【制剂与规格】片剂:每片 5mg;10mg。

卡比马唑

(甲亢平,Neo-mercazole,Carbimazole,CMZ)

【药动学】本品为甲巯咪唑的衍生物,须在体内逐渐水解,转化成甲巯咪唑而起作用,故作用缓慢,半衰期约 9 小时。

【药理作用】同甲巯咪唑。

【临床应用】

1. 适应证 同甲巯咪唑。

2. 剂量与用法 治疗量一日 30~40mg,分 3~4 次口服。极量一日 60mg。维持量一日 5~10mg。

【药物不良反应与防治】同丙硫氧嘧啶。

【药物相互作用】同丙硫氧嘧啶。

【注意事项】因本品须在体内逐渐水解,转化成甲巯咪唑而起作用,所以在开始应用时可能短期内疗效不如丙硫氧嘧啶、甲巯咪唑显著,但不宜应用过大剂量,防止出现不良反应。

【临床评价】卡比马唑是甲巯咪唑的衍生物,须转化成甲巯咪唑而起作用,作用缓慢,药物起效慢,其药物的作用及疗效不如丙硫氧嘧啶和甲巯咪唑强,所以目前在临床上一般不首选本品治疗甲亢。在某些甲亢患者,应用丙硫氧嘧啶、甲巯咪唑后均出现过敏或明显的不良反应时,可改用卡比马唑治疗。

【制剂与规格】片剂:每片 5mg。

第三节 甲状腺激素

左甲状腺素钠

(优甲乐,Levothyroxine Sodium,Thyroxine,T_4)

【药动学】口服后平均吸收50%,3~5日显效,治疗停止后持续7~8日。静注6~8小时显效。半衰期:甲状腺功能正常时6.5~7日;甲状腺功能减退时9~10日;甲状腺功能亢进时3~4日。

【药理作用】本品为人工合成的四碘甲腺原氨酸,常用其钠盐,主要有以下作用:

1. 维持机体的正常生长发育 甲状腺素对机体正常生长发育、尤其是对神经系统和骨骼的发育起重要调节作用,为人体所必需。

2. 促进机体新陈代谢 能加速物质氧化,增加耗氧,提高基础代谢率,使产热增多,促进机体的新陈代谢,并与其他激素共同影响蛋白质、脂肪、糖及水盐的代谢。

3. 提高交感-肾上腺系统的感受性 对神经及心血管系统有直接兴奋作用,并加强其对儿茶酚胺的敏感性,使心率加快,心输出量增加。

【临床应用】

1. 适应证

(1) 呆小病:对呆小病治疗越早,疗效越好。呆小病若及早诊治,则以后小儿发育可正常。否则,躯体虽能正常发育,但智力仍然低下,对呆小病应终身治疗。

(2) 甲减:用于各种原因引起的甲减的替代治疗。可从小剂量开始,逐渐增加至所需剂量。待病情稳定后,改用维持量,并可选用一个适合于长期应用的剂量。对腺垂体功能减退者在应用甲状腺素前应先补充肾上腺皮质激素,防止发生肾上腺危象。黏液性水肿昏迷患者必须给予紧急处理，先给予 T_3 治疗，待患者神志清醒后，再改服甲状腺素。

(3) 单纯性甲状腺肿：给予适量甲状腺素可补充内源性甲状腺激素的不足，同时抑制 TSH 的分泌，以缓解甲状腺组织的增生肥大。

(4) 甲状腺术后：可作为甲状腺切除术后的替代治疗。并可抑制 TSH 的分泌，防止术后出血。对甲状腺癌术后的患者用本品以延缓或防止甲状腺癌的复发。

(5) 在甲亢治疗中的应用：预防药物性甲减，防止甲状腺肿大和突眼，对中、重度甲亢，小儿、妊娠甲亢时较适宜。一般经抗甲状腺药物治疗后症状缓解、甲状腺功能恢复正常后加用甲状腺素。甲状腺素可反馈抑制 TSH 的分泌，防止甲状腺的肿大，预防甲亢复发。

(6) 治疗突眼症，能阻滞垂体产生促突眼物质，减轻突眼，与泼尼松合用效果较好。

2. 剂量与用法

(1) 成人常用量：开始每日口服 25~50μg，每隔 3~4 周增加 50μg，直到完全替代剂量，一般剂量为每日 12.5~150μg；维持量约为每日 75~100μg。高龄患者、心功能不全者初始治疗可从每日 12.5~25μg 开始，以后根据病情逐渐增量，一般每日 50~100μg 即可。病情加重的甲减，可用至每日 200~300μg。

(2) 小儿常用量：6 个月以内小儿每日 6~8μg/kg；6~12 个月每日 5~6μg/kg；1~5 岁每日 3~5μg/kg；6~12 岁每日 3~4μg/kg；大于 12 岁每日 2~3μg/kg，开始用替代量的 1/3~1/2，以后根据病情逐渐加量，直至成人量，通常为每日 50~150μg。

(3) 静脉注射：适用于黏液性水肿昏迷或木僵状态，开始静注 200~400μg，以后每日 50~100μg，直到患者清醒后改为口服。即使是老年人，一般用 100~300μg，如症状未改善，应每日持续静脉小剂量应用，直到患者的症状缓解再改用口服药物。小儿静注每日用量通常相当于小儿口服量的 75%。

【药物不良反应与防治】

1. 过量可引起甲状腺功能亢进的症状，如心悸、多汗、失眠、食欲亢进、大便次数增多和体重减轻等。重者可出现呕吐、腹泻及发热等。出现上述症状应及时减量。

2. 老年或患有心脏病者服药后可发生心悸、心绞痛、心衰竭和心律失常等。一旦发生应立即停药，可用β受体阻滞剂、扩血管药及抗心律失常等药治疗。停药一周后再考虑从小剂量开始服用。

【药物相互作用】

1. 利福平、卡马西平、苯妥英钠、氯喹和巴比妥有酶诱导作用，可加速甲状腺激素的代谢，降低其疗效，需要增加替代治疗的剂量。

2. 甲状腺素与蛋白高度结合，可与其他蛋白结合率高的药物卡马西平、苯妥英钠、阿司匹林、双香豆素类及口服降血糖药等产生竞争性结合，增加对方药物在血浆中的游离量，从而增强其作用，加重不良反应。

3. 硫糖铝、氢氧化铝、碳酸钙、考来烯胺和铁盐可降低本品在胃肠道的吸收，应间隔4~5小时服用。

4. 本品与洛伐他汀合用，后者可将甲状腺激素从其结合部位置换出来，使血清甲状腺素浓度升高。

【注意事项】

1. 对本品过敏者禁用。

2. 心血管疾病如冠心病、心绞痛、心肌梗死、高血压等慎用。

3. 本品服用后起效缓慢，几周后才能达到最高疗效。重症甲减及黏液水肿昏迷患者宜先静脉应用本品进行抢救，病情稳定后再口服本品，逐渐增加剂量至生理替代量；如伴有腺垂体功能减退或肾上腺皮质功能不全患者，应先补充糖皮质激素再补充甲状腺激素，防止出现肾上腺危象。

4. 60岁以上老年患者对甲状腺激素较敏感，其替代需要量比年轻人约低25%。

5. 本药只有极少量可透过胎盘,故孕妇用适量本药对胎儿无不良影响。

【临床评价】本品作用较甲状腺片强,体内贮量大,且维持时间较长,近似于生理激素,适用于甲状腺激素的替代治疗,口服制剂优甲乐目前已广泛应用于临床。在一般治疗剂量多数无明显不良反应发生,治疗效果明显,是目前治疗甲减常用的、较为理想的药物。根据患者的具体病情选用药物剂量,一般无明显不良反应发生。

【制剂与规格】

片剂:每片25μg;50μg;100μg。

注射剂:每支100μg(1ml);200μg(2ml);500μg(5ml)。

甲状腺片

（干甲状腺,Thyroid Tablets）

【药动学】口服吸收50%~70%,蛋白结合率在99%以上。表观分布容积(Vd)为40L/kg。甲状腺素在外周脱碘并经肝脏代谢灭活,由胆汁分泌,经粪便及尿排泄。亦可通过胎盘及乳汁分泌。其半衰期为6~7天。

【药理作用】参见左甲状腺素。

【临床应用】

1. 适应证　适用于甲减的治疗,如地方性甲状腺肿、呆小症等病的治疗。

2. 剂量与用法

(1) 呆小病:1岁以内每日8~15mg,1~2岁每日20~40mg,2岁以上每日为30~120mg。

(2) 甲减:开始每日20~40mg,可视病情逐渐加至每日60~120mg,维持量一般每日40~80mg。

(3) 单纯性甲状腺肿:开始每日40~80mg,根据病情可增至每日60~80mg,疗程一般3~6个月。

(4) 甲状腺术后:一般每日40~80mg,视病情而定。

(5) 甲亢中的应用:一般在甲亢经用抗甲状腺药治疗过程中应用。当症状控制、甲状腺功能正常、药物开始减量、TSH开始升高时应用,每日 20~80mg,视病情确定用量。

【药物不良反应与防治】参见左甲状腺素。

【药物相互作用】参见左甲状腺素。

【注意事项】因甲状腺片可通过胎盘及乳汁分泌,在妊娠及哺乳期妇女应慎用。如甲减妇女需要妊娠时,应先进行甲减的治疗,待甲状腺功能正常后再妊娠,防止妊娠期,尤其是妊娠早期应用大剂量的甲状腺片,导致胎儿的甲状腺功能紊乱。因本品的半衰期为 6~7 天,起效慢,故不适用于黏液性水肿昏迷患者的抢救。因药物排泄慢,在应用初期疗效不明显,但不应盲目加量,防止药物蓄积。

【临床评价】甲状腺片是治疗甲减最常用的药物之一。由于甲状腺片的产地不同,其作用及其疗效也不一致,纯度高的作用较明显,但其作用均不如左甲状腺素强,所以目前应用较少,已逐渐被左甲状腺素所替代。对轻、中度甲减患者,用甲状腺片可获得较好疗效,但对较重患者,需应用作用强的甲状腺制剂如碘塞罗宁钠、左甲状腺素钠等药物。在甲亢治疗过程中需加用甲状腺素者,应用小剂量甲状腺片即可达到治疗目的。

【制剂与规格】片剂:每片 10mg;40mg;60mg。

三碘甲状腺原氨酸

(Triiodothyronine, T_3, 碘塞罗宁, Liothyronine)

【药动学】本药经胃肠道吸收完全,口服吸收约 90%~95%,蛋白结合率为 99% 以上,半衰期为 33 小时。T_3 的生物活性较 T_4 强 3~4 倍,其游离型为 T_4 的 10 倍,作用快而强,排泄亦快,维持时间短。与 T_4 相比,T_3 与血浆蛋白结合率较低,约 0.3% 以游离形式存在。在甲状腺功能正常情况下,T_3 在血中的半衰期约为 1~2 天,在甲状腺功能减退时略延长,在甲状腺功能亢进时约为 0.6 天。本药极少量可透过胎盘,乳汁分泌甚微。

【药理作用】本药为人工合成的三碘甲腺原氨酸(T_3)的钠盐,其与受体的亲和力较 T_4 高 20 倍,为主要的具有活性的甲状腺激素。T_4 进入靶细胞后转化为 T_3 而发挥作用。T_3 与核内特异性受体结合后,后者被激活,从而与 DNA 上特异的序列结合,调控甲状腺激素的靶基因的转录和表达,促进新生蛋白质包括特殊酶系的合成,从而调节蛋白质、碳水化合物和脂肪三大物质以及水、盐和维生素的代谢。

【临床应用】

1. 适应证 用于黏液性水肿及其他严重甲状腺功能减退状态,以及甲状腺激素抵抗综合征或外周甲状腺激素代谢障碍引起的甲状腺功能减退。也用于甲状腺功能诊断药。

2. 剂量与用法

(1) 甲减:成人开始剂量一日 10~20μg,分 2~3 次口服,隔 1~2 周递增 10~20μg,直至甲状腺功能恢复正常。维持量为一日 25~50μg。儿童体重在 7kg 以下者开始时一日 2.5μg;7kg 以上者一日 5μg。以后每周酌情增加剂量,维持量为一日 10~20μg,分次口服。

(2) 甲亢的诊断:即 T_3 抑制试验,一日 80μg,分 3~4 次口服,连用 7~8 日。服药前后进行放射性碘摄取试验,甲亢者甲状腺对碘的摄取不被抑制,而正常人则受抑制。

(3) 抢救黏液性水肿昏迷:首次剂量为 40~120μg,以后隔 6 小时 5~15μg,直到患者清醒后改为口服。

【药物不良反应与防治】正常剂量下用药,未观察到明显不良反应。使用过量则引起心动过速、心悸、心绞痛、心律失常、头痛、神经质、兴奋、不安、失眠、骨骼肌痉挛、肌无力、震颤、出汗、潮红、怕热、发热、腹泻、呕吐、体重减轻等类似甲亢的症状。可出现皮肤过敏反应。本药可诱发肌无力、绝经前妇女骨质疏松,并可有药物热。

【注意事项】

1. 禁忌证 对甲状腺激素过敏的患者;甲状腺危象。

2. 慎用 心绞痛、动脉硬化、冠心病、高血压、心肌梗死等心血管疾病患者；内分泌疾病患者，包括糖尿病、尿崩症、艾迪生病等。

3. 药物对老人的影响 老年患者慎用。因老年人对甲状腺激素较敏感，超过60岁者甲状腺激素替代需要量比年轻人约低25%。

4. 药物对妊娠的影响 本药只有极少量可透过胎盘，故孕妇用适量本药对胎儿无不良影响。美国食品与药品管理局(FDA)对本药的妊娠安全性分级为A级。

5. 药物对哺乳的影响 本药由乳汁分泌甚微，故乳母用适量本药对婴儿无不良影响。

【临床评价】用药应高度个体化，正确掌握剂量，根据病情变化及时调整剂量。因本药起效快、血药浓度不稳定，主要用于治疗需要迅速见效的重症甲减患者和黏液性水肿昏迷患者，一般不用于甲减的长期口服甲状腺素替代治疗。高龄患者、有心功能不全的患者或重症患者使用本品从小剂量开始，根据病情调整剂量。有腺垂体功能减退或肾上腺皮质功能不全的患者应先用皮质类固醇，然后再用本药。在伴有心血管病的甲减患者应用本品时，要注意心肌缺血或心律失常的出现，防止用药过快或过量。

【制剂与规格】片剂：每片20μg。

注射剂：每支20μg。

第四节 促甲状腺激素

促甲状腺素

(Thyrotrophin, Thyroid Stimulating Hormone, TSH)

【药理作用】在甲状腺功能不足的情况下，能促使甲状腺合成并分泌甲状腺素，但如果甲状腺组织已被破坏，则不能产生该作用。

【临床应用】

1. 适应证

(1) 用于 TSH 试验,区别原发性或继发性甲减。

(2) 用于提高甲状腺癌转移病灶吸 ^{131}I。

2. 剂量与用法　TSH 试验:每次 10μg,每日 2 次肌注,共 3 日,注射前后测定甲状腺吸 ^{131}I 率或血浆蛋白结合碘。用于甲状腺癌转移病灶,每次 10μg,每日 1 次肌注,共 7 日,使转移病灶吸 ^{131}I 率提高后,再给予治疗量碘。

【药物不良反应与防治】少数患者可出现过敏反应。有的患者可出现轻微的恶心、呕吐、头痛、荨麻疹等。

【注意事项】冠心病患者禁用。原发性或继发性肾上腺皮质功能不全者慎用。

【临床评价】TSH 只作为一种诊断用药,对甲状腺功能亢进或减退的治疗无明显帮助。

【制剂与规格】注射剂:10μg(6ml)。

普 罗 瑞 林

(Protirelin)

【药理作用】本品可刺激腺垂体分泌促甲状腺素,从而刺激甲状腺合成分泌甲状腺素,循环中过高的甲状腺素对促甲状腺素释放激素和促甲状腺素的分泌又起负反馈调节作用。此外,本品还能刺激泌乳素的释放。

【临床应用】

1. 适应证　用于诊断 Graves 病、内分泌性突眼症、甲减等。

2. 剂量与用法　通常静注本品 200~500μg,观察血中促甲状腺激素水平的变化。正常人注射后 15~30 分钟达峰值,为基础值的 2~3 倍以上;Graves 病、内分泌性突眼症、继发于腺垂体功能不足的甲状腺功能减退无反应;原发性甲减,使得本已很高的促甲状腺素呈更高反应。

【药物不良反应与防治】可见头晕、头痛、恶心、口腔异味、面部潮红等，偶可出现低血压或血压升高、心率加快。卧位姿势给药可减少低血压的发生。

【药物相互作用】本品对促甲状腺素的调节受去甲肾上腺素、多巴胺的影响，α-受体阻滞剂及左旋多巴可抑制其作用，溴隐亭也影响其作用。

【注意事项】对原来已有腺垂体功能减退的患者，应用本品后易导致促甲状腺素的进一步不足，所以对重症患者不宜用。严重心功能不全、支气管哮喘者慎用。

【临床评价】本品只作为一种诊断用药，对甲状腺功能亢进或减退的治疗无明显帮助。

【制剂与规格】注射剂：200μg；500μg。

第五节 碘 剂

碘(Iodine)和碘化物是治疗甲状腺疾病最古老的药，常用的碘剂有碘化钾、碘化钠、复方碘口服溶液等。

碘和碘化物

(Iodine and Iodides)

【药动学】本品由胃肠黏膜吸收入血，在血中以无机碘离子形式存在。甲状腺对碘有特殊亲和力，比其他组织的吸碘能力强数百倍。每日生理摄入量的碘有一半由甲状腺摄取，其余一半在体内分布，其分布方式与氯化物及溴化物相似。主要随尿排泄，且较氯化物及溴化物的排泄更为迅速，一部分亦出现于唾液、泪液、胆汁及乳汁中。

【药理作用】碘是合成甲状腺激素的原料，但不同剂量的碘对甲状腺功能的影响不同。

1. 小剂量碘剂 补充生理量的碘(如含碘食盐中含有1/10万~1/2万的碘化钾)可纠正因缺碘造成的甲状腺代偿性肿大，

并可抑制促甲状腺素的分泌，用于防治地方性甲状腺肿有良好的疗效。

2. 大剂量碘剂 产生抗甲状腺作用，抑制甲状腺球蛋白水解酶，阻碍 T_3、T_4 的释放。其次还可通过抑制过氧化物酶，阻止酪氨酸碘化和碘化酪氨酸的缩合过程，抑制甲状腺激素的合成。服用大剂量的碘还能拮抗促甲状腺素对甲状腺细胞的刺激作用，使甲状腺组织退化、血管减少、腺体缩小、质地变硬。以上抗甲状腺作用在甲亢时尤为明显，但由于持续时间短暂（最多2周），服用时间过长，不仅作用消失，且能使病情加剧，故不作为常规的抗甲状腺药。

【临床应用】

1. 适应证

(1) 防治单纯性（地方性）甲状腺肿：应用小剂量补充碘剂，防止发生甲状腺肿。

(2) 甲状腺危象：大剂量碘剂的抗甲状腺作用快而强，甲状腺危象时应用本品能迅速缓解症状，但必须同时配合应用硫脲类抗甲状腺药物。

(3) 甲亢术前准备：碘剂能使甲状腺组织质地变硬，血管减少，有利于手术的进行，并可减少出血。一般在术前先服抗甲状腺药物至症状基本控制后，术前2周再加用碘剂。

2. 剂量与用法

(1) 预防地方性甲状腺肿：一般每日100μg。

(2) 治疗单纯性（地方性）甲状腺肿：每日1~10mg，连服1~3个月后，休息30~40天，约1~2个月后剂量逐渐增大至每日20~25mg，总疗程3~6个月。或服复方碘口服溶液一日1~2滴，连服30日，休息10天后再服。

(3) 甲状腺危象：首剂用复方碘口服溶液3.6ml，以后每6小时服1.8~2.7ml。必要时需静脉应用。

(4) 甲亢术前准备：术前2周服复方碘口服溶液，一日3次，每次从5滴逐日增至15滴。

【药物不良反应与防治】

1. 过敏反应 少数人对碘过敏。在用药后即刻或几小时出现血管神经性水肿、上呼吸道黏膜刺激症状,严重的可发生喉头水肿以至窒息、过敏性休克。对碘过敏者禁用。出现过敏反应需立即停药,进行抢救、治疗。

2. 慢性毒性反应 长期服用可出现口内铜腥味、喉部烧灼感、唾液增多、鼻炎、眼部刺激症状等,应酌情减量或停药。

3. 诱发甲状腺功能紊乱 长期服用碘剂可诱发甲亢、甲状腺功能减退和甲状腺肿。碘还可通过胎盘或进入乳汁,引起新生儿甲状腺肿。

【药物相互作用】增加食盐摄入或大量饮水,均能加速碘的排泄。

【注意事项】

1. 活动性肺结核患者禁用。孕妇及哺乳期妇女慎用。

2. 用于补充碘缺乏所致的甲状腺肿时,应根据国家规定使用碘盐或碘油;用于甲亢术前准备时,先应用抗甲状腺药物,待甲状腺功能恢复正常后,再加用碘剂;甲状腺危象时需静脉用药,避光静滴。

3. 本品应避光,密封保存。

【临床评价】长期小剂量补充碘剂可防止地方性甲状腺肿的发生;大剂量、短期应用碘剂具有封闭甲状腺的作用,可防止已经合成的甲状腺素的继续释放,适用于甲状腺危象时的抢救,能缓解甲状腺危象的病情;作为甲亢的术前准备,碘剂能防止手术中甲状腺素的释放,并防止术后甲状腺危象的发生,碘剂是甲亢术前准备不可缺少的药物。对碘剂过敏者很少见。在应用过程中注意防止过量而诱发甲亢。

【制剂与规格】碘化钾片剂:每片 10mg。

溶液剂:复方碘溶液(Liquor Iodine Compound,卢戈液,Lugol's Solution):为含碘 5%、碘化钾 10% 的水溶液。

第六节　糖皮质激素

氢化可的松

(氢可的松,可的索,皮质醇,Hydrocortisone,Cortisol)

【药动学】本品口服吸收快而完全,Tmax 为 1~2 小时,一次服药可维持 8~12 小时。磷酸酯或琥珀磷酸酯水溶性增加,肌内或皮下注射后迅速吸收,Tmax 为 1 小时。但醋酸氢化可的松的溶解度很差,一般用其混悬液。肌内注射吸收缓慢,一次注射可维持 24 小时。如作关节腔内注射,一次注射可维持约 1 周。氢化可的松进入血液后,蛋白结合率(BPCR)约 90%,其中 80% 与皮质激素转运蛋白结合,10% 与白蛋白结合,主要在肝脏代谢,最终以葡萄糖醛酸或硫酸结合形式及部分未结合形式由尿排出。半衰期为 80~144 分钟,生物学作用半衰期约为 8~12 小时。

【药理作用】本品原是一种天然糖皮质激素,现已人工合成。抗炎作用为可的松的 1.25 倍,还具有免疫抑制、抗毒素、抗休克等作用,对造血系统、中枢神经系统、消化系统亦有作用。此外,还具一定程度的盐皮质激素活性。

1. 对代谢的影响

(1) 糖代谢:糖皮质激素能抑制外周组织对葡萄糖的摄取和利用,增加糖原异生,使血糖升高和糖耐量降低。

(2) 蛋白质代谢:使蛋白质分解代谢加强,抑制蛋白质的合成,造成负氮平衡,并抑制肌肉细胞对葡萄糖和氨基酸的摄取和利用,使肌肉萎缩。

(3) 脂肪代谢:促进脂肪分解和脂肪重分布,出现向心性肥胖。

(4) 水盐代谢:有贮钠排钾作用,维持酸碱平衡,能增加肾小球滤过率和肾血流,抑制抗利尿激素的释放。

2. 对中枢神经系统的作用　通过对正常血浆葡萄糖浓度、

血液循环和体内电解质平衡等方面的调节，来维持中枢神经系统的正常功能。当糖皮质激素不足或过多时，都可引起精神失常。

3. 对心血管系统的作用　减少心肌耗氧量，增加心输出量，增强血管对儿茶酚胺的反应性，使微循环血管收缩，维持正常血压。

4. 对血细胞及造血系统的作用　能增加血液中红细胞计数和血红蛋白浓度，阻碍红细胞被吞噬，并可促使白细胞从骨髓进入血液，使血中白细胞增高，使淋巴细胞减少。大剂量可使血小板增多并提高纤维蛋白原浓度，缩短凝血时间。

5. 免疫抑制作用　可抑制巨噬细胞对抗原的吞噬和处理，阻碍淋巴母细胞增殖，加速淋巴细胞的破坏和解体，小剂量抑制细胞免疫，大剂量抑制体液免疫，使抗体生成减少。

6. 抗炎作用　糖皮质激素具有很强的抗炎作用，对各种因素(包括细菌性、化学性、机械性和过敏性等)所引起的炎症反应，均有明显抑制作用。在炎症早期能抑制炎症细胞(淋巴细胞、粒细胞、巨噬细胞等)向炎症部位移动，抑制前列腺素(PGs)和白三烯(LTs)等致炎活性物质的合成，稳定溶酶体膜，减少5-羟色胺、缓激肽、慢反应物质的释放，增加血管对儿茶酚胺的敏感性，使血管收缩，降低毛细血管通透性，减少渗出，从而缓解红、肿、热、痛等症状；在后期可抑制成纤维细胞的增生，减少胶原生成，延缓肉芽组织生成，防止粘连和瘢痕形成，减轻后遗症。

7. 抗毒素作用　提高机体对细菌内毒素的耐受力，缓和机体对内毒素的反应，减轻细胞损伤，缓解毒血症状，并能抑制下丘脑对致热原的反应，抑制白细胞致热原的生成和释放，降低体温调节中枢对致热原的敏感性，对高热有退热作用。

8. 抗休克作用　能抑制缩血管活性物质的缩血管作用，解除小动脉痉挛，稳定溶酶体膜，减少心肌抑制因子的形成，防止心肌收缩减弱、心输出量降低，能改善微循环，对中毒性休克、低血容量性休克、心源性休克都有对抗作用。

9. 对消化系统的作用　能刺激消化腺的分泌功能，促进胃酸和胃蛋白酶分泌，可提高食欲、促进消化。

10. 减轻结缔组织的病理增生。

【临床应用】

1. 适应证

(1) 替代治疗：急、慢性肾上腺皮质功能减退(包括肾上腺危象)、腺垂体功能减退及肾上腺次全切除术后行替代治疗。

(2) 严重感染并发的毒血症：如中毒性肺炎、中毒性痢疾、暴发型流行性脑脊髓膜炎、暴发型肝炎、重症伤寒、急性粟粒性肺结核、猩红热、败血症等。在应用有效的抗生素控制感染的同时，可用本品作辅助治疗。

(3) 过敏性疾病：如支气管哮喘、哮喘持续状态、血清病、血管神经性水肿等可用本品缓解症状。

(4) 抗休克治疗：感染中毒性休克，在应用抗生素的同时，可早期、短时间、大剂量突击使用本品，产生效果后即可停药。对过敏性休克，可与首选药肾上腺素合用。低血容量休克时，首先应补液、补充电解质或输血，疗效不佳时可合用本品。

(5) 防止某些炎症的后遗症：如结核性脑膜炎、胸膜炎、心包炎、风湿性心瓣膜炎、虹膜炎、角膜炎、视网膜炎、视神经炎、烧伤等，早期应用可防止后遗症的发生。

(6) 其他：甲状腺危象、黏液性水肿昏迷、器官移植术后的急性排异反应、严重天疱疮、剥脱性皮炎等可应用本品。对关节炎、腱鞘炎、肌腱劳损等可鞘内注射或关节腔注射。对接触性皮炎、湿疹、牛皮癣等可局部用药。

2. 剂量与用法

(1) 大剂量突击疗法：用于严重中毒性感染、休克、哮喘持续状态、肾上腺危象、急性排异反应、严重皮肤病如剥脱性皮炎、天疱疮等，首剂可静滴200~300mg，根据病情调整用量。疗程不超过3天。

(2) 小剂量替代疗法：用于慢性肾上腺皮质功能减退症、腺垂体功能减退及肾上腺皮质次全切除术后，氢化可的松每日

10~20mg 口服。

(3) 治疗过敏性及免疫性疾病：如支气管哮喘、痛风、类风湿性关节炎、自身免疫性甲状腺疾病等，每次口服 20mg，一日 1~2 次。

(4) 局部用药：①1% 醋酸氢化可的松软膏，用于过敏性皮炎、脂溢性皮炎、瘙痒症等；②醋酸氢化可的松滴眼液，用于虹膜睫状体炎、角膜炎、结膜炎等；③皮炎膜用于治疗神经性皮炎，将皮损处洗净晾干，将容器置于距患部约半尺处，摇动后压阀门喷头，药液呈雾状喷出，干后患部形成薄膜，可隔绝外界对皮损的刺激，使皮损处保持较长时间的稳定。

(5) 甲状腺疾病：甲状腺危象、黏液性水肿昏迷时根据病情可应用 100~200mg 静滴，以后根据病情变化酌情应用。

【药物不良反应与防治】

1. 库欣综合征 长期大量应用可引起库欣综合征的表现，停药后可能症状逐渐减轻，必要时适当减量，并给予降压、降糖等对症治疗。

2. 类固醇性糖尿病 长期大量应用时可发生血糖升高，停药后可逐渐缓解，如不能停药者，应给予胰岛素治疗。

3. 骨质疏松和肌萎缩 长期大量应用可促进蛋白质分解，形成负氮平衡，出现肌肉萎缩。骨质形成障碍、骨质脱钙等可致骨质疏松，严重者可发生骨缺血性坏死或病理性骨折。

4. 并发或加重感染 长期应用可使机体防御功能降低，诱发感染或使体内潜在病灶扩散，还可使原来静止的结核病灶扩散、恶化。故在应用糖皮质激素前应详细询问病史、明确诊断，有感染者需同时应用抗生素，有活动性结核病变时，须先抗结核治疗。在用于急性病毒感染时，由于抑制干扰素的合成，削弱人体抗病毒感染的非特异性免疫力，有时可使病变扩散。

5. 诱发和加重溃疡病 长期应用激素可使胃酸、胃蛋白酶分泌增加，抑制胃黏液的分泌，削弱黏液层的保护作用，使胃黏膜更易受到逆向弥散的氢离子的损害，可诱发和加重溃疡病，甚至造成消化道出血或穿孔。所以在用激素过程中出现胃酸过多时,应加用抗酸药。

6. 诱发精神症状 由于激素对中枢神经系统有兴奋作用,长期应用可致失眠、欣快、激动、幻觉、精神失常,甚至诱发精神病。儿童应用大剂量时可引起惊厥。

7. 眼并发症 因激素可使眼前房角小梁网状结构的胶原束肿胀,使房水的流通受阻,可致眼压升高,尤其在有遗传倾向、高度近视或糖尿病患者,则可发生不可逆的青光眼或失明。局部应用易引起真菌性角膜炎的发生。单纯性疱疹应用激素可使病情加重,发生角膜溃疡。

8. 致畸作用 可致胎儿先天性畸形,发生心脏和中枢神经系统的异常。

9. 医源性肾上腺皮质功能不全 长期大剂量应用糖皮质激素,可反馈性抑制下丘脑促肾上腺皮质激素释放因子(CRF)和腺垂体促肾上腺皮质激素(ACTH)的分泌,减量过快或突然停药可引起肾上腺皮质功能不全。少数患者在遇到严重应激情况时可发生肾上腺危象。所以在停药前应缓慢减量,并可给予促皮质素(ACTH)每周 1~2 次,每次 12.5U 肌注。

10. 激素停用后综合征 短期大量激素治疗突然停药后 24~48 小时,可出现情绪消沉、发热、恶心、呕吐、乏力、肌肉关节酸痛等,这是由于体内激素水平突然下降所致。一旦发生可再用激素,缓解症状后逐渐减量。

11. 反跳现象 指某些疾病经激素治疗后症状缓解,突然停药或减量太快而使原病复发或恶化。此时可恢复激素的原剂量,待症状缓解后再缓慢减量。

【药物相互作用】

1. 与噻嗪类利尿剂、洋地黄类或两性霉素 B 等合用时,均能促使排钾,可发生低钾血症。与洋地黄合用时,可诱发和加重洋地黄中毒,应注意补钾。

2. 与苯妥英钠、苯巴比妥、利福平等肝药酶诱导剂合用时,可使激素代谢加快，血浓度迅速下降，所以合用时应适当加大糖皮质激素用量。

3. 与阿司匹林、吲哚美辛合用治疗风湿病时，可增加疗效。但两者均有明显的胃肠刺激作用可引起消化道溃疡或出血。

4. 与降糖药或胰岛素合用，因激素可使血糖升高，能减弱口服降糖药或胰岛素的作用，合用时应适当增加降糖药的剂量。

5. 与口服抗凝血药合用可使其作用减弱，合用时需适当加大抗凝血药的剂量。

6. 与雌激素合用，雌激素可增强糖皮质激素的作用，两药合用时糖皮质激素应减少原剂量的 1/3~1/2。

7. 与免疫抑制剂合用，两者均具有免疫抑制作用，使免疫抑制作用增强。

8. 与茶碱类合用可使茶碱的代谢加速、血浓度下降，两者合用时可适当增加茶碱类剂量。

9. 与扑痫酮、卡马西平合用，后两者具有酶促作用，可使糖皮质激素代谢加速。

10. 与肌松药合用，因使血钾降低，可增加肌松药的作用。

11. 与保泰松合用可使水、钠潴留作用加重。

【注意事项】应用过程中注意要根据病情及时调整用量，防止用量过大，导致医源性库欣综合征和骨质疏松等。应定期监测血糖、血钾、血压、血象等，防止不良反应的发生。本品注射剂为醇溶液，中枢抑制或肝功能不全的患者尽可能不用。对乙醇过敏者禁用。有精神病或癫痫病史者禁用或慎用。

【临床评价】是目前补充糖皮质激素最主要的药物，药物作用广泛，用途广，是临床上不可缺少的药物。在抢救肾上腺危象、过敏性休克、哮喘持续状态、甲状腺危象、黏液性水肿昏迷等危重症中发挥了重要的作用。在系统性红斑狼疮、风湿病、免疫性血管炎等自身免疫性疾病治疗中是不可缺少的重要治疗药物。

【制剂与规格】片剂：每片 10mg；20mg。

注射剂：稀乙醇溶液：10mg(2ml)；25mg(5ml)；50mg(10ml)；100mg(20ml)。醋酸氢化可的松：125mg(5ml)；琥珀酸钠氢化可的松：135mg(相当于氢化可的松100mg)。

滴眼剂：15mg(3ml)。

气雾剂：0.25%(皮炎膜)。

软膏剂：1%。

醋酸泼尼松

(强的松，去氢可的松，Prednisone，Acetate，Meticorten，Deltacortone)

【药动学】本品经口服吸收，其生物半衰期为60分钟。体内分布以肝中含量最高，其次为血浆。本品在肝内将11-酮基还原为11-羟基而显药理作用。

【药理作用】同氢化可的松。由于在C1，2导入双键，水、钠潴留及排钾作用比可的松小，抗炎及抗过敏作用增强。

【临床应用】

1. 适应证

(1) 自身免疫性疾病：如系统性红斑狼疮、类风湿性关节炎、风湿热、肾病综合征、慢性活动性肝炎、溃疡性结肠炎、自身免疫性溶血性贫血、特发性血小板减少性紫癜、自身免疫性甲状腺疾病如亚急性甲状腺炎等。

(2) 休克：治疗急性心肌梗死或心脏传导阻滞所引起的心源性休克，可选用泼尼松辅助治疗。

(3) 变态反应性疾病：药物性皮炎、过敏性疾病，均可选用泼尼松口服。

(4) 感染性疾病：以渗出为主的结核病，在抗结核治疗后，为防止发生纤维增生及粘连的后遗症，可给予泼尼松等糖皮质激素治疗。

(5) 器官移植的排异反应：常用泼尼松及其他免疫抑制剂来防止排异反应或延迟其发生。

(6) 白血病、造血组织肿瘤及实体瘤。

(7) 眼科疾病:可用于治疗结膜炎、角膜炎、视网膜炎和视神经炎等非特异性眼炎和过敏性眼部疾病。

(8) 皮肤病:如重症药物性皮炎,瘢痕疙瘩及增生性瘢痕、局部皮损等。

(9) 本品因盐皮质激素活性很弱,故不适用于原发性肾上腺皮质功能减退的替代治疗。

2. 剂量与用法

(1) 对于系统性红斑狼疮、肾病综合征、溃疡性结肠炎、自身免疫性甲状腺疾病、溶血性贫血等自身免疫性疾病,可给予泼尼松每日 40~60mg,病情稳定后逐渐减量。维持量时可采用隔日给药,即把 48 小时用量,在早晨 8 时一次服用,其疗效与每日用药相同,而对下丘脑、垂体、肾上腺皮质抑制较轻。

(2) 对于药物性皮炎、荨麻疹、支气管哮喘等过敏性疾病,可给予泼尼松每日 20~40mg,待症状减轻后开始减量,每隔 1~2 日,减少 5mg。

(3) 防止器官移植的排异反应,一般在术前 1~2 日开始每日口服泼尼松 100mg,术后第 1 周改为每日 60mg,以后逐渐减量。

(4) 治疗急性白血病,泼尼松与其他药物组成联合化疗方案,一般每日 40~60mg,分次口服。治疗慢性白血病时,一般在短期内给予较大剂量,每日口服 60~80mg,症状缓解后减量。治疗恶性淋巴瘤,泼尼松与其他抗肿瘤药物合用,一般间歇给药,剂量为每日 40~100mg/m^2,连续用 5 天或 7 天,然后在 2~4 周内逐渐减量而停用。治疗多发性骨髓瘤,泼尼松一般与环磷酰胺或苯丙氨酸氮芥(美法仑)合用,每日 60~80mg,4~5 日为一疗程。

(5) 缓解恶性肿瘤转移的症状,多用大剂量泼尼松,每日 60~80mg,再以化疗巩固疗效。

(6) 治疗亚急性甲状腺炎:从每日 20~30mg 开始,服用 5~7 日后逐渐减量至每日 5~10mg,一般应用 1~2 个月病情控制后停药。

【药物不良反应与防治】

1. 已长期应用本品的患者,在手术时及术后 3~4 日须酌情增加用量,防止发生肾上腺皮质功能不足。因能影响伤口的愈合,外科患者尽量不用。

2. 本品需经肝脏代谢活化为泼尼松龙或氢化可的松才有效,故肝功能不良者不宜应用。

3. 其余不良反应同氢化可的松。

【药物相互作用】同氢化可的松。与环孢素合用时,泼尼松的代谢受抑制。与抗癌药合用时,免疫系统抑制加重。

【注意事项】本品为口服制剂,多用于自身免疫性疾病的长期治疗,所以用量较大,时间较长,易发生不良反应,引起满月脸、向心性肥胖等库欣综合征的表现,并可出现骨质疏松、发生病理性骨折,应注意及时调整用量,防止用量过大,尽量减轻不良反应。

【临床评价】是临床上常用的口服糖皮质激素,在治疗系统性红斑狼疮、风湿病、肾病综合征、自身免疫性甲状腺疾病、某些血液病等自身免疫性疾病中是最重要的药物,也是某些肿瘤、白血病等恶性肿瘤化疗方案中的药物,具有良好的治疗效果。在甲状腺疾病中,主要用于亚急性甲状腺炎的治疗。

【制剂与规格】片剂:每片 5mg。

软膏剂:0.5%。

地塞米松

(氟甲去氢氢化可的松,氟美松,Dexamethasone,
Dexasone,Decadron,Oradexone,Hexadrol)

【药动学】本品口服吸收快而完全。其磷酸酯水溶性增加,肌肉或皮下注射后迅速吸收,Tmax 为 1 小时;本品注射后 Tmax 为 8 小时。其生物半衰期约为 190 分钟,组织半衰期约为 3 日。

【药理作用】同氢化可的松。本品的抗炎、抗过敏、抗休克作用比泼尼松更显著,而对水钠潴留和促进排钾作用较轻微,对垂体、肾上腺皮质的抑制作用较强。

【临床应用】

1. 适应证

(1) 支气管哮喘或哮喘持续状态：可兴奋腺苷酸环化酶，抑制磷酸二酯酶，增高 cAMP 水平，从而提高支气管 β 受体对拟肾上腺素药及茶碱类的敏感性，间接发挥支气管解痉作用，并通过发挥抗炎、抗过敏作用，以缓解支气管痉挛、减轻支气管充血水肿、减少黏液分泌。

(2) 用于治疗过敏性疾病：如过敏性皮炎、药疹、荨麻疹、过敏性紫癜等。

(3) 重症的辅助治疗：可用于感染性休克、过敏性休克及急性心肌梗死或心脏传导阻滞所引起的心源性休克的辅助治疗。也用于甲状腺疾病重症如甲状腺危象、黏液水肿性昏迷等的辅助治疗。

(4) 中毒性疾病：能缓解由细菌、病毒感染所引起的中毒症状，有良好的退热作用。

(5) 溃疡性结肠炎：与锡类散等合用做保留灌肠，可缓解症状。

(6) 用于库欣综合征的诊断：做过夜、小剂量、大剂量地塞米松抑制试验。服药后皮质醇水平较服药前降低 50% 以上者，可排除本病；如降低 50% 以下者，要考虑本病。

(7) 治疗顽固性咯血：每日 10~20mg，加入 1000ml 液体中静脉点滴，一般 6~8 小时滴完。紧急时可用 10mg 推注，再静滴 2~3 日后，视病情停药或改口服维持，巩固疗效。用药 7 日不止血者，停药、改用其他方法止血。

(8) 治疗急性化学性肺水肿：宜早期足量应用，本品 10~20mg 加葡萄糖注射液 20ml 静注，每日 1 或 2 次。

2. 剂量与用法　口服：一日 0.75~6mg，分 2~4 次服用，维持量一日 0.5~0.75mg。肌注：一次 5~10mg。静推：一次 5~10mg。静滴：一次 2~20mg。灌肠：5~10mg 溶于 100ml 生理盐水中。

地塞米松抑制试验:①过夜地塞米松抑制试验:夜间 12 点服本品 1.5mg;②小剂量地塞米松抑制试验:6 小时服 1 次,每次 0.5mg,共服 8 次(2 天);③大剂量地塞米松抑制试验:6 小时服 1 次,每次 2mg,共服 8 次(2 天);服药前后查血、尿皮质醇。

【药物不良反应与防治】同氢化可的松。此外,能延缓伤口愈合,肠吻合术后患者禁用。活动性肺结核患者禁用。

【药物相互作用】同氢化可的松。

【注意事项】注意应用剂量,防止用量过大及不良反应。本品不适用于肾上腺皮质功能减退的替代治疗。

【临床评价】本品应用范围广,作用强,疗效明显,是常用的糖皮质激素,在抢救过敏性疾病、休克、内分泌危象等急重症中都起到了关键作用,是临床上不可缺少的药物。

【制剂与规格】醋酸地塞米松:片剂:每片 0.75mg。注射剂:2.5mg(0.5ml);5mg(1ml);25mg(5ml)。软膏剂:2mg(4g);2.5mg(5g);5mg(10g)。

地塞米松磷酸钠:注射剂:1mg(1ml);2mg(1ml);50mg(1ml)。滴眼剂:1.25mg(5ml)。

第七节　抗微生物药物

抗微生物药物包括抗生素、合成抗菌药、抗厌氧菌药、抗结核药、抗麻风药、抗真菌药、抗病毒药等。在甲状腺的感染疾病中,需要应用抗菌药物治疗的疾病有:①急性甲状腺炎:主要由细菌等感染所致,主要应用抗菌药物治疗。②亚急性甲状腺炎:合并发热、感染者,需要应用抗菌药物。③甲状腺疾病的危重症如甲状腺危象、黏液性水肿昏迷合并感染时;或有感染诱因时;或伴有严重的脓毒血症、败血症。④行甲状腺穿刺导致甲状腺炎症时。⑤由各种原因所致的甲状腺手术后继发感染等。常用的抗菌药物有以下几类,每一类重点介绍一种代表药物,主要让读者了解每一类抗微生物药物的药动学、药理作用、临床应用、应用时注意的事项等。根据甲状腺感染性疾病的特点及致病菌，结合抗菌药物的抗菌谱选用敏感的抗菌药物。

一、青霉素类

青霉素类是一类重要的β-内酰胺抗生素，可由发酵液提取或半合成制造而得。青霉素类包括青霉素G、青霉素V、耐酶青霉素、氨苄西林类、抗假单胞菌青霉素、美西林、甲氧西林类。

在甲状腺的急性细菌感染疾病中，常用的为青霉素G；轻症可用阿莫西林等药物口服。

青霉素

（Penicillin，青霉素G、Peillin G）

【药动学】本品由青霉菌（*Penicillium notatum*）等的培养液中分离而得，是一种有机酸，可与金属离子或有机碱结合成盐。常用的有钠盐、钾盐、普鲁卡因或苄星盐，在水中极易溶解。内服易被胃酸和消化酶破坏。肌注或皮下注射后吸收较快，15~30分钟达血药峰浓度。青霉素在体内半衰期较短，主要以原形从尿中排出。

【药理作用】青霉素与细菌细胞膜上的青霉素结合蛋白结合而妨碍细菌细胞壁粘肽的合成，使之不能交联而造成细胞壁的缺损，致使细菌细胞破裂而死亡。青霉素于细菌繁殖期起杀菌作用，对革兰阳性球菌（链球菌、肺炎球菌、敏感的葡萄球菌）及革兰阴性球菌（脑膜炎球菌、淋球菌）的抗菌作用较强；对革兰阳性菌、螺旋体、梭状芽胞杆菌、放线菌及部分拟杆菌有抗菌作用。

【临床应用】

1. 适应证 适用于敏感菌所致的急性感染，如败血症、菌血症、猩红热、丹毒、肺炎、脓胸、扁桃体炎、中耳炎、蜂窝织炎、心内膜炎等。

2. 剂量与用法 肌内注射：成人：一日80万~320万单位，

分3~4次给药。儿童:3万~5万单位/千克,每12小时给药1次。静脉滴注:用于重症如感染性心内膜炎、化脓性感染等。成人:一日240万~2000万单位,分2~4次给药。儿童:5万~20万单位/千克,分2~4次给药。

【药物不良反应与防治】

1. 过敏反应 临床上应用青霉素时,较多出现过敏反应,包括皮疹、药物热、血管神经性水肿等,最严重的为过敏性休克。对青霉素过敏可突发1型变态反应,出现过敏性休克,需立即停药,进行抢救。皮下肌注肾上腺素0.5~1mg(15~30分钟可再用一次);给予糖皮质激素地塞米松10~20mg静脉注射;补充液体,吸氧,休克者需应用多巴胺等升压药物维持血压。保持呼吸道通畅;严密观察生命体征,监测电解质及血气等,及时纠正水、电解质酸碱平衡紊乱。

2. 大剂量应用可出现神经-精神症状,如反射亢进、知觉障碍、幻觉、抽搐、昏睡等,也可出现短暂的精神失常、出血倾向等,应及时停药,对症治疗。停药或降低剂量可恢复。

【药物相互作用】丙磺舒可阻滞青霉素类药物的排泄,联合应用可使青霉素类血药浓度上升。

【注意事项】

1. 应用青霉素前一定要按规定方法进行皮试,皮试结果确定为阴性者方可应用。如果患者有青霉素做皮试呈阳性史,则不宜再次进行皮试,防止发生严重的过敏反应或过敏性休克。

2. 皮试阴性者,在用药过程中也还有可能出现过敏反应。因此在注射药物时,如患者感觉不适应立即停药,有过敏反应要及时进行处理。在注射药物后,应严密观察患者20分钟,确定无反应发生才能让患者离开。

3. 由于青霉素的杀菌疗效主要取决于血药浓度的高低,在短时间内有较高的血药浓度对治疗有利,所以宜将一次剂量的药物溶于100~200ml液体中静滴,而不宜溶于较多液体中缓慢静滴。

4. 青霉素类在碱性溶液中分解极快，所以严禁将碱性药液(碳酸氢钠、氨茶碱等)与其配伍。青霉素水溶液在室温不稳定，因此应用本品须新鲜配制。

5. 对一种青霉素过敏者可能对其他青霉素类药物、青霉胺过敏，有哮喘、湿疹、花粉症、荨麻疹等过敏性疾病患者应慎用本品。

6. 孕妇应仅在确有必要时使用本品；哺乳期妇女用药时宜暂停哺乳。

【临床评价】青霉素是治疗革兰阳性菌感染较为有效的药物。但是近年来由于耐药菌的产生，对青霉素耐药也增加。除了过敏反应外，在正常剂量应用不良反应较少。

【制剂与规格】注射用青霉素钠：每支(瓶)0.24g(40万单位)、0.48g(80万单位)或0.6g(100万单位)；注射用青霉素钾：每支0.25g(40万单位)

苯唑西林钠

(Oxacillin Sodium，苯唑青霉素钠，新青霉素Ⅱ)

【药动学】本品在水中易溶，在丙酮或丁醇中极微溶解。口服0.5~1小时血清浓度达峰值，吸收量达口服量的1/3以上；肌内注射血清浓度于0.5小时达峰值。在体内分布广，半衰期约为0.4小时。

【药理作用】本品具有耐葡萄球菌青霉素酶的性质，对产酶金黄色葡萄球菌菌株有效。

【临床应用】

1. 适应证　本品仅适用于治疗产青霉素酶葡萄球菌感染，包括败血症、心内膜炎、肺炎和皮肤、软组织感染等。也可用于化脓性链球菌或肺炎球菌与耐青霉素葡萄球菌所致的混合感染。

2. 剂量与用法　静脉滴注成人一日4~8g，分2~4次给药；严重感染每日剂量可增加至9~12g。肌内注射成人一日3~4g，分3~4次给药，肌内注射少用。

【药物不良反应与防治】

1. 过敏反应 荨麻疹、药疹等各类皮疹较常见，过敏性休克偶见，一旦发生，必须就地抢救，予以保持气道畅通、吸氧及使用肾上腺素、糖皮质激素等治疗措施。

2. 胃肠道反应 如恶心、呕吐、腹胀、腹泻、食欲缺乏等，应注意应用剂量不宜过大，防止这些不良反应。

3. 静脉炎 静滴时少数患者出现静脉炎，注意浓度不宜太大，滴速不宜过快。

4. 大剂量应用可出现神经系统反应，如抽搐、痉挛、神志不清、头痛等，应掌握用量。

5. 血象改变 偶见中性粒细胞减少、出血倾向。

6. 应用过程中少数人可发生白色念珠菌继发感染。

【药物相互作用】丙磺舒可阻滞本品的排泄，使作用维持时间长。

【注意事项】

1. 应用本品前需详细询问药物过敏史并进行过敏试验。

2. 对一种青霉素过敏者可能对其他青霉素类药物、青霉胺过敏。有青霉素过敏史者禁用。

3. 有哮喘、湿疹、花粉症、荨麻疹等过敏性疾病患者应慎用本品。

4. 孕妇应仅在确有必要使用本品时应用；本品少量从乳汁中分泌，哺乳期妇女用药时宜暂停哺乳。

【临床评价】本品对产酶金黄色葡萄球菌菌株有效，对不产酶菌株的抗菌作用不如青霉素，应用不如青霉素广泛。

【制剂与规格】注射用苯唑西林钠：每瓶 0.5g；1g。

阿莫西林

(Amoxicillin，羟氨苄青霉素)

【药动学】本品在水中微溶，在乙醇中几乎不溶。口服 0.5~1 小时血清浓度达峰值；在体内分布广，在主要脏器中可达到有效浓度，$t_{1/2}$ 为 1~1.3 小时。

【药理作用】本品为广谱半合成青霉素，对革兰阳性菌的作用与青霉素相似，对革兰阴性菌如大肠杆菌、肺炎杆菌、痢疾杆菌、奇异变形杆菌、伤寒副伤寒杆菌等有效。

【临床应用】

1. 适应证　适用于敏感菌所致的呼吸道、尿路和胆道感染以及伤寒等。

2. 剂量与用法　成人每日 1~4g，分 3~4 次口服。儿童每日 50~100mg/kg，分 3~4 次口服。

【药物不良反应与防治】少数患者可出现恶心、呕吐、食欲减退、腹泻等消化道反应。偶可出现皮疹、斑疹、紫癜等，应立即停药。

【药物相互作用】丙磺舒与本品合用可使本品血药浓度升高、半衰期延长。

【注意事项】对青霉素过敏者不宜应用本品；与青霉素类和头孢菌素类之间存在交叉过敏性和交叉耐药性；有可能发生二重感染，尤其是慢性病患者和自身免疫功能失调者；肾功能不全者应延长用药间隔时间，并慎用。

【临床评价】为常用的青霉素类口服药物，一般的轻症感染，应用本品口服可获得较好疗效，对青霉素无过敏史者可应用。

【制剂与规格】片（胶囊）剂：每片（粒）0.125g；0.25g。

二、头孢菌素类

头孢菌素类是以冠头孢菌培养得到的天然头孢菌素 G 作为原料，经半合成改造其侧链得到的一类抗生素。按其发明年代的先后及抗菌性能的不同分为一代、二代、三代、四代头孢菌素。第一代头孢菌素敏感的细菌主要有 β- 溶血性链球菌和其他链球菌，如肺炎链球菌、葡萄球菌、流感嗜血杆菌、大肠杆菌、克雷伯杆菌、奇异变形杆菌等。第二代头孢菌素对革兰阳性菌的抗菌效能与第一代相似或较低，而对革兰阴性菌的作用较强，其抗酶性能强，对一些革兰阴性菌的耐药菌株有效；抗菌谱广，对奈瑟菌、部分吲哚阳性变形杆菌、枸橼酸杆菌、肠杆菌有抗菌作用。第三代头孢菌素对革兰阳性菌的抗菌效能普遍低于第一代头孢菌素，对革兰阴性菌的作用较第二代头孢菌素更为优越，其抗菌谱扩大，对铜绿假单胞菌、沙雷杆菌、不动杆菌等有效；耐酶性能强，对第一代或第二代头孢菌素耐药的一些革兰阴性菌株常可有效。第四代头孢菌素不仅具有第三代头孢菌素的抗菌性能，还对葡萄球菌有抗菌作用。

在甲状腺的感染性疾病中，一般的感染应用青霉素类或第一代、第二代头孢菌素就足以能够控制感染；但是如果伴发了败血症、脓毒血症、血行感染或继发感染等重症时，需要应用第三代头孢菌素等控制感染，防止病情恶化。

头孢氨苄

（Cefalexin，先锋霉素Ⅳ）

【药动学】在水中微溶，口服吸收良好，$t_{1/2}$ 约为 0.6 小时。本品吸收后主要由尿呈原形排泄。

【药理作用】为半合成的第一代口服头孢菌素，对金黄色葡萄球菌、溶血性链球菌、肺炎球菌、大肠杆菌、奇异变形杆菌、克雷伯杆菌、流感嗜血杆菌、卡他球菌等有抗菌作用。

【临床应用】

1. 适应证　适用于敏感菌株引起的轻、中度感染，如呼吸道感染、泌尿系感染、皮肤和软组织感染、中耳炎等。

2. 剂量与用法　成人每日 1~2g，分 3 次口服；小儿每日 25~50mg/kg，分 3 次口服。

【药物不良反应与防治】服药后偶见胃肠道反应，如恶心、腹泻、食欲缺乏等。有较明显的胃肠道反应者，应停药，可改用其他抗菌药物。偶有过敏反应，出现过敏反应者应停药，对症处理。

【药物相互作用】服用丙磺舒可提高其血药浓度;头孢氨苄可为血液透析和腹膜透析所清除。

【注意事项】①对青霉素过敏者禁用;②肾功能严重损害者应酌情减量;③孕妇及哺乳期妇女慎用。

【临床评价】为临床常用的第一代口服头孢菌素,对一般的轻、中度感染有效。无青霉素过敏史者服用本品很少有过敏反应。

【制剂与规格】片(胶囊)剂:每片(粒)0.125g;0.25g。

头孢唑林钠

(Cefazolin Sodium,先锋霉素Ⅴ)

【药动学】本品通常用于注射。注射后在全身分布良好。本品的半衰期较长($t_{1/2}$=1.8 小时),由尿呈原形排泄。

【药理作用】为半合成的第一代头孢菌素,其特点是对革兰阴性菌的作用较强。对葡萄球菌、链球菌、肺炎链球菌、大肠杆菌、奇异变形杆菌、克雷伯杆菌、流感嗜血杆菌、产气肠杆菌等有抗菌作用。

【临床应用】

1. 适应证 适用于治疗敏感细菌所致的中耳炎、支气管炎、肺炎等呼吸道感染、尿路感染、皮肤软组织感染、骨和关节感染、败血症、感染性心内膜炎、肝胆系统感染及眼、耳鼻喉科等感染。本品也可作为外科手术前的预防用药。

2. 剂量与用法 可用于静脉缓慢推注、静脉滴注或肌内注射。

(1) 常用剂量:一次 0.5~1g,每日 2~3 次;严重感染可增加至每日 4~6g,分 2~4 次静脉给予。

(2) 预防外科手术后感染:一般为术前 0.5~1 小时肌注或静脉给药 1g,手术时间超过 6 小时者术中加用 0.5~1g,术后每 6~8 小时 0.5~1g,至手术后 24 小时止。

(3) 儿童:每日量 20~40mg/kg,分 3~4 次给予;重症可用至

60~100mg/kg。

【药物不良反应与防治】

1. 过敏反应　皮疹、荨麻疹、嗜伊红细胞增高、药热及其他过敏反应。出现过敏反应需停药，对症处理。

2. 肾脏毒性　应用本品应警惕发生肾功能异常的可能性。肾功能不良患者应慎用。

3. 其他反应　少数患者静脉注射后可发生静脉炎和肌内注射区疼痛、血清转氨酶升高、Coombs 试验阳性、偶见溶血性贫血、中性粒细胞或血小板下降等。白色念珠菌二重感染偶见。

【药物相互作用】

1. 本品与庆大霉素或阿米卡星联合应用，在体外能增强抗菌作用。

2. 本品与强利尿药合用有增加肾毒性的可能，与氨基糖苷抗生素合用可能增加后者的肾毒性。

3. 丙磺舒可使本品血药浓度提高，血半衰期延长。

4. 本品与下列药物有配伍禁忌，不可同瓶滴注：硫酸阿米卡星、硫酸卡那霉素、盐酸金霉素、盐酸土霉素、盐酸四环素、葡萄糖酸红霉素、硫酸多黏菌素 B、黏菌素甲磺酸钠、戊巴比妥、葡萄糖酸钙。

【注意事项】

1. 对青霉素、头孢菌素过敏者禁用本品。过敏体质者慎用。肝肾功能不全者慎用。

2. 早产儿及 1 个月以下的新生儿不推荐应用本品。

3. 老年人应根据肾功能情况适当减量或延长给药间期。

4. 有的供肌内注射的注射剂内含利多卡因，不可注入静脉。

【临床评价】本品在临床应用较广，一般的感染静脉应用本品可获得较好疗效，短期用药一般不引起二重感染，过敏反应少见。

【制剂与规格】注射用头孢唑林钠：每瓶 0.5g；1g；2g。

头孢克洛

(Cefaclor,头孢氯氨苄)

【药动学】本品口服后迅速从肠道吸收,分布于全身组织中。口服本品500mg的血药峰浓度(Cmax)约为13.44mg/L,达峰时间(Tmax)约0.56小时,血消除半衰期($t_{1/2\beta}$)为0.57小时。本品在中耳脓液中可达到足够的浓度;在唾液和泪液中浓度高。本品的血清蛋白结合率约为25%。给药量的约15%在体内代谢。本品主要自肾排泄,8小时内给药量的约77%以原形自尿中排出,尿药浓度高;约0.05%自胆汁排泄,胆汁中药物浓度较血药浓度低。血液透析能清除部分本品。

【药理作用】本品为广谱半合成头孢菌素类抗生素,其作用机制是抑制细菌细胞壁的合成。对产青霉素酶金黄色葡萄球菌、A组溶血性链球菌、草绿色链球菌和表皮葡萄球菌的活性与头孢羟氨苄相同,对不产酶金黄色葡萄球菌和肺炎球菌的抗菌作用较头孢羟氨苄强2~4倍。对革兰阴性杆菌包括对大肠埃希菌和肺炎克雷伯杆菌等的活性较头孢氨苄强,与头孢羟氨苄相仿,对奇异变形杆菌、沙门菌属和志贺菌属的活性较头孢羟氨苄强。2.9~8mg/L的本品可抑制所有流感嗜血杆菌,包括对氨苄西林耐药的菌株。卡他莫拉菌和淋病奈瑟菌对本品敏感。

【临床应用】

1. 适应证 本品主要适用于敏感菌所致的呼吸系统、泌尿系统、耳鼻喉科及皮肤、软组织感染等。

2. 剂量与用法 口服。成人,一次0.25g,一日3次。严重感染患者剂量可加倍,但一日总量不超过4g,或遵医嘱。小儿按体重一日20~40mg/kg,分3次给予,但一日总量不超过1g。

【药物不良反应与防治】多见胃肠道反应:稀便、腹泻、胃部不适、食欲缺乏、恶心、呕吐、嗳气等。血清病样反应较其他抗生素多见,小儿尤其常见,典型症状包括皮肤反应和关节痛。可有皮疹、荨麻疹、嗜酸性粒细胞增多、外阴部瘙痒等。偶见血清氨基转移酶、尿素氮及肌酐轻度升高，出现蛋白尿、管型尿等。

【药物相互作用】呋塞米、依他尼酸、布美他尼等强利尿药，卡莫司汀、链佐星等抗肿瘤药及氨基糖苷类抗生素等肾毒性药物与本品合用有增加肾毒性的可能。克拉维酸可增强本品对某些因产生β内酰胺酶而对本品耐药的革兰阴性杆菌的抗菌活性。口服丙磺舒可延迟本品的排泄。

【注意事项】

1. 本品与青霉素类或头霉素(Cephamycin)有交叉过敏反应，因此对青霉素类、青霉素衍生物、青霉胺及头霉素过敏者慎用。

2. 肾功能减退及肝功能损害者慎用。

3. 有胃肠道疾病史者，特别是溃疡性结肠炎、局限性肠炎或抗生素相关性结肠炎者慎用。

4. 长期服用本品可致菌群失调，引发继发性感染。

5. 对实验室检查指标的干扰：抗球蛋白(Coombs)试验可出现阳性；硫酸铜尿糖试验可呈假阳性，但葡萄糖酶试验法不受影响；血清丙氨酸氨基转移酶、门冬氨酸氨基转移酶、碱性磷酸酶和血尿素氮可升高；采用Jaffe反应进行血清和尿肌酐值测定时可有假性增高。

6. 本品宜空腹口服，因食物可延迟其吸收。

【临床评价】为较有效的口服头孢菌素类药物，一般较轻的感染口服本品可获得较好疗效。服青霉素类药物效果差的感染可应用本品。

【制剂与规格】胶囊剂(片剂)：每粒(片)0.125g；0.25g。

干混悬剂：0.125g；1.5g。

头孢呋辛钠

(Cefuroxime Sodium，头孢呋肟)

【药动学】静脉注射本品1g后的血药峰浓度(Cmax)为144mg/L；肌内注射0.75g后的血药峰浓度(Cmax)为27mg/L，于给药后45分钟达到；静脉注射和肌内注射相同剂量后的曲线下面积(AUC)相似。本品在各种体液、组织液中分布良好,能进入炎性脑脊液。本品亦能分布至腮腺液、房水和乳汁;血清蛋白结合率为31%~41%。本品大部分于给药后24小时内经肾小球滤过和肾小管分泌排泄,尿药浓度甚高。本品血消除半衰期($t_{1/2}$)为1.2小时,新生儿和肾功能减退者血消除半衰期($t_{1/2}$)延长,同时合用丙磺舒亦可延长。血液透析可降低本品血药浓度。

【药理作用】本品为第二代头孢菌素类抗生素。其作用机制为与细菌细胞膜上的青霉素结合蛋白(PBPs)结合,使转肽酶酰化,抑制细菌中隔和细胞壁的合成,影响细胞壁粘肽成分的交叉连结,使细胞分裂和生长受到抑制,细菌形态变长,最后溶解和死亡。对革兰阳性球菌的抗菌活性与第一代头孢菌素相似或略差,但对葡萄球菌和革兰阴性杆菌产生的β内酰胺酶相当稳定。耐甲氧西林葡萄球菌、肠球菌属和李斯特菌属耐药,其他阳性球菌(包括厌氧球菌)对本品均敏感。对流感嗜血杆菌有较强抗菌活性,大肠埃希菌、奇异变形杆菌等可对本品敏感。

【临床应用】

1. 适应证 适用于敏感菌所致的各种感染,如下呼吸道感染、泌尿系、皮肤和软组织、骨和关节、生殖器等部位的感染;对败血症、脑膜炎也有效。

2. 剂量与用法 肌内注射、静脉注射或静脉滴注。一般感染:一次0.75~1.5g,每日3次;中度或重症感染:一次1.5g,每日3~4次。儿童每日量30~60mg/kg,分3~4次给药;严重感染可用至80~100mg/kg。

【药物不良反应与防治】

1. 偶见皮疹及血清氨基转移酶升高,停药后症状消失。

2. 与青霉素有交叉过敏反应。

3. 长期使用本品可导致菌群失调。

4. 罕见短暂性的血红蛋白浓度降低,嗜酸性粒细胞增多,白细胞和中性粒细胞减少,停药后症状消失。

5. 肌内注射时,注射部位会有暂时的疼痛,剂量较大时尤其如此。

【药物相互作用】

1. 本品与下列药物有配伍禁忌：硫酸阿米卡星、庆大霉素、卡那霉素、妥布霉素、新霉素、盐酸金霉素、盐酸四环素、盐酸土霉素、黏菌素甲磺酸钠、硫酸多黏菌素B、葡萄糖酸红霉素、乳糖酸红霉素、林可霉素、磺胺异噁唑、氨茶碱、可溶性巴比妥类、氯化钙、葡萄糖酸钙、盐酸苯海拉明和其他抗组胺药、利多卡因、去甲肾上腺素、间羟胺、哌甲酯、琥珀胆碱等。偶亦可能与下列药物发生配伍禁忌：青霉素、甲氧西林、琥珀酸氢化可的松、苯妥英钠、丙氯拉嗪、维生素B族和维生素C、水解蛋白。

2. 本品不能以碳酸氢钠溶液溶解。

3. 本品不可与其他抗菌药物在同一注射容器中给药。

4. 本品与强利尿药合用可引起肾毒性。

【注意事项】

1. 交叉过敏反应　对本品及头孢菌素类抗生素过敏者禁用；对青霉素过敏患者慎用。有青霉素过敏性休克或即刻反应者，不宜再选用头孢菌素类。

2. 有胃肠道疾病史者，特别是溃疡性结肠炎、局限性肠炎或抗生素相关性结肠炎（头孢菌素类很少产生伪膜性结肠炎）者，以及有肾功能减退者应慎用。

3. 应用本品患者的抗球蛋白（Coombs）试验（直接）可出现阳性；本品可致高铁氰化物血糖试验呈假阴性。

【临床评价】本品为临床常用的第二代头孢菌素，静脉应用效果好，一般的感染均可控制；短期用药一般不引起菌群失调。

【制剂与规格】注射用头孢呋辛钠：每瓶0.75g；1.5g。

头孢克肟

（Cefixime，氨噻肟烯头孢菌素）

【药动学】口服后其绝对生物利用度为40%~50%。单剂口服200mg片剂、400mg片剂、400mg混悬液的达峰时间为2~6小时,单剂口服200mg混悬液的达峰时间为2~5小时。24小时内吸收药物的50%以原形从尿中排出。血清蛋白结合率为65%,连续服药14天,未发现头孢克肟在体内蓄积作用。头孢克肟血浆半衰期为3~4小时。在老年患者,稳态时平均AUCs比正常成年人约有40%的升高。肾功能不全、肌酐清除率为20~50ml/min时,头孢克肟平均血清半衰期延长至6.4小时;肌酐清除率为5~20ml/min时,头孢克肟平均血清半衰期延长至11.5小时。血液透析和腹膜透析:头孢克肟不能有效地从血中清除。

【药理作用】本品为口服第三代头孢菌素,抗菌谱广,对部分革兰阳性菌及阴性菌均具抗菌活性,特别是革兰阳性菌中的链球菌(肠球菌除外)、肺炎球菌,革兰阴性菌中的淋球菌、布兰汉球菌、大肠菌、克雷伯属、沙雷属、变形杆菌属、流感杆菌等有较强的抗菌作用。其作用机制为阻止细菌细胞壁的合成,其作用点因细菌的种类而异,与青霉素结合蛋白(PBP)中的PBP1(1a,1b,1c)以及PBP3有较高亲和性。本品对各种细菌产生的β内酰胺酶具有较强的稳定性。

【临床应用】

1. 适应证 对链球菌属(肠球菌除外)、肺炎球菌、淋球菌、卡他布兰汉球菌、大肠杆菌、克雷伯杆菌属、沙雷菌属、变形杆菌属、流感杆菌中头孢克肟敏感菌引起的以下感染有效:慢性支气管炎急性发作、急性支气管炎并发细菌感染、支气管扩张合并感染、肺炎;肾盂肾炎、膀胱炎、淋球菌性尿道炎;急性胆道系统细菌性感染(胆囊炎、胆管炎);猩红热;中耳炎、鼻窦炎等。

2. 剂量与用法 口服。成人及体重30kg以上儿童用量:口服,一次100mg,一日2次;成人重症感染者,可增加到一次200mg,一日2次。儿童:口服,按一次1.5~3.0mg/kg计算给药量,一日2次。

【药物不良反应与防治】

1. 过敏反应 本品偶可引起过敏反应,如皮疹、瘙痒、发热等,极少引起过敏性休克。出现过敏反应需停药,并对症治疗。

2. 血液系统改变　偶可引起白细胞减少、血小板减少、嗜酸性粒细胞增多等。

3. 消化道症状　如恶心、腹泻等。偶可导致肝功能异常，氨基转移酶和碱性磷酸酶升高。

4. 应用时间较长者，可引起菌群失调、二重感染，还可使维生素缺乏。不宜应用时间过长，感染控制后及时停药。

5. 肾功能障碍　由于有引起急性肾功能不全等严重肾功能障碍(<0.1%)的可能性，因此应密切观察，定期检测肾功能，如有异常发生时，应停止给药，采取适当处置。

【药物相互作用】

1. 本品与下列药物有配伍禁忌：硫酸阿米卡星、庆大霉素、卡那霉素、妥布霉素、新霉素、盐酸金霉素、盐酸四环素、盐酸土霉素、黏菌素甲磺酸钠、硫酸多黏菌素 B、葡萄糖酸红霉素、乳糖酸红霉素、林可霉素、磺胺异噁唑、氨茶碱、可溶性巴比妥、氯化钙、葡萄糖酸钙、盐酸苯海拉明及其他抗组胺药、利多卡因、去甲肾上腺素、间羟胺、哌甲酯、琥珀胆碱等。偶亦可能与下列药品发生配伍禁忌：青霉素、甲氧西林、琥珀酸氢化可的松、苯妥英钠、丙氯拉嗪、维生素 B 族和维生素 C、水解蛋白。

2. 呋塞米、依他尼酸、布美他尼等强利尿药，卡莫司汀、链佐星等抗肿瘤药以及氨基糖苷类抗生素与本品合用有增加肾毒性的可能。

3. 棒酸可增加本品对某些因产生 β 内酰胺酶而对之耐药的革兰阴性杆菌的抗菌活性。

【注意事项】对青霉素、头孢菌素过敏者禁用。应用本品患者的抗球蛋白(Coombs)试验(直接)可出现阳性；可干扰尿糖反应。肾功能不全者慎用或减量应用。孕妇、新生儿、早产儿慎用。

【临床评价】本品为口服的第三代头孢菌素，抗菌作用强，使用方便，仅口服药物就能较好地控制轻中度感染，临床应用广泛，使许多患者免去了静滴液体的麻烦。但是在老年患者应用需慎重，年龄太大者应用有引起肾功能不全的可能。短时间应用一般不会引起菌群失调。

【制剂与规格】胶囊剂：每粒 50mg 或 100mg。

颗粒：每 1g 中含本品 50mg。

头孢噻肟钠

(Cefotaxime Sodium，头孢氨噻肟)

【药动学】静脉注射本品 1g 或 2g，即刻血药峰浓度分别为 102mg/L 和 215mg/L，4 小时后 2g 组尚可测得 3.3mg/L。30 分钟内静脉滴注 1g 后的即刻血药浓度为 41mg/L，4 小时的血药浓度为 1.5mg/L。头孢噻肟广泛分布于全身各种组织和体液中。正常脑脊液中的药物浓度很低；脑膜炎患者应用本品后，脑脊液中可达有效浓度。支气管分泌物、中耳溢液、胸腔积液、脓胸脓液、腹水、胆囊壁、胆汁、骨组织中亦均可达有效浓度。本品可透过血-胎盘屏障进入胎儿血循环，少量亦可进入乳汁。本品血消除半衰期($t_{1/2}$)为 1.5 小时，老年人的 $t_{1/2}$(2~2.5 小时)较年轻人为长，肾功能不全者 $t_{1/2}$ 可延长为 14.6 小时。约 74%~88% 的给药量经肾排泄，其中约 50%~60% 为原形药，10%~20% 为去乙酰头孢噻肟。丙磺舒可使头孢噻肟的肾清除减少 5%，$t_{1/2}$ 延长 45%。

【药理作用】本品为半合成的第三代头孢菌素，抗菌谱广，对大肠埃希菌、奇异变形杆菌、克雷伯杆菌属和沙门菌属等肠杆菌科细菌等革兰阴性菌有强大活性。对普通变形杆菌和枸橼酸杆菌属亦有良好作用。本品对铜绿假单胞菌和产碱杆菌无抗菌活性。头孢噻肟对流感杆菌、淋病奈瑟菌(包括产β内酰胺酶株)、脑膜炎奈瑟菌和卡他莫拉菌等均有强大作用。本品对金黄色葡萄球菌的抗菌活性较差，对溶血性链球菌、肺炎链球菌等革兰阳性球菌的活性强，肠球菌属对本品耐药。

【临床应用】

1. 适应证 适用于敏感细菌所致的肺炎及其他下呼吸道感染、尿路感染、脑膜炎、败血症、腹腔感染、盆腔感染、皮肤软组织感染、生殖道感染、骨和关节感染等。头孢噻肟可以作为小儿脑膜炎的选用药物。

2. 剂量与用法　成人一日 2~6g，分 2~3 次静脉注射或静脉滴注；严重感染者每 6~8 小时 2~3g，一日最高剂量不超过 12g。新生儿日龄≤7 日者，每 12 小时 50mg/kg；出生 >7 日者，每 8 小时 50mg/kg。治疗脑膜炎患者剂量可增至每 6 小时 75mg/kg，均以静脉给药。严重肾功能减退患者应用本品时须适当减量。血清肌酐值超过 424μmol/L(4.8mg)或肌酐清除率低于 20ml/min 时，本品的维持量应减半或用 1/4 量。

【药物不良反应与防治】不良反应发生率低，约 3%~5%。有皮疹和药物热、静脉炎、腹泻、恶心、呕吐、食欲缺乏等。可有碱性磷酸酶或血清氨基转移酶轻度升高、暂时性血尿素氮和肌酐升高等。白细胞减少、血小板减少、嗜酸性粒细胞增多少见。偶见头痛、麻木、呼吸困难和面部潮红。极少数患者可发生黏膜念珠菌病。应根据病情选择用药剂量和疗程，不宜应用剂量过大、应用时间过长。出现明显不良反应时需停药，对症治疗。

【药物相互作用】

1. 与庆大霉素或妥布霉素合用对铜绿假单胞菌均有协同作用；与阿米卡星合用对大肠杆菌、肺炎克雷伯菌和铜绿假单胞菌有协同作用。

2. 与氨基糖苷类抗生素联合应用时，用药期间应随访肾功能。

3. 大剂量头孢噻肟与强利尿药联合应用时，应注意肾功能变化。

4. 头孢噻肟可用氯化钠注射液或葡萄糖液稀释，但不能与碳酸氢钠液混合。

5. 与阿洛西林或美洛西林等合用，可使本品的总清除率降低，如两者合用需适当减低剂量。

【注意事项】

1. 交叉过敏反应　对一种头孢菌素或头霉素过敏者对其

他头孢菌素类或头霉素也可能过敏。对青霉素或青霉胺过敏者也可能对本品过敏。

2. 对诊断的干扰 应用本品的患者抗球蛋白(Coombs)试验可出现阳性;孕妇产前应用本品,此反应可出现于新生儿。用硫酸铜法测定尿糖可呈假阳性。血清碱性磷酸酶、血尿素氮、丙氨酸氨基转移酶、门冬氨酸氨基转移酶或血清乳酸脱氢酶值可增高。

3. 肾功能减退者应在减少剂量情况下慎用;有胃肠道疾病者慎用。

4. 长期用药可致二重感染,如念珠菌病、假膜性肠炎等,应予警惕。

【临床评价】第三代头孢菌素具有较强的抗菌效能,主要用于中重度感染。在针对致病菌应用于敏感菌所致的感染,可获得较好的效果。但是在应用第三代头孢菌素时,要掌握用药的适应证,最好有病原学检查的依据,并防止用药时间长,导致菌群失调及耐药菌的产生。

【制剂与规格】注射用头孢噻肟钠:每瓶 0.5g;1g;2g。

三、大环内酯类

大环内酯类是由链霉菌产生的一类弱碱性抗生素,因分子中含有一个内酯结构的十四员或十六员大环而得名。大环内酯类作用于细菌细胞核糖体 50s 亚单位,阻碍细菌蛋白质的合成,属于生长期抑菌剂。抗菌谱包括葡萄球菌、草绿色链球菌、肺炎链球菌、粪链球菌、白喉杆菌、炭疽杆菌、脑膜炎球菌、淋球菌、百日咳杆菌、产气梭状芽胞杆菌、布氏杆菌、军团菌、螺旋杆菌、钩端螺旋体、肺炎支原体、立克次体和衣原体等。

由于此类药物有肝毒性、听觉障碍、静滴时可引起局部刺激等,在应用时需注意。此类药物可用于常见的甲状腺感染性疾病的治疗,对于青霉素类和头孢菌素类过敏者,可首选此类药物。

红 霉 素

(Erythromycin)

【药动学】口服后吸收率为18%~45%,Tmax 4小时,分布于多数组织和体液,主要在肝中浓缩,分泌进入胆汁,胆汁中浓度较高,经肾脏排出很少。$t_{1/2}$为1.5小时,肝功能障碍者,须及时调整剂量。本品不易透过血脑屏障,脑膜有炎症时脑脊液中浓度仅为血药浓度的10%左右。可进入胎血和排入母乳中,胎儿血药浓度为母体血药浓度的5%~20%,母乳中药物浓度可达血药浓度的50%以上。表观分布容积(Vd)为0.9L/kg。蛋白结合率为70%~90%。游离红霉素在肝内代谢,血消除半衰期为1.4~2小时。大部分在体内代谢,有10%~15%呈原形由尿排泄。

【药理作用】本品抗菌谱和青霉素相似,主要是对革兰阳性菌如金黄色葡萄球菌、溶血性链球菌、肺炎球菌、白喉杆菌、炭疽杆菌及梭状芽胞杆菌等,均有强大抗菌作用。对革兰阴性菌如脑膜炎双球菌、淋球菌、百日咳杆菌、流感杆菌、布氏杆菌、部分痢疾杆菌及大肠杆菌等有一定作用。特点是对青霉素产生耐药性的菌株,对本品敏感。作用机制主要是与核糖核蛋白体的50S亚单位相结合,抑制肽酰基转移酶,影响核糖核蛋白体的移位过程,妨碍肽链增长,抑制细菌蛋白质的合成,系抑菌剂。

【临床应用】

1. 适应证 适用于敏感菌所致的感染,如扁桃体炎、肺炎(支原体肺炎、沙眼衣原体所致的肺炎或结膜炎)、猩红热、回归热、衣原体所致的非特异性尿道炎、丹毒和眼耳鼻喉感染等。也用于风湿热的预防。

并作为青霉素过敏患者治疗下列感染的替代用药:溶血性链球菌、肺炎链球菌等所致的急性扁桃体炎、急性咽炎、鼻窦炎;溶血性链球菌所致的猩红热、蜂窝织炎;白喉及白喉带菌者;气性坏疽、炭疽、破伤风;放线菌病;梅毒;李斯特菌病等。还用于军团菌病、肺炎支原体肺炎、肺炎衣原体肺炎、沙眼衣原体结膜炎、淋球菌感染、百日咳、风湿热复发、感染性心内膜炎等的治疗。

2. 剂量与用法 口服:成人,1~2g/d,分 3~4 次口服;儿童每日 30~50mg/kg,分 3~4 次口服。静脉滴注:成人每日 1~2g,分 2~3 次静滴;儿童每日 30~50mg/kg,分 3~4 次静滴。

【药物不良反应与防治】

1. 胃肠道反应 多见,有腹泻、恶心、呕吐、腹痛、口舌疼痛、食欲减退等,其发生率与剂量大小有关。患者不能耐受时需停药,再选用其他抗菌药物。

2. 肝毒性 少见,患者可有乏力、恶心、呕吐、腹痛、发热及肝功能异常,偶见黄疸等。用药过程中应监测肝功能。

3. 听力障碍 大剂量(≥4g/d)应用时,尤其肝、肾疾病患者或老年患者,可能引起听力减退,主要与血药浓度过高(>12mg/L)有关,停药后大多可恢复。

4. 过敏反应 表现为药物热、皮疹、嗜酸性粒细胞增多等,发生率约 0.5%~1%。

5. 其他 偶有心律失常、口腔或阴道念珠菌感染。

【药物相互作用】

1. 本品可抑制卡马西平和丙戊酸等抗癫痫药的代谢,导致后者的血药浓度增高而发生毒性反应。本品与阿芬太尼合用可抑制后者的代谢,延长其作用时间。本品与阿司咪唑或特非那定等抗组胺药合用可增加心脏毒性,与环孢素合用可使后者血药浓度增加而产生肾毒性。

2. 与氯霉素和林可霉素有拮抗作用,不推荐同用。

3. 长期服用华法林的患者应用本品时可导致凝血酶原时间延长,从而增加出血的危险性;两者必须同用时,华法林的剂量宜适当调整,并严密观察凝血酶原时间。

4. 本品与黄嘌呤类合用可使氨茶碱的肝清除减少,导致血清氨茶碱浓度升高和(或)毒性反应增加。

5. 与其他肝毒性药物合用可能增强肝毒性;与耳毒性药物

合用，尤其是肾功能减退患者可能增加耳毒性。

6. 与洛伐他汀合用时可抑制其代谢而使血浓度上升，可能引起横纹肌溶解；与咪达唑仑或三唑仑合用时可减少两者的清除而增强其作用。

【注意事项】

1. 口服 为获得较高血药浓度，红霉素需空腹(餐前 1 小时或餐后 3~4 小时)与水同服。

2. 静滴 将乳糖酸红霉素溶于 10ml 灭菌注射用水中，再添加到输液 500ml 中缓慢滴入(稀释浓度一般小于 0.1%)，不能直接用含盐输液溶解。

3. 静脉炎 静脉滴注易引起静脉炎，滴注速度宜缓慢。

4. 红霉素在酸性液体中破坏降效，一般不应与低 pH 的葡萄糖输液配伍。

5. 用药期间定期随访肝功能。

6. 对诊断的干扰 本品可干扰 Higerty 法的荧光测定，使尿儿茶酚胺的测定值出现假性增高。血清碱性磷酸酶、胆红素、丙氨酸氨基转移酶和门冬氨酸氨基转移酶的测定值均可能增高。

7. 对红霉素过敏者禁用。

【临床评价】红霉素能较好地控制常见的轻中度感染。轻症口服即可；较重者采用静滴。由于不良反应多见，阻碍了临床应用。对于青霉素类、头孢菌素类过敏的患者可以选用，应用过程中尽量控制剂量，静滴时速度要慢，减少不良反应的发生。

【制剂与规格】片剂(肠溶)：每片 0.1g(10 万单位)；0.125g(12.5 万单位)；0.25g(25 万单位)。

注射剂：每支 0.25g(25 万单位)；0.3g(30 万单位)。

阿奇霉素
(Azitromycin)

【药动学】口服后迅速吸收，生物利用度为 37%。单剂口服 0.5g 后，达峰时间为 2.5~2.6 小时，血药峰浓度(Cmax)为

0.4~0.45mg/L。本品在体内分布广泛，在各组织内浓度可达同期血浓度的10~100倍，在巨噬细胞及成纤维细胞内浓度高，前者能将阿奇霉素转运至炎症部位。本品单剂给药后的血消除半衰期为35~48小时，给药量的50%以上以原形经胆道排出，给药后72小时内约4.5%以原形经尿排出。本品的血清蛋白结合率随血药浓度的增加而减低，当血药浓度为0.02μg/ml时，血清蛋白结合率为15%；当血药浓度为2μg/ml时，血清蛋白结合率为7%。

【药理作用】本品为半合成的十五员大环内酯类抗生素，主要与细菌核糖体的50s亚单位结合，通过阻碍细菌转肽过程，从而抑制细菌依赖于RNA的蛋白质的合成。阿奇霉素对临床上多种常见致病菌有抗菌作用，革兰阳性需氧菌包括金黄色葡萄球菌、溶血性链球菌、肺炎链球菌、α溶血性链球菌（草绿色链球菌）和其他链球菌、白喉（棒状）杆菌等；革兰阴性需氧菌包括流感（嗜血）杆菌、副流感（嗜血）杆菌、不动杆菌属、嗜肺军团菌、百日咳杆菌、副百日咳杆菌、志贺菌属、霍乱弧菌等。

【临床应用】

1. 适应证　本品适用于敏感细菌所引起的下列感染：中耳炎、鼻窦炎、咽炎、扁桃体炎等上呼吸道感染；支气管炎、肺炎等下呼吸道感染；社区获得性肺炎；皮肤和软组织感染；沙眼衣原体所致单纯性生殖器感染；非多重耐药淋球菌所致的单纯性生殖器感染（需排除梅毒螺旋体的合并感染）。

2. 剂量与用法　口服制剂：每日只需服1次，成人500mg；儿童10mg/kg，连用3日。静脉应用：每日1次，每次500mg，以注射用水5ml溶解后，加入0.9%氯化钠或5%葡萄糖液中使其稀释成1~2mg/ml浓度，静脉滴注约2小时，应用2日症状控制后改为口服巩固疗效。

【药物不良反应与防治】不良反应发生率约12%。不良反应中消化道反应占大多数，主要症状包括腹泻（稀便）、上腹部不适（疼痛或痉挛）、恶心、呕吐，偶见腹胀。一般为轻至中度。偶见肝氨基转移酶升高,发生率与其他大环内酯类抗生素及青霉素类相似。少数患者出现白细胞计数减少。

【药物相互作用】对服用阿奇霉素又服用抗酸剂的患者,不应同一时间服用这些药物。曾有报告,某些大环内酯类抗生素影响一些患者的地高辛肠内代谢。因此对同时服用阿奇霉素和地高辛的患者,应注意其地高辛血药浓度有升高的可能性。口服阿奇霉素可以增加外周血单核细胞中的磷酸化齐多夫定的浓度,后者是临床活性代谢产物。同时应用阿奇霉素和香豆素类口服抗凝剂可使抗凝作用增强,对同时使用香豆素类口服抗凝剂的患者,应注意经常监测凝血酶原时间。本品可使环孢素的峰浓度和5小时药时曲线下面积显著增加,故两者同时使用时必须慎重。

【注意事项】

1. 轻度肾功能不全患者(肌酐清除率 >40ml/min)不需作剂量调整,但阿奇霉素对较严重肾功能不全患者中的使用尚无资料,给这些患者使用阿奇霉素时应慎重。

2. 由于肝胆系统是阿奇霉素排泄的主要途径,肝功能不全者慎用,严重肝病患者不应使用。用药期间定期随访肝功能。

3. 用药期间如果发生过敏反应(如血管神经性水肿、皮肤反应、Stevous-Jonson综合征及毒性表皮坏死等),应立即停药,并采取救治措施。

4. 治疗期间,若患者出现腹泻症状,应考虑假膜性肠炎发生。要注意用药剂量和持续时间,防止二重感染的发生。

5. 已知对阿奇霉素、红霉素或其他大环内酯类药物过敏的患者禁用。

6. 注射用阿奇霉素不能静脉推注或肌肉注射,应按说明书溶解和稀释,静脉滴注的时间不能少于60分钟。

7. 进食可影响阿奇霉素的吸收,故需在饭前1小时或饭后2小时口服。

【临床评价】阿奇霉素的作用较强,在上呼吸道感染、社区获得性肺炎等感染性疾病治疗中有较好疗效。尤其是对某些细菌、支原体感染,应用青霉素类、头孢菌素类效果不佳时,本品用于敏感菌所致的感染有效。口服时不良反应较少,静脉应用注意用药一般不超过3天,防止不良反应发生。

【制剂与规格】片剂(胶囊):每粒250mg;500mg。

乳糖酸阿奇霉素(冻干粉针):每支500mg。

四、其他抗生素

林可霉素
(Lincomycin,洁霉素)

【药动学】成人肌内注射600mg,30分钟达血药峰浓度(Cmax)。吸收后除脑脊液外,广泛及迅速分布于各体液和组织中,包括骨组织。可迅速经胎盘进入胎儿循环,在胎血中的浓度可达母血药浓度的25%。蛋白结合率为77%~82%。本品在肝脏代谢,部分代谢物具抗菌活性。血消除半衰期($t_{1/2}$)为4~6小时,肝、肾功能减退时,$t_{1/2}$延长至10~20小时。本品可经胆道、肾和肠道排泄,肌内注射后1.8%~24.8%药物经尿排出,静脉滴注后4.9%~30.3%经尿排出。本品也可分泌入乳汁中,但不易透过正常人脑膜。血液透析及腹膜透析不易清除林可霉素。

【药理作用】本品作用于敏感菌核糖体的50S亚基,阻止肽链的延长,从而抑制细菌细胞的蛋白质合成,一般系抑菌剂,但在高浓度时,对某些细菌也具有杀菌作用。本品对常见的需氧革兰阳性菌有较高抗菌活性,如金黄色葡萄球菌(包括耐青霉素G者)、表皮葡萄球菌、β溶血性链球菌、草绿色链球菌和肺炎链球菌等。对厌氧菌有良好的抗菌作用包括破伤风杆菌、白喉棒状杆菌和产气荚膜杆菌等。

【临床应用】

1. 适应证 本品适用于敏感葡萄球菌属、链球菌属、肺炎链球菌及厌氧菌所致的呼吸道感染、皮肤软组织感染、女性生殖道感染和盆腔感染及腹腔感染等，后两种病种可根据情况单用本品或与其他抗菌药联合应用。此外，有应用青霉素指征的患者，如患者对青霉素过敏或不宜用青霉素者本品可用作替代药物。

2. 剂量与用法 肌内注射：成人一日 0.6~1.2g；小儿每日按体重 10~20mg/kg，分次注射。静脉滴注：一般成人一次 0.6g，每 8 小时或 12 小时 1 次，每 0.6g 溶于 100~200ml 输液中，滴注 1~2 小时。小儿每日按体重 10~20mg/kg。需注意静脉滴注时每 0.6g 溶于不少于 100ml 的溶液中，滴注时间不少于 1 小时。婴儿小于 4 周者不用。

【药物不良反应与防治】

1. 胃肠道反应 恶心、呕吐、腹痛、腹泻等症状；严重者有腹绞痛、腹部压痛、严重腹泻（水样或脓血样），伴发热、异常口渴和疲乏（假膜性肠炎）；腹泻、肠炎和假膜性肠炎可发生在用药初期，也可发生在停药后数周。偶可致血清丙氨酸氨基转移酶和门冬氨酸氨基转移酶增高、肝功能异常、黄疸等。

2. 血液系统 偶可发生白细胞减少、中性粒细胞减低、中性粒细胞缺乏和血小板减少，再生障碍性贫血罕见。

3. 过敏反应 可见皮疹、瘙痒等，偶见荨麻疹、血管神经性水肿和血清病反应等，罕有表皮脱落、大疱性皮炎、多形红斑和 S-J 综合征的报道。

4. 快速滴注本品时可能发生低血压、心电图变化，甚至出现心跳、呼吸停止。

5. 静脉给药可引起血栓性静脉炎。

【药物相互作用】

1. 可增强吸入性麻醉药的神经肌肉阻断现象，导致骨骼肌软弱和呼吸抑制或麻痹（呼吸暂停），在手术中或术后合用时应注意。以抗胆碱酯酶药物或钙盐治疗可望有效。

2. 与抗蠕动止泻药、含白陶土止泻药合用，本品在疗程中甚至在疗程后数周有引起伴严重水样腹泻的伪膜性肠炎的可能。因可使结肠内毒素延迟排出，从而导致腹泻延长和加剧，故不宜与这些药合用。

3. 本品具神经肌肉阻断作用，与抗肌无力药合用时将导致后者对骨骼肌的效果减弱。为控制重症肌无力的症状，在合用时抗肌无力药的剂量应予调整。

4. 氯霉素或红霉素在靶位上均可置换本品，或阻抑后者与细菌核糖体 50S 亚基的结合，体外试验显示林可霉素与红霉素具拮抗作用，故林可霉素不宜与氯霉素或红霉素合用。

5. 与阿片类镇痛药合用，本品的呼吸抑制作用与阿片类的中枢呼吸抑制作用可因累加现象而有导致呼吸抑制延长或引起呼吸麻痹（呼吸暂停）的可能，故必须对患者进行密切观察或监护。

6. 本品可增强神经肌肉阻断药的作用，两者应避免合用。

7. 与新生霉素、卡那霉素在同瓶静滴时有配伍禁忌。

【注意事项】

1. 对本品过敏时有可能对克林霉素类也过敏。

2. 下列情况应慎用：①肠道疾病或有既往史者，特别如溃疡性结肠炎、局限性肠炎或抗生素双关性肠炎（本品可引起假膜性肠炎）。②肝功能减退。③肾功能严重减退。

3. 用药期间需密切注意大便次数，如出现排便次数增多，应注意假膜性肠炎的可能，需及时停药并作适当处理，轻症患者停药后可能恢复，中等至重症患者需纠正水、电解质紊乱。如经上述处理病情无明显好转者，则应口服甲硝唑 250~500mg，一日 3 次。如复发时可再用甲硝唑口服仍可有效，仍无效时可改用万古霉素。

4. 既往有哮喘或其他过敏史者慎用。

5. 本品不可直接静脉注射，进药速度过快可致心搏暂停和低血压。

6. 孕妇及哺乳期妇女慎用。1 月龄以下的新生儿禁用。

7. 应用疗程长者，需定期检测肝、肾功能和血常规。

【临床评价】林可霉素在临床应用较广泛，包括敏感的革兰阳性菌、阴性菌及厌氧菌的感染。尤其是对青霉素类、头孢菌素类过敏者，应用本品方便、有效。一般多为应用注射液静滴。很少发生过敏反应，短期应用很少出现不良反应。

【制剂与规格】片(胶囊)剂：每片(粒)0.25g；0.5g。

注射液：每支0.2g(1ml)；0.6g(2ml)。

滴眼液：每支3%(8ml)。

五、喹诺酮类

喹诺酮类又称吡酮酸类，是一类合成抗菌药，是以细菌的DNA为靶点。它能妨碍细菌的DNA回旋酶，造成染色体的不可逆损害，使细菌细胞不再分裂。当前，一些细菌对许多抗生素的耐药性可因质粒传导而广泛传布，而本类药物则不受质粒传导耐药性的影响，因此，本类药物与许多抗菌药物间无交叉耐药性。

喹诺酮类按发明先后及其抗菌性能的不同，分为四代。第一代只对大肠杆菌、痢疾杆菌、克雷伯杆菌等有抗菌作用；第二代的抗菌谱扩大，对肠杆菌属、枸橼酸杆菌、铜绿假单胞菌、沙雷杆菌也有抗菌作用；第三代抗菌谱进一步扩大，对葡萄球菌等革兰阳性菌也有抗菌作用，对革兰阴性菌的抗菌作用进一步增强；第四代在结构上修饰，有对抗革兰阳性菌及阴性菌的作用，对厌氧菌、肺炎支原体、肺炎衣原体、军团菌以及结核分枝杆菌的作用增强。

左氧氟沙星
(Levofloxacin)

【药动学】本品口服吸收迅速完全，服药后2小时可达最高血药浓度，口服50mg、0.1g和0.2g的血药峰浓度分别为0.6μg/ml、1.2μg/ml、2μg/ml。药物在体内有广泛的分布，组织与体液中的药物浓度相当或高于血清药物浓度。半衰期为5~7小时。本品在体内不代谢，85%的药物原形自尿中排出。

【药理作用】本品属第三代喹诺酮类抗菌药，为氧氟沙星的左旋体，其抗菌活性约为氧氟沙星的2倍，它的主要作用机制为抑制细菌DNA旋转酶活性，抑制细菌DNA的复制。本品具有抗菌谱广、抗菌作用强的特点，对多数肠杆菌科细菌，如肺炎克雷伯杆菌、变形杆菌属、伤寒沙门菌属、志贺菌属及对部分大肠杆菌等有较强的抗菌活性，对部分葡萄球菌、肺炎链球菌、流感杆菌、铜绿假单胞菌、淋球菌、衣原体等也有良好的抗菌作用。

【临床应用】

1. 适应证 本品适用于敏感细菌引起的下列中、重度感染：

(1) 呼吸系统感染：急性支气管炎、慢性支气管炎急性发作、支气管扩张合并感染、肺炎、扁桃体炎。

(2) 泌尿系统感染：肾盂肾炎、尿路感染等。

(3) 生殖系统感染：急性前列腺炎、急性附睾炎、宫腔感染、子宫附件炎、盆腔炎等。

(4) 皮肤软组织感染：传染性脓疱病、蜂窝组织炎、淋巴结炎、皮下脓肿、肛脓肿等。

(5) 肠道感染：细菌性痢疾、感染性肠炎、沙门菌属肠炎等。

(6) 其他感染：败血症、乳腺炎、外伤、烧伤及手术后伤口感染、腹腔感染、胆囊炎、胆管炎、骨与关节感染以及五官科感染等。

2. 剂量与用法 口服：成人每日200~400mg，分为2次口服；静脉滴注：成人一日400mg，每12小时1次，以100~200ml液体稀释，滴注1小时以上。严重感染最多每次200mg，每日3次。

【药物不良反应与防治】用药期间可能出现恶心、呕吐、腹部不适、腹泻、食欲缺乏、腹痛、腹胀等胃肠道症状，失眠、头晕、头痛等神经系统症状以及皮疹、瘙痒等。亦可出现一过性肝功能异常，如血清氨基转移酶升高、血清总胆红素升高等。上述不良反应发生率在0.1%~5%之间。偶见血中尿素氮升高、倦怠、发热、心悸、味觉异常等。一般均能耐受，停药后症状逐渐消失。

【药物相互作用】

1. 避免与茶碱同时使用。如需同时应用，应监测茶碱的血药浓度，以调整剂量。

2. 与华法林或其衍生物同时应用时，应监测凝血酶原时间或其他凝血试验。

3. 与非甾体类消炎药物同时应用，有引发抽搐的可能。

4. 与口服降血糖药同时使用时可能引起血糖失调，包括高血糖及低血糖，因此用药过程中应注意监测血糖浓度，一旦发生低血糖时应立即停用本品，并给予适当处理。

【注意事项】

1. 对喹诺酮类药物过敏者禁用；18 岁以下患者禁用；孕妇、哺乳期妇女禁用；肝肾功能不全、癫痫患者及高龄患者慎用。

2. 铝、镁、铁离子可影响本药的吸收。

3. 服用本品时慎用非甾体抗炎药（苯醋酸类联苯丁酮等），可发生痉挛。

4. 喹诺酮类药物尚可引起少见的光毒性反应（发生率小于 0.1%）。在接受本品治疗时应避免过度阳光暴晒和人工紫外线。如出现光敏反应或皮肤损伤应停用本品。

5. 若发生过敏，应立即停药，并根据临床具体情况而采取相应治疗措施。

【临床评价】本品在临床应用广泛，用于敏感菌所致的感染可取得较好疗效。对青霉素类、头孢菌素类过敏者可首选喹诺酮类药物。轻症患者可口服本品；中重度感染时静脉应用。

【制剂与规格】片剂：每片 100mg。

胶囊：每粒 100mg。

滴眼液：5ml : 15mg。

注射液：200mg（100ml）；300mg（100ml）。

莫西沙星
(Moxifloxacin)

【药动学】口服吸收良好，口服 200~400mg，1~3 小时达峰浓度 1.2~5μg/ml。单剂量静脉给药 400mg，1 小时后血药浓度达峰约为 4.1mg/L，与口服相比平均增加 26%。该药迅速分布于体液及组织中，在血浆、支气管黏膜、肺泡巨噬体中均有足够浓度，该药的药时曲线下面积（AUC）高（6mg·h/L），蛋白结合力约为 45%，莫西沙星主要与血浆白蛋白结合，由于蛋白结合率低，游离峰浓度 >10 倍最低抑菌浓度（MIC）。有 22% 原药和约 50% 葡萄糖醛酸结合物随尿液排泄，$t_{1/2}$ 11~15 小时。

【药理作用】莫西沙星是第四代喹诺酮类广谱抗菌药，为具有广谱活性和杀菌作用的 8- 甲氧基氟喹诺酮类，C-7 位上氮双环结构加强了对革兰阳性菌抗菌作用，甲氧基则加强了对厌氧菌的作用。本品对革兰阳性菌、革兰阴性菌、厌氧菌、抗酸菌和非典型微生物如支原体、衣原体和军团菌有广谱抗菌活性。抗菌作用机制为干扰Ⅱ、Ⅳ拓扑异构酶。拓扑异构酶是控制 DNA 拓扑和在 DNA 复制、修复和转录中关键的酶。其杀菌曲线表明，莫西沙星是具有浓度依赖性的杀菌活性。最低杀菌浓度和最低抑菌浓度基本一致。莫西沙星对 β 内酰胺类和大环内酯类抗生素耐药的细菌亦有效。导致对青霉素类、头孢菌素类、糖肽类、大环内酯类和四环素类耐药的耐药机制不影响莫西沙星的抗菌活性。莫西沙星和这些抗菌药无交叉耐药性。一些对其他喹诺酮类耐药的革兰阳性菌和厌氧菌对莫西沙星敏感。

【临床应用】

1. 适应证　适用于敏感菌所致的呼吸道感染、慢性支气管炎急性发作、社区获得性肺炎等；皮肤、软组织感染；某些严重感染如败血症、脓毒血症等。

2. 剂量与用法　口服：一次 400mg，每日 1 次。静脉滴注：一次 400mg（0.9% 氯化钠 250ml），每日 1 次。治疗上呼吸道和下呼吸道感染时可按照下列方法：慢性气管炎急性发作：5 天；社区获得性肺炎：10 天；急性鼻窦炎：7 天；皮肤和软组织感染的推荐治疗时间为 7 天。老年人：不必调整用药剂量。肝损伤：轻度肝功能异常的患者不必调整莫西沙星的剂量。肾功能异常：

任何程度的肾功能受损的患者均不必调整莫西沙星的剂量[包括肌酐清除率≤30ml/(min·1.73m^2)]。

【药物不良反应与防治】可出现腹痛、头痛；恶心、腹泻、呕吐、消化不良、肝功能异常；眩晕、心动过速、高血压、QT间期延长；念珠菌病；谷氨酰胺转肽酶增高；白细胞减少、凝血酶原减少、嗜酸性粒细胞增多；关节痛、肌肉痛等。少数患者出现皮疹、紫癜等过敏反应。还可有失眠、精神错乱、抑郁等精神症状。在使用喹诺酮类治疗中有可能出现肌腱炎和肌腱断裂，特别是在老年患者和使用激素治疗的患者中。一旦出现疼痛或炎症，患者需停止服药并休息患肢。应用本品不良反应发生率低，出现明显不良反应及对本品过敏时应及时停药，并进行对症治疗。

【药物相互作用】慎与下列药物合用：Ⅰa类(如奎尼丁、普鲁卡因)或Ⅲ类(如胺碘酮)抗心律失常药、西沙必利、红霉素、抗精神病药物和三环类抗抑郁药。莫西沙星与抗酸药、矿物质和多种维生素同时服用会因为与这些物质形成多价螯合物而减少药物的吸收。同时口服药用炭及400mg莫西沙星能减少药物的全身利用，在体内能阻止80%药物吸收。药物过量时，利用活性炭能在吸收早期阻止药物的进一步进入全身系统。

【注意事项】

1. 已知对该片剂的任何成分或其他喹诺酮类高度过敏者禁用。18岁以下患者、孕妇、哺乳期妇女禁用。

2. 喹诺酮类使用可诱发癫痫的发作，对于已知或怀疑有能导致癫痫发作或降低癫痫发作域值的中枢神经系统疾病的患者，使用本品时要注意。

3. 由于缺乏患有肝功能严重损伤患者使用莫西沙星时的药代动力学和药效动力学的数据，不推荐该药在这类患者中使用。

4. 患有低钾血症或接受Ⅰa类(如奎尼丁、普鲁卡因)或胺碘酮抗心律失常药物治疗的患者，在使用莫西沙星时应慎用。

5. 莫西沙星与下列药物合用不排除有延长QT间期的效应：西沙必利、红霉素、抗精神病药物和三环类抗抑郁药，所以，应慎重与这些药物合用。

6. 使用本品等广谱抗生素有出现伪膜性肠炎的可能，因此，要注意用药剂量和疗程，不宜应用时间过长，防止发生菌群失调。在使用莫西沙星治疗中如患者出现严重的腹泻，需要考虑有菌群失调的可能，需及时诊断并采取足够的治疗措施。

【临床评价】莫西沙星为作用强的广谱第四代喹诺酮类抗菌药。抗菌谱广，抗菌效果好，在一些重症感染时应用收到良好疗效。轻中度的感染应用口服制剂就可控制感染；较重度的感染应用静脉制剂。在肾功能不全的患者不需调整用药剂量，所以在老年患者、肾功能不全者应用本品较安全。较重的感染、有青霉素类及头孢菌素类过敏者，可以首选本品，但是不宜应用时间过长（一般 3~5 天），防止出现菌群失调。

【制剂与规格】片剂：每片 400mg。

注射液：400mg（250ml）。

六、硝咪唑类

硝咪唑类为合成抗菌类药物。其硝基在无氧环境中还原成氨基而显示抗厌氧菌作用。根据药物发明的先后及作用强度，从原来常用的甲硝唑的基础上，研制出替硝唑，并进一步研制出第三代硝基咪唑类衍生物——奥硝唑，有强大的抗厌氧菌作用，对滴虫、阿米巴也有效。血中和脑脊液中浓度高，不良反应主要为胃肠道不适。在甲状腺感染性疾病中，常用的有甲硝唑和替硝唑。

甲硝唑

（Metronidazole，灭滴灵）

【药动学】口服或直肠给药后能迅速而完全吸收，蛋白结合率 <5%，吸收后广泛分布于各组织和体液中，且能通过血脑屏障，药物有效浓度能够出现在唾液、胎盘、胆汁、乳汁、羊水、精

液、尿液、脓液和脑脊液中。口服后 1~2 小时血药浓度达高峰；静脉给药后迅速达峰值。健康人脑脊液中血药浓度为同期血药浓度的 43%。有效浓度能维持 12 小时。本品经肾排出 60%~80%，约 20% 的原形药从尿中排出，其余以代谢产物（25% 为葡萄糖醛酸结合物，14% 为其他代谢结合物）形式由尿排出，10% 随粪便排出，14% 从皮肤排泄。

【药理作用】本品为硝基咪唑衍生物，可抑制阿米巴原虫的氧化还原反应，使原虫氮链发生断裂。体外试验证明，药物浓度为 1~2mg/L 时，溶组织阿米巴于 6~20 小时即可发生形态改变，24 小时内全部被杀灭；浓度为 0.2mg/L 时，72 小时内可杀死溶组织阿米巴。本品有强大的杀灭滴虫的作用，其机制未明。甲硝唑对厌氧微生物有杀灭作用，抗菌谱包括脆弱拟杆菌和其他拟杆菌属，梭形杆菌、产气梭状芽胞杆菌、真杆菌、韦荣球菌、消化球菌和消化链球菌等。它在人体中还原时生成的代谢物也具有抗厌氧菌作用，抑制细菌的脱氧核糖核酸的合成，从而干扰细菌的生长、繁殖，最终致细菌死亡。对某些动物有致癌作用。

【临床应用】

1. 适应证　主要用于治疗厌氧菌引起的系统或局部感染，如下呼吸道感染，心内膜炎，消化道及泌尿道感染，皮肤和软组织的感染，骨和关节等部位的厌氧菌感染，以及败血症、脑膜感染等。还可用于治疗肠道和肠外阿米巴病（如阿米巴肝脓肿、胸膜阿米巴病等）。治疗阴道滴虫病、小袋虫病和皮肤利什曼病、麦地那龙线虫感染等。

2. 剂量与用法　口服：①厌氧菌感染：成人每日 0.6~1.2g，分 3 次服，7~10 日为一疗程；儿童每日按体重 20~50mg/kg。②肠道阿米巴病：成人一次 0.4~0.6g，一日 3 次，疗程 7 日；肠道外阿米巴病，一次 0.6~0.8g，一日 3 次，疗程 20 日。儿童每日按体重 35~50mg/kg，分 3 次口服，10 日为一疗程。静脉滴注：1 次 500mg，每日 2~3 次。

【药物不良反应与防治】常见为消化道反应，包括恶心、呕吐、食欲缺乏、腹部绞痛，一般不影响治疗；神经系统症状有头痛、眩晕，偶有感觉异常、肢体麻木、共济失调、多发性神经炎等，大剂量可致抽搐。少数病例发生荨麻疹、潮红、瘙痒、膀胱炎、排尿困难、口中金属味及白细胞减少等，均属可逆性，停药后自行恢复。

【药物相互作用】本品能增强华法林等抗凝药物的作用。与土霉素合用可干扰甲硝唑清除阴道滴虫的作用。西咪替丁等肝酶诱导剂可使本品加速消除而降效。本品可抑制乙醛脱氢酶，因而可加强乙醇的作用。

【注意事项】

1. 对诊断的干扰　本品的代谢产物可使尿液呈深红色。

2. 原有肝脏疾患者剂量应减少。出现运动失调或其他中枢神经系统症状时应停药。重复一个疗程之前，应做白细胞计数。厌氧菌感染合并肾衰竭者，给药间隔时间应由 8 小时延长至 12 小时。

3. 本品可抑制乙醇代谢，用药期间应戒酒，饮酒后可能出现腹痛、呕吐、头痛等症状。

4. 有活动性中枢神经系统疾患和血液病者禁用。孕妇及哺乳期妇女禁用。

【临床评价】本品为抗厌氧菌感染常用的药物，轻症口服即可获得较好疗效；较严重的感染需静脉用药，有时与青霉素类或头孢菌素类抗生素联合应用。短期应用不良反应较少。

【制剂与规格】片剂：每片 0.2g。

甲硝唑葡萄糖注射液：250ml，含甲硝唑 0.5g 及葡萄糖 12.5g。

栓剂：每个 0.5g；1g。

替 硝 唑

(Tinidazole)

【药动学】本品口服后吸收完全，健康女性单剂量口服 2g

后达峰时间(Tmax)为2小时,血药峰浓度(Cmax)为51mg/L。替硝唑排泄缓慢,口服2g后24小时、48小时及72小时血药浓度分别为19.0mg/L、4.2mg/L及1.3mg/L。本品静脉滴注0.8g及1.6g后血药峰浓度(Cmax)分别为14~21mg/L及32mg/L。每日给药1g,血药浓度可维持在8mg/L以上。替硝唑在体内的分布广泛,在生殖器官、肠道、肌肉、乳汁中可达较高浓度,在肝脏、脂肪中的浓度低,在胆汁、唾液中的浓度与同期血药浓度相仿,对血脑屏障的穿透性较甲硝唑强,脑膜无炎症时脑脊液中的浓度为同期血药浓度的80%,这与替硝唑的脂溶性较高有关。替硝唑可通过血胎盘屏障,在胎儿及胎盘中可达高浓度。蛋白结合率为12%。在肝脏代谢,单剂量口服0.25g后约16%以原形从尿中排出。血消除半衰期为11.6~13.3小时。

【药理作用】本品对原虫及厌氧菌有较高活性。对脆弱拟杆菌等拟杆菌属、梭杆菌属、梭菌属、消化球菌、消化链球菌、韦荣球菌属及加德纳菌等具抗菌活性,2~4mg/L的浓度可抑制大多数厌氧菌;微需氧菌、幽门螺杆菌对其敏感。本品的作用机制尚未完全阐明,厌氧菌的硝基还原酶在敏感菌株的能量代谢中起重要作用。本品的硝基被还原成一种细胞毒,从而作用于细菌的DNA代谢过程,促使细菌死亡。耐药菌往往缺乏硝基还原酶而对本品耐药。本品抗阿米巴原虫的机制为抑制其氧化还原反应,使原虫的氮链发生断裂,从而杀死原虫。

【临床应用】

1. 适应证 适用于各种厌氧菌感染,如败血症、骨髓炎、腹腔感染、盆腔感染、肺支气管感染、肺炎、鼻窦炎、皮肤蜂窝组织炎、口腔感染及术后伤口感染;用于结肠直肠手术、妇产科手术及口腔手术等的术前预防用药;并用于肠道、泌尿生殖道毛滴虫病、梨形鞭毛虫病以及肠道和肝脏阿米巴病。

2. 剂量与用法 口服:每日2g。静脉滴注:①厌氧菌感染:一次0.8g,一日1次,静脉缓慢滴注,一般疗程5~6日,或根据病情决定。②预防手术后厌氧菌感染:总量1.6g,1次或分2次滴注，第一次于手术前2~4小时，第二次于手术期间或术后12~24小时内滴注。

【药物不良反应与防治】不良反应少见而轻微，主要为恶心、呕吐、上腹痛、食欲下降及口腔金属味，可有头痛、眩晕、皮肤瘙痒、皮疹、便秘及全身不适。此外，还可有血管神经性水肿、中性粒细胞减少、双硫仑样反应，偶见滴注部位轻度静脉炎。高剂量时也可引起癫痫发作和周围神经病变。

【药物相互作用】

1. 本品能抑制华法林和其他口服抗凝药的代谢，加强它们的作用，引起凝血酶原时间延长。

2. 与苯妥英钠、苯巴比妥等诱导肝微粒体酶的药物合用时，可加强本品代谢，使血药浓度下降，并使苯妥英钠排泄减慢。

3. 与西咪替丁等抑制肝微粒体酶活性的药物合用时，可减慢本品在肝内的代谢及其排泄，延长本品的血消除半衰期，应根据血药浓度测定的结果调整剂量。

4. 本品干扰双硫仑代谢，两者合用时，患者饮酒后可出现精神症状，故2周内应用双硫仑者不宜再用本品。

5. 本品可干扰血清氨基转移酶和乳酸脱氢酶测定结果，可使胆固醇、三酰甘油水平下降。

6. 与土霉素合用时，土霉素可干扰本品清除阴道滴虫的作用。

【注意事项】对本品或吡咯类药物过敏患者以及有活动性中枢神经疾病和血液病者禁用。妊娠和哺乳期妇女禁用。本品有抑制乙醛脱氢酶的作用，加强酒精的效应，可出现双硫仑反应，如呕吐、面部潮红、胃肠痉挛等，服用本品期间应禁酒。

【临床评价】本品能有效控制厌氧菌的系统和局部感染，也可用于手术后预防厌氧菌感染，不良反应较少。

【制剂与规格】片剂：每片0.5g。

注射液：每瓶400mg/200ml或800mg/400ml。

栓剂：每个0.2g。

七、抗病毒药

阿昔洛韦

(Aciclovir,无环鸟苷)

【药动学】口服吸收差,约15%~30%由胃肠道吸收。健康成人按5 mg/kg和10mg/kg静脉滴注1小时后,平均稳态血药浓度分别为9.8μg/ml和20.7μg/ml,经7小时后,谷浓度分别为0.7μg/ml和2.3μg/ml。能广泛分布至各组织与体液中,包括脑、肾、肺、肝、小肠、肌肉、脾、乳汁、子宫、阴道黏膜与分泌物、脑脊液及疱疹液。在肾、肝和小肠中浓度高,脑脊液中浓度约为血中浓度的一半。药物可通过胎盘。每4小时口服200mg和400mg,5天后的血药峰浓度(Cmax)分别为0.6mg/L和1.2mg/L。本品蛋白结合率低(9%~33%)。在肝内代谢,主要代谢物占给药量的9%~14%,经尿排泄。血消除半衰期约为2.5小时。肌酐清除率50~80ml/min和15~50ml/min时,血消除半衰期分别为3.0小时和3.5小时。本品主要经肾由肾小球滤过和肾小管分泌而排泄,约14%的药物以原形由尿排泄,经粪便排泄率低于2%,呼出气中含微量药物。血液透析6小时约清除血中60%的药物。腹膜透析清除量很少。

【药理作用】本品为化学合成的抗病毒药。体外对单纯性疱疹病毒、水痘带状疱疹病毒、巨细胞病毒等具抑制作用。本品进入疱疹病毒感染的细胞后,与脱氧核苷竞争病毒胸苷激酶或细胞激酶,药物被磷酸化成活化型阿昔洛韦三磷酸酯,然后通过二种方式抑制病毒复制:①干扰病毒DNA多聚酶,抑制病毒的复制;②在DNA多聚酶作用下,与增长的DNA链结合,引起DNA链的延伸中断。

【临床应用】

1. 适应证　①单纯疱疹病毒感染:用于免疫缺陷者初发和复发性黏膜皮肤感染的治疗以及反复发作病例的预防;也用于

单纯疱疹性脑炎治疗。②带状疱疹病毒感染的治疗。③免疫缺陷者水痘的治疗。

2. 剂量与用法

(1) 口服：成人常用量一次 200mg，一日 3 次，共 5 日；复发性感染一次 100~200mg，一日 5 次，共 5 日；复发性感染的慢性抑制疗法，一次 100mg，一日 3 次，共 6 个月；必要时剂量可加至一次 200mg，一日 3 次，共 6 个月左右。

(2) 静脉滴注：成人 1 次 5mg/kg，加入液体中静滴 1 小时，每 8 小时 1 次。小儿(12 岁以下)按 1 次 20mg/kg 用量给予。肾功能不全者应减量。

【药物不良反应与防治】偶有头晕、头痛、关节痛、恶心、呕吐、腹泻、胃部不适、食欲减退、口渴、白细胞下降、蛋白尿及尿素氮轻度升高、皮肤瘙痒等，长程给药偶见痤疮、失眠、月经紊乱。

【药物相互作用】与齐多夫定(Zidovudine)合用可引起肾毒性，表现为深度昏睡和疲劳。与丙磺舒竞争性抑制有机酸分泌，合并用丙磺舒可使本品的排泄减慢，半衰期延长，体内药物量蓄积。

【注意事项】①对本品过敏者禁用；②脱水或已有肝肾功能不全者、孕妇、哺乳期妇女慎用；③注射用药，只能缓慢滴注(持续 1~2 小时)，不可快速推注，不可用于肌内注射和皮下注射；④严重免疫功能缺陷者长期或多次应用本品治疗后可能引起单纯疱疹病毒和带状疱疹病毒对本品耐药。如单纯疱疹患者应用阿昔洛韦后皮损不见改善者应测试单纯疱疹病毒对本品的敏感性。

【临床评价】本品常用于单纯疱疹病毒感染和带状疱疹的治疗。较轻者治疗几日可获得较好疗效；但是有些感染反复复发，需要长期用药，有的产生耐药。

【制剂与规格】胶囊剂：每粒 200mg。

注射用阿昔洛韦(冻干制剂)：每瓶 500mg。

滴眼液：0.1%。

眼膏：3%。

霜膏剂：5%。

利巴韦林

(Ribavirin，病毒唑)

【药动学】口服吸收迅速，生物利用度约 45%，少量可经气溶吸入。口服后 1.5 小时血药浓度达峰值，血药峰浓度（Cmax）约 1~2mg/L。药物进入体内迅速分布到身体各部分，并可通过血 - 脑脊液屏障。药物在呼吸道分泌物中的浓度大多高于血药浓度。药物能进入红细胞内，且蓄积量大。长期用药后脑脊液内药物浓度可达同时期血药浓度的 67%。本品可透过胎盘，也能进入乳汁。血浆药物消除半衰期约为 0.5~2 小时。主要经肾排泄，72~80 小时尿排泄率为 30%~55%。72 小时粪便排泄率约 15%。药物在红细胞内可蓄积数周。

【药理作用】为一种强的单磷酸黄嘌呤核苷脱氢酶抑制剂，从而阻碍病毒核酸的合成，具广谱抗病毒性能。体外具有抑制呼吸道合胞病毒、流感病毒、单纯疱疹病毒、甲肝病毒、腺病毒等多种病毒生长的作用。药物进入被病毒感染的细胞后迅速磷酸化，其产物作为病毒合成酶的竞争性抑制剂，抑制肌苷单磷酸脱氢酶、流感病毒 RNA 多聚酶和 mRNA 鸟苷转移酶，从而引起细胞内鸟苷三磷酸的减少，损害病毒 RNA 和蛋白合成，使病毒的复制与传播受抑。对呼吸道合胞病毒也可能具免疫作用及中和抗体作用。

【临床应用】

1. 适应证　适用于呼吸道合胞病毒引起的病毒性肺炎与支气管炎，皮肤疱疹病毒感染。

2. 剂量与用法

(1) 口服：病毒性呼吸道感染：成人一次 0.15g，一日 3 次，疗程 7 天；皮肤疱疹病毒感染：成人一次 0.3g，一日 3 次，疗程 7 天。

小儿每日按体重10mg/kg,分4次服用,疗程7天。

(2) 静脉滴注:成人一次0.25~0.5g,一日2次,小儿按体重一次5~7.5mg/kg,一日2次。每次滴注20分钟以上,疗程3~7日。用氯化钠注射液或5%葡萄糖注射液稀释成每1ml含1mg的溶液后静脉缓慢滴注。

【药物不良反应与防治】常见的不良反应有贫血、乏力等,停药后即消失。较少见的不良反应有疲倦、头痛、失眠、食欲减退、恶心、呕吐、轻度腹泻、便秘等,并可致红细胞、白细胞及血红蛋白下降。

【药物相互作用】本品与齐多夫定同用时有拮抗作用,因本品可抑制齐多夫定转变成活性型磷酸齐多夫定。

【注意事项】

1. 对本品过敏者禁用。本品有较强的致畸作用,家兔日剂量1mg/kg即引起胚胎损害,故禁用于孕妇和有可能怀孕的妇女(本品在体内消除很慢,停药后4周尚不能完全自体内清除)。少量药物由乳汁排泄,且对母子二代动物均具毒性,因此哺乳期妇女在用药期间需暂停哺乳,乳汁也应丢弃。由于哺乳期妇女呼吸道合胞病毒感染具自限性,故本品不用于此种病例。

2. 有严重贫血、肝功能异常者慎用。

3. 大剂量应用可致心脏损害,对有呼吸道疾患者(慢性阻塞性肺病或哮喘者)可致呼吸困难、胸痛等。

4. 毒理动物实验发现本品可诱发乳房、胰腺、垂体和肾上腺良性肿瘤,但对人体的致癌性并未肯定。药物对仓鼠等动物可引起头颅、腭、眼、颌、骨骼和胃肠道的畸形,子代成活减少。给予小鼠、大鼠和猴口服利巴韦林,可出现心脏损伤。

5. 口服本品后引起血胆红素增高者可高达25%。大剂量可引起肝功能异常、血红蛋白量下降,所以不宜大量、长时间应用。

【临床评价】本品为广谱抗病毒药,对多种病毒感染有效。对流行性出血热也有效,尤其是对早期患者疗效明显。但是应注意用药剂量并监测有无不良反应发生。

【制剂与规格】片剂:50mg;100mg。

注射液:每支 100mg(1ml)。

滴眼液:1%。

滴鼻液:0.5%。

第八节　甲状腺疾病的其他用药

普萘洛尔

(Propranolol,心得安)

【药动学】本品口服后胃肠道吸收较完全,广泛地在肝内代谢,生物利用度约 30%。服药后 1~1.5 小时达血药浓度峰值,消除半衰期为 2~3 小时,血浆蛋白结合率 90%~95%。个体血药浓度存在明显差异,表观分布容积(3.9 ± 6.0)L/kg。经肾脏排泄,主要为代谢产物,小部分(<1%)为母药。不能经透析排出。

【药理作用】为β肾上腺素受体阻断药。阻断心肌的β受体,减慢心率,降低心脏的收缩力与房室传导,使心排血量减少,循环血量减少,使心肌耗氧量降低。能竞争性拮抗异丙肾上腺素和去甲肾上腺素的作用,可抑制肾素释放,降低血浆肾素活性。可致支气管痉挛。抑制胰岛素分泌,使血糖升高;能掩盖低血糖症状,延迟低血糖的恢复。

【临床应用】

1. 适应证　用于多种原因所致的心律失常,如房性、室性期前收缩;窦性和室上性心动过速、心房颤动等。还可用于高血压、心绞痛的治疗。配合α受体阻滞剂用于嗜铬细胞瘤患者控制心动过速及术前准备。用于控制甲亢的心率过快,也可用于甲状腺危象时的治疗。

2. 剂量与用法

(1) 治疗各种心律失常:每日 10~30mg,分 3~4 次服用,根据病情调整用量。

(2) 治疗高血压：初始剂量 5~10mg，每日 3~4 次，可单独使用或与利尿剂合用，剂量可逐渐增加，日最大剂量 80~100mg。

(3) 治疗心绞痛：开始时 5~10mg，每日 3~4 次；可根据病情逐渐加量至每日 80mg。

(4) 嗜铬细胞瘤：10~20mg，每日 3 次，术前用 3 天，一般应先用 α 受体阻滞剂，待药效稳定后加用本品。

(5) 用于甲亢控制心率：较重的甲亢患者心率过快，应用本品 5~10mg，每日 3~4 次可控制心率，对快速心房颤动也有效。

【药物不良反应与防治】常见眩晕、神志模糊、精神抑郁、反应迟钝；头晕；心率过慢；较少见支气管痉挛及呼吸困难、充血性心衰竭；更少见的有发热和咽痛、皮疹、出血倾向(血小板减小)；不良反应持续存在时，须格外警惕雷诺征样四肢冰冷、腹泻、倦怠、口干或皮肤干燥、恶心、指趾麻木、异常疲乏等。应注意从小剂量开始应用，症状控制后及时减量或停药，防止不良反应发生。出现心率慢、心衰竭、支气管哮喘、呼吸困难时及时停药，对症处理。

【药物相互作用】

1. 与降压药物合用　本品与利血平合用，可导致体位性低血压、心动过缓、头晕、晕厥。与钙拮抗剂合用，特别是静脉注射维拉帕米，要十分警惕本品对心肌和传导系统的抑制。

2. 与单胺氧化酶抑制剂合用，可致极度低血压。

3. 与洋地黄合用，可发生房室传导阻滞而使心率减慢，需严密观察。

4. 与升压药合用　与肾上腺素、去甲肾上腺素或拟交感胺类合用，可引起显著高血压、心率过慢，也可出现房室传导阻滞；与异丙肾上腺素或黄嘌呤合用，可使后者疗效减弱。

5. 与氟哌啶醇合用，可导致低血压及心脏停搏。

6. 与苯妥英、苯巴比妥和利福平合用可加速本品清除。

7. 与西咪替丁合用可降低本品的肝脏代谢，延缓消除，增加普萘洛尔血药浓度。

8. 可影响血糖水平，故与降糖药同用时，需调整后者的剂量。

【注意事项】

1. 禁用于支气管哮喘、心源性休克、心脏传导阻滞（Ⅱ~Ⅲ度房室传导阻滞）、重度或急性心衰竭、窦性心动过缓、过敏性鼻炎等患者。

2. 下列情况慎用本品：有过敏史、充血性心衰竭、糖尿病、肺气肿或非过敏性支气管哮喘、肝功能不全、甲状腺功能减退、雷诺综合征或其他周围血管疾病、肾功能衰退、孕妇及哺乳期妇女等。

3. 本品不宜与抑制心脏的麻醉药（如乙醚）合用；因本品有增加洋地黄毒性的作用，对已洋地黄化而心脏扩大、心率不稳者忌用。

4. 应用时宜从小剂量开始应用，根据病情选择合适的量；长期应用者不宜突然停药。

【临床评价】为常用的控制窦性心动过速、室上性心律失常的药物，疗效明显。应用剂量合适时比较安全，一般不导致低血压、心衰竭等。

【制剂与规格】片剂：每片 10mg。

美托洛尔
（Metoprolol）

【药动学】口服吸收迅速完全，吸收率大于 90%，但肝脏代谢率达 95%，首过效应为 25%~60%，故生物利用度（F）仅为 40%~75%。食物可增加口服本品的血药浓度达空腹时的一倍。口服血浆浓度高峰时间一般在 1.5 小时，最大作用时间为 1~2 小时。血浆蛋白结合率约 12%，可透过血脑屏障和胎盘。美托洛尔口服 200mg/d，脑中浓度为 1.5μg/g，也可从乳汁分泌。主要在肝脏中被代谢为羟基美托洛尔，其在体内的代谢受遗传因素的影响。快代谢型者的半衰期（$t_{1/2}$）为 3~4 小时；慢代谢型者的半衰期（$t_{1/2}$）可达 7.55 小时。血浆高峰浓度的个体差异可达 20 倍。

肾功能不全时无明显改变。在肝内代谢,经肾排泄,尿内以代谢物为主,仅少量(5%)为原形物。不能经透析排出。

【药理作用】为选择性 β_1 受体阻滞剂。有较弱的膜稳定作用,无内在拟交感活性。对心脏有较大的选择性作用,可减慢心率,降低心肌收缩力,减少心输出量,降低收缩压;可减慢房室传导,使窦性心率减慢。一般剂量下对血管和支气管平滑肌的收缩作用较弱,但是大剂量应用时也有作用。还有降低血浆肾素活性的作用。

【临床应用】

1. 适应证 用于治疗高血压、心绞痛、窦性心动过速等心律失常。还可作为甲亢治疗时的辅助治疗,有利于控制心率。近年来尚用于心衰竭的治疗,此时应在有经验的医师指导下使用。

2. 剂量与用法

(1) 高血压:更适用于心率偏快、以收缩压升高为主的高血压。每次 25~50mg,每日 2 次,根据血压及心率情况调整剂量。

(2) 冠心病:不稳定性心绞痛及急性心肌梗死时,要早期应用。一般用法:可先静脉注射美托洛尔每次 2.5~5mg,每 5~10 分钟一次,共 3 次,总剂量 10~15mg。之后 15 分钟开始口服 25~50mg,每 6~12 小时一次,共 24~48 小时,然后口服每次 50~100mg,每日 2 次。需根据患者的病情行个体化的治疗剂量。

(3) 心律失常、肥厚型心肌病、甲亢等:一般每次 25~50mg,每日 2~3 次口服。

(4) 心衰竭:应在使用洋地黄和(或)利尿剂等抗心衰竭的治疗基础上使用本药。初始剂量每次 6.25mg,每日 2~3 次,视临床情况每数日至 1 周每次增加 6.25~12.5mg,,每日 2~3 次,最大剂量可用至每次 50~100mg,每日 2 次。

【药物不良反应与防治】

1. 心血管系统 可发生心率过慢、传导阻滞、血压降低、心衰竭加重、外周血管痉挛导致的四肢冰冷或脉搏不能触及、雷诺现象等。药物过量可导致显著的低血压和心动过缓,这时可以先静脉注射 1~2mg 阿托品，之后再给予间羟胺或去甲肾上腺素。若静脉注射 β 受体阻滞剂导致严重副反应如房室传导阻滞，严重心动过缓或低血压时，可以通过 β 受体激动剂异丙肾上腺素 1~5μg/min 迅速纠正。

2. 中枢神经系统　因具有脂溶性，本品较易透入中枢神经系统，故该系统的不良反应较多。疲乏和眩晕占 10%，抑郁占 5%，其他有头痛、多梦、失眠等。偶见幻觉。

3. 消化系统　恶心、胃痛、便秘 <1%、腹泻占 5%，但不严重，很少影响用药。

4. 其他　气急、关节痛、瘙痒、耳聋、眼痛等。

【药物相互作用】与西咪替丁合用或预先使用奎尼丁均可增加美托洛尔的血浆浓度；与利血平合用可增强本品作用，需注意低血压与心动过速。

【注意事项】

1. 禁忌证　低血压、显著心动过缓（心率 <45 次 / 分钟）、心源性休克、重度或急性心衰竭、末梢循环灌注不良、Ⅱ度或Ⅲ度房室传导阻滞、病态窦房结综合征、严重的周围血管疾病患者禁用。在妊娠或分娩期间不宜使用。慢性阻塞性肺部疾病与支气管哮喘患者应慎用。

2. 应用胰岛素治疗的糖尿病患者在加用 β 阻滞剂时，其 β 受体阻滞作用往往会掩盖低血糖的症状如心悸等，从而延误低血糖的及时发现。但在治疗过程中选择性 β_1 受体阻断药干扰糖代谢或掩盖低血糖的危险性要小于非选择性 β 受体阻断药。

3. 长期使用本品时如欲中断治疗，须逐渐减少剂量，一般于 7~10 天内撤除，至少也要经过 3 天。尤其是冠心病患者骤然停药可致病情恶化，出现心绞痛、心肌梗死或室性心动过速。

4. β 受体阻滞后心脏对反射性交感兴奋的反应降低，使全身麻醉和手术的危险性增加，所以对于要进行全身麻醉的患者最好停止使用本药，如有可能应在麻醉前 48 小时停用。

5. 不宜与维拉帕米同时使用，以免引起心动过缓、低血压和心脏停搏。

【临床评价】本品为常用的选择性 β_1 受体阻滞剂，适用范围广，在临床应用广泛，收到较好的效果。只要掌握好适应证，一般不会出现严重不良反应。但是在应用过程中要监测心率、血压、心功能等，及时调整用量。在不同的个体和不同的病情，应用剂量个体差异较大。

【制剂与规格】片剂：每片 25mg。

美托洛尔缓释片：每片 47.5mg。

注射液：每支 5mg(5ml)。

维生素 B_4

(Vitamin B_4，腺嘌呤)

【药理作用】本品为升白细胞药。维生素 B_4 是核酸的组成部分，在体内参与 RNA 和 DNA 合成，当白细胞缺乏时，它能促进白细胞增生。

【临床应用】

1. 适应证　用于防治各种原因引起的白细胞减少症、急性粒细胞减少症，尤其是对肿瘤化疗和放射治疗以及苯中毒等引起的白细胞减少症。也适用于甲亢治疗中的白细胞减少症。

2. 剂量与用法　口服：成人每次 10~20mg，每日 3 次；小儿每次 5~10mg，每日 2 次。肌内注射或静脉注射：每日 20~30mg。

【药物不良反应与防治】推荐剂量下，未见明显不良反应。

【药物相互作用】无明显药物相互作用。

【注意事项】由于此药是核酸前体，应考虑是否有促进肿瘤发展的可能性，权衡利弊后选用。孕妇、哺乳期妇女慎用本药。注射时需溶于 2ml 磷酸氢二钠缓冲液中，缓慢注射。在临床上，一般不肌注或静注，多口服应用。

【临床评价】为临床常用的口服升白细胞药物，无明显不良反应，一般用药 2~4 周左右，白细胞数目可增加。白细胞降低明显时，可以与其他升白细胞药物联用。

【制剂与规格】片剂：每片 10mg。

注射用维生素 B_4：每支 20 mg。

鲨　肝　醇
（Batiol）

【药理作用】有促进白细胞增生及抗放射线的作用。

【临床应用】

1. 适应证　用于治疗各种原因引起的白细胞减少症，如放射性、抗肿瘤药物等所致的白细胞减少症；甲亢治疗中的白细胞减少，以及治疗不明原因所致的白细胞减少症。

2. 剂量与用法　成人：一日 50~150mg，分 3 次口服，4~6 周为一疗程。儿童：一次 1~2mg/kg，一日 3 次口服。

【药物不良反应与防治】偶见口干、肠鸣音亢进。

【药物相互作用】无明显药物相互作用。

【注意事项】临床疗效与剂量相关，应根据病情寻找最佳剂量；对病程较短、病情较轻及骨髓功能尚好者，疗效较好；用药期间应经常检测血常规。

【临床评价】用于白细胞减少的病例有较好疗效。

【制剂与规格】片剂：每片 25mg；50mg。

利　血　生
（Leucogen）

【药理作用】能增强骨髓造血系统的功能，促进造血，使白细胞升高。

【临床应用】

1. 适应证　用于防止各种原因所致的白细胞减少、再生障碍性贫血，以及甲亢治疗中的白细胞减少。

2. 剂量与用法　每次 20mg，每日 3 次口服。

【药物不良反应与防治】无明显不良反应。

【药物相互作用】无明显药物相互作用。

【注意事项】对本品过敏者禁用;急、慢性白血病患者慎用。

【临床评价】有较好的升高白细胞的作用,在临床常用。

【制剂与规格】片剂:10mg;20mg。

重组人粒细胞集落刺激因子

(Recombinant Human Granulocyte Colony Stimulating Factor, rhG-CSF)

【药动学】本品经静脉或皮下注射后主要分布在肾脏、骨髓和血浆中,以氨基酸代谢途径被降解,并主要由尿排泄。经皮下注射时,半衰期为3.5小时,清除率为0.5~0.7ml/(min·kg)。静脉滴注 t_{max} 为30分钟;$t_{1/2}$ 约1~5小时。

【药理作用】本品为利用基因重组技术生产的人粒细胞集落刺激因子(rhG-CSF)。与天然产品相比,生物活性在体内外基本一致。rhG-CSF是调节骨髓中粒系造血的主要细胞因子之一,选择性作用于粒细胞系造血祖细胞,促进其增殖、分化和成熟,调节中性粒细胞的增殖与分化、成熟,并可增加粒细胞系终末分化细胞的功能。能驱使中性粒细胞释放至血流,使外周中性粒细胞数量增多,并提高其功能。

【临床应用】

1. 适应证　用于各种原因所致的白细胞和粒细胞减少,如肿瘤化疗、药物所引起的白细胞减少;慢性白细胞减少症;促进骨髓移植后的中性粒细胞数升高;骨髓发育不良综合征引起的中性粒细胞减少症;再生障碍性贫血引起的中性粒细胞减少症;先天性、特发性中性粒细胞减少症;骨髓增生异常综合征伴中性粒细胞减少症;周期性中性粒细胞减少症。甲亢治疗中引起的较严重的白细胞减少。

2. 剂量与用法　皮下注射:一般以1.25μg/(kg·d)的剂量用药;粒细胞下降较明显的患者以2.5μg/(kg·d)的剂量应用,根据中性粒细胞数升高的情况增减剂量,至中性粒细胞恢复至

5000/mm^3 时可考虑停药。静脉滴注：每日 50~200μg/m^2。

【药物不良反应与防治】

1. 肌肉骨骼系统　有时会有肌肉酸痛、骨痛、腰痛、胸痛的现象。

2. 消化系统 有时会出现食欲缺乏，或谷丙转氨酶、谷草转氨酶升高。

3. 少数患者出现发热、头痛、乏力及皮疹，ALP、LDH 升高。

4. 极少数人会出现过敏性休克、间质性肺炎、成人呼吸窘迫综合征、幼稚细胞增加等。

【药物相互作用】应慎用促进白细胞释放的药物（如锂剂）。本品可引起血浆白蛋白降低，因此，同时使用具有血浆清蛋白高结合的药物应注意调整药物的剂量。

【注意事项】

1. 禁忌证　对本品过敏者以及对大肠杆菌表达的其他制剂过敏者禁用。严重肝、肾、心、肺功能障碍者禁用。骨髓及外周血中存在过多白血病的原始细胞（≥10%）者禁用。

2. 慎用　孕妇、哺乳期妇女、未成年人、恶性骨髓肿瘤、高血压患者及有癫痫病史者慎用。

3. 本品应在专科医生指导下使用。用药期间应定期检查血象。

4. 本品不应与抗肿瘤药物同时使用，如要进行下一疗程的抗肿瘤放疗或化疗，应停药至少 48 小时后，方可继续治疗。

5. 注射丙种球蛋白者，应间隔 1 个月以上再应用本品。

【临床评价】本品对于较严重的粒细胞减少有明显的疗效。在应用化疗药物出现粒细胞减少时，皮下注射本品 75~100μg 后就可获得较好疗效，使中性粒细胞回升。所以在应用一次后，就要测定血常规，粒细胞恢复后可停药。

【制剂与规格】注射剂：每支 50μg；75μg；100μg；150μg；250μg；300μg。

多烯磷脂酰胆碱

(Polyene Phosphatidylcholine)

【药动学】口服给药,90% 以上的多烯磷脂酰胆碱在小肠被吸收。大部分被磷酯酶 A 分解为 1- 酰基 - 溶血磷脂胆碱,50% 在肠黏膜立即再次酰化为多聚不饱和磷脂酰胆碱。此多聚不饱和磷脂酰胆碱通过淋巴循环进入血液,主要通过同高密度脂蛋白结合到达肝脏。口服给药 6~24 小时后磷脂酰胆碱的平均血药浓度达 20%。胆碱的半衰期是 66 小时,不饱和脂肪酸的半衰期是 32 小时。用 ^{3}H 和 ^{14}C 放射性核素标记,人体药代动力学研究发现,口服给药在粪便中的排泄率不超过 5%。

【药理作用】当患肝脏疾病时,肝脏的代谢活力受到严重损伤。多烯磷脂酰胆碱可提供高剂量、容易吸收利用的高能多烯磷脂酰胆碱,其化学结构与重要的内源性磷脂一致。它们主要进入肝细胞,并以完整的分子与肝细胞膜及细胞器膜相结合。另外,可分泌入胆汁。具有下列生理功能:能使受损的肝功能和酶活力恢复正常;调节肝脏的能量平衡,促进肝组织再生;将中性脂肪和胆固醇转化成容易代谢的形式;稳定胆汁。

【临床应用】

1. 适应证　适用于各种原因所致的急、慢性肝病;预防胆结石复发;妊娠中毒症的肝功能损害;银屑病、放射综合征、甲亢时伴随的肝损害。

2. 剂量与用法　口服:每次 2 粒,每日 3 次口服;病情好转后可每次 1 粒,每日 3 次口服。应在餐后用足量液体整粒吞服。静脉注射:成人和青少年一般每日缓慢静注 232.5~465mg。

【药物不良反应与防治】在大剂量时偶尔会出现胃肠道功能紊乱如腹泻等。

【药物相互作用】迄今为止无药物相互作用的报道。

【注意事项】已知对本药所含的任何一种成分过敏者禁用。由于注射液中含有苯甲醇,新生儿和早产儿禁用。严禁用电解质溶液(生理氯化钠溶液、林格液等)稀释,只能用不含电解质的葡萄糖溶液稀释(如5%或10%葡萄糖溶液,5%木糖醇溶液)。

【临床评价】临床适应证广,可用于各种原因所致的肝脏损害。服用后效果良好,可在较短时间内使肝功能恢复。无明显不良反应,使用安全。

【制剂与规格】胶囊:每粒228mg。

注射液:每支5ml:232.5mg。

(段文若 邴兆伟)

第十章 甲状腺肿

甲状腺肿(goiter)是指良性甲状腺增生形成的甲状腺肿大，包括单纯性甲状腺肿、结节性甲状腺肿、地方性甲状腺肿、散发性甲状腺肿、胸骨后甲状腺肿等,由多种原因所致。单纯性甲状腺肿、地方性甲状腺肿、散发性甲状腺肿等多年的甲状腺肿大，可发展至甲状腺结节形成或结节性甲状腺肿。

第一节 单纯性甲状腺肿

单纯性甲状腺肿(simple goiter)是指非炎症和非肿瘤原因所致的、不伴有临床甲状腺功能异常的甲状腺肿。单纯性甲状腺肿患病率约占人群的5%,可由多种因素所致。常见的外源性因素包括机体缺碘、存在致甲状腺肿物质、某些药物所致;常见的内源性因素包括儿童先天性甲状腺激素合成障碍,以及甲状腺激素合成酶缺陷而引起的代偿性甲状腺增生肿大,一般无甲状腺功能异常。根据发病的流行情况可分为:①地方性甲状腺肿:主要由缺碘所致,呈地方性分布。流行于离海较远,海拔较高的山区,是一种多见于世界各地的地方性多发病,我国西南、西北、华北等地均有分布。②散发性甲状腺肿:主要由先天性甲状腺激素合成障碍或致甲状腺肿物质所引起,散发于全国各地。③高碘性甲状腺肿:是由长期摄入超过生理需求量的高碘水或高碘食物所引起。

单纯性甲状腺肿在任何年龄均可患病，但以青少年患病率高，女性多于男性，男女发病率之比为 1∶(1.5~3)。

一、病因

(一) 缺碘 缺碘是地方性甲状腺肿最常见的原因。国内主要见于西南、西北、华北等地区。主要由于土壤、水源、食物中含碘很低，特别在生长发育、妊娠、哺乳时，不能满足机体对碘的需要，因而影响甲状腺激素的合成。有些地区由于摄入碘过多，也可引起甲状腺肿，可能由于碘过多可抑制甲状腺有机碘形成，因而甲状腺激素合成发生障碍。

(二) 致甲状腺肿物质 某些物质可阻碍甲状腺激素合成，从而引起甲状腺肿，称为致甲状腺肿物质。常见者有硫氰酸盐、保泰松、碳酸锂等。硫脲类药物用于治疗甲状腺功能亢进症(甲亢)，如剂量过大，常可过分抑制甲状腺激素的合成而引起甲状腺肿大。长期服用含碘药物可阻碍甲状腺内碘的有机化，可引起甲状腺肿。木薯中含有氰基，在肠道内分解形成硫氰酸盐，抑制甲状腺摄碘。致甲状腺肿物质所引起的甲状腺肿常呈散发性，但也可呈地方性或加重地方性甲状腺肿。

(三) 高碘 在自然界含碘丰富的地区也有地方性甲状腺肿流行，主要是因为摄入碘过多，从而阻碍了甲状腺内碘的有机化过程抑制 T_4 的合成，促使 TSH 分泌增加而产生甲状腺肿，称为高碘性地方性甲状腺肿。

(四) 先天性甲状腺激素合成障碍 甲状腺激素生物合成的过程包括下列各步骤：将碘运输入甲状腺，碘和甲状腺球蛋白中的酪氨酸相结合，碘化酪氨酸的耦联，甲状腺球蛋白水解释放出碘化酪氨酸及甲状腺激素，甲状腺内碘化酪氨酸的脱碘作用及其碘的再利用，甲状腺激素释入血循环。在上述进程的各个步骤中可因一些特殊的酶的缺陷而引起甲状腺激素合成的障碍，迄今已知至少有五种不同的激素生成缺陷，可导致 TSH 的分泌亢进，引起甲状腺肿。有些病例由于存在的缺陷是部分性的，故可通过组织的增生肥大而使甲状腺功能得到代偿，因此临床上只有甲状腺肿大而甲状腺功能仍正常；另一些病例虽然通过甲状腺增生肥大，仍不能产生足够的甲状腺激素以适应生理需要，就同时出现甲状腺肿和甲状腺功能减退症（甲减）。

1. 甲状腺摄取碘的缺陷　在这些患者，甲状腺难于从血浆中浓集碘，除甲状腺外，碘也不能运输入唾液及胃液。给正常人示踪剂量的放射性碘后2小时测定唾液碘浓度和血浆中碘浓度的比值为10~100，而患者的比值为1。这种缺陷病因不明，可能是碘进入甲状腺细胞所需能量不足，也可能是甲状腺细胞碘受体或载体异常。

2. 碘的有机化缺陷　在这些患者，碘能运输入甲状腺，但不能和酪氨酸结合入甲状腺球蛋白而形成有机复合物，系缺少过氧化物酶所致。放射性碘可迅速聚集在甲状腺内，但由于甲状腺内碘未能进行有机结合而是处于游离状态，所以在给过氯酸钾或硫氰酸盐后可使碘迅速地自甲状腺释出。当血浆中碘逐渐由尿中排出，甲状腺内的碘随即回入血浆。这些患者的碘摄取率在刚给放射性碘后是高的，而在24小时后却是低的。甲状腺内含碘量显著减少，没有含碘有机复合物形成，血清蛋白结合碘浓度低。在给予放射性碘追踪剂量后2小时，给予1g过氯酸钾或硫氰酸盐能使患者甲状腺内存在的游离碘释入血浆，2小时后若20%以上的碘被释出，试验即为阳性。

3. 碘化酪氨酸耦联缺陷　在此缺陷中，碘化酪氨酸不能缩合成具有激素活力的碘化甲腺原氨酸（主要为甲状腺素和三碘甲腺原氨酸）。甲状腺内有大量的碘化酪氨酸，但很少有碘化甲腺原氨酸，甲状腺球蛋白内有大量的一碘酪氨酸（MIT）及二碘酪氨酸（DIT），血浆中甲状腺激素含量低。此缺陷与耦联过程的酶缺乏或者甲状腺球蛋白结构异常，不利于碘化酪氨酸耦联有关。

4. 碘化酪氨酸脱碘作用的缺陷　此缺陷在于碘一旦结合成一碘酪氨酸或二碘酪氨酸后，不能被再利用。正常甲状腺能对碘化酪氨酸进行脱碘作用，将碘再利用。脱碘作用的缺陷系由于缺乏脱卤素酶，因而一碘酪氨酸及二碘酪氨酸直接由甲状腺释入血循环，由尿液排出，造成内生性的碘损耗，临床出现甲状腺肿大及功能降低。对这些患者可予放射性碘后测定血浆及尿中放射标记的碘化酪氨酸而获得诊断。

5. 异常碘化蛋白质的形成和释放 正常人血清酸化至很低 pH 时，正丁醇能提出它的全部碘(即甲状腺激素所含碘)。在有此缺陷患者的血清中，正丁醇仅能提出部分的血清碘，余下的为一种异常的有机复合物，它和甲状腺球蛋白不同，没有代谢作用，也不能抑制 TSH 的产生和释放，这种碘蛋白质主要含有一碘酪氨酸及二碘酪氨酸，而没有甲状腺素和三碘甲腺原氨酸。本病的基本缺陷尚未弄清，可能为甲状腺球蛋白分子结构的改变，也可能为甲状腺内蛋白分解酶的异常，使碘化而未成熟完备的甲状腺球蛋白释入血循环，也可能是正常甲状腺球蛋白产生不足，有时其他蛋白质进入甲状腺被碘化。

(五) 肾脏碘清除率增高 引起肾脏碘清除率增高的原因较多，常受内分泌激素和代谢因素的影响。青春发育期和妊娠期碘清除率均增高，造成碘的过量丧失，使机体处于相对缺碘状态，诱发单纯性甲状腺肿。碘清除率增高可表现为家族性，患者常伴有皮质功能亢进症状。Addison 病及腺垂体功能减退症使碘清除率降低，甲状腺激素 TSH 和雄激素对碘清除率影响较小。

二、发病机制

(一) 甲状腺合成、分泌甲状腺激素减少 传统的观点认为，不同病因引起的甲状腺肿反映了共同的发病机制，即一个或几个因素造成甲状腺合成、分泌甲状腺激素减少，继而 TSH 分泌增多，高水平的 TSH 刺激甲状腺生长和甲状腺激素合成，最终甲状腺激素分泌速率恢复正常，患者代谢水平正常，但甲状腺肿大。当疾病严重时，包括 TSH 分泌增多的代偿性反应仍不能使分泌的甲状腺激素适应生理需要时,此时患者既有甲状腺肿又有甲减。因此,单纯性甲状腺肿与具有甲状腺肿的甲减仅是程度上的不同,在发病机制方面不能完全分开,单纯性甲状腺肿的特殊原因可能与甲减一起存在或分别存在。与上述观点不一致的是,临床发现大多数单纯性甲状腺肿患者的血清 TSH 水平并不增高。然而,给予抑制剂量的甲状腺激素后,甲状腺肿缩小。这一事实说明 TSH 对甲状腺肿的发生和维持确有作用。对这种矛盾现象的解释有三:①一种可能的机制是,如果存在某些因素使甲状腺对碘的利用发生障碍,即使 TSH 水平正常,甲状腺肿仍可在其刺激下逐渐发生。对此观点最有利支持的动物实验是,切除大鼠垂体,观察其甲状腺重量对标准剂量的外源 TSH 的反应。结果显示,凡实验前存在有碘耗竭的甲状腺,给予 TSH 后其甲状腺增生显著。②第二种可能性为血清 TSH 浓度仅有轻度增加,目前所使用的放射免疫测定方法难以检测出来。③第三种推测为检测患者血清 TSH 时,甲状腺肿已经形成,当初造成甲状腺肿的刺激——高浓度的 TSH 已不再存在,此时已降至正常的 TSH,即可维持甲状腺肿。

(二)甲状腺生长免疫球蛋白 近年对单纯性甲状腺肿中甲状腺增大的机制提出了一种新的观点,认为在一些患者中可能存在一种“甲状腺生长免疫球蛋白”(TGI),它具有 TSH 样的能刺激甲状腺生长的作用,但又不具有 TSH 或 TRAb 能促进甲状腺功能的作用,因此患者无甲状腺功能亢进。这种自身免疫机制所致的单纯性甲状腺肿患者及其亲属易患自身免疫疾患。另外,患者行甲状腺次全切除术后,甲状腺肿易复发。不过,对此观点支持的资料不多,尚需进一步研究证实。对单纯性甲状腺肿中多结节性甲状腺肿发生机制的认识,单纯性甲状腺肿早期为弥漫性甲状腺肿,以后变为多结节性甲状腺肿。多结节性甲状腺肿具有解剖结构和功能上的不均一性,且倾向于发生功能自主性区域。目前对多结节性甲状腺肿发生机制的认识主要有两种意见,一种观点认为长期的 TSH 刺激或高度刺激与复旧的反复循环，造成了多结节性甲状腺肿的发生，同时也导致了某些增生区域的功能自主性。局部的出血、坏死、纤维化及钙化，更加重了结构和功能上的不均一性。另一种观点主要依据对多结节性甲状腺肿的放射自显影和临床研究的结果，认为在疾病开始时甲状腺内就已经存在解剖和功能上的不均一性的基础，后来由于受到长期刺激而变得更趋明显。由于多结节性甲状腺肿存在有自主性的高功能区域，因此当患者接受碘负荷时，易发生甲状腺毒症。为此，对单纯性多结节性甲状腺肿患者，应避免使用含碘药物；在必需使用含碘造影剂的放射学检查后，应密切观察，甚至有人提出应给予抗甲状腺药物（尤其在缺碘地区），以防甲亢发生。

三、病理改变

早期由于甲状腺激素合成和分泌减少，使垂体促甲状腺激素分泌增多，刺激甲状腺滤泡上皮增生，甲状腺呈对称性肿大，表面光滑，重量 60~800g 不等。切面可见结节、出血、纤维化或钙化。镜下滤泡上皮轻度或高度增生。病变进一步发展，滤泡发生复旧。此时上皮细胞变成矮立方型或扁平型。滤泡腔由于胶质蓄积而高度扩张，称为胶性甲状腺肿或单纯性甲状腺肿。由于长期反复增生与复旧，则形成结节性甲状腺肿。

肉眼及镜下可见直径几毫米至数厘米大小不等的结节形成，结节间是散在的正常甲状腺组织。结节表面有时可见明显的纤维组织包膜。结节结构极不一致，滤泡呈实心或含丰富的胶质，滤泡上皮矮立方型。部分上皮增生形成乳头状突起伸入滤泡腔内，间质结缔组织增生、透明性变及钙盐沉着，也可有淋巴细胞浸润，有时可见新鲜或陈旧性出血及坏死所引起的机化、胆固醇结晶沉着、巨噬细胞及异物巨细胞浸润等改变。

四、临床表现

单纯性甲状腺肿多见于女性，本病常发生于青春期和妊娠期内，根据国外资料，约1%的男孩和4%的女孩在12岁时有单纯性甲状腺肿。一般人群发病率约4%。还有些患者主诉其甲状腺肿见于情感应激时或月经期，但这尚未证实。

（一）**症状** 单纯性甲状腺肿患者早期常无任何症状，偶然被家人或同事发现，或体格检查时发现甲状腺肿大。病程长者，随着病情的发展，甲状腺可逐渐增大，发展至重度肿大时可引起压迫症状。压迫气管可引起咳嗽与呼吸困难、咽下困难、声音嘶哑；压迫血管致血液回流障碍可出现面部青紫、水肿，颈部与胸部浅表静脉扩张。患者还可有头晕，甚至晕厥发生，但均较少见。

（二）**体征** 甲状腺一般呈弥漫性的轻、中度肿大，质地软，早期无结节，几年后可有大小不等、质地不一的结节，大多数无血管杂音，少数可闻及血管杂音。有多年的单纯性甲状腺肿病史者，甲状腺肿大常不对称，表面不光滑，呈小叶状或结节状。结节为多发性，境界常不清楚。当甲状腺肿发展成较大时，可造成食管和（或）气管的受压、移位。胸廓入口处狭窄可影响头、颈和上肢的静脉回流，造成静脉充血，当患者上臂举起时，这种阻塞表现加重（Pemberton征）。

（三）**并发症** 甲状腺内出血可造成伴有疼痛的急性甲状腺肿大，常可引起或加重阻塞、压迫症状。单纯性甲状腺肿多年后可以发生一个或几个结节的结节性甲状腺肿，并可导致甲状腺功能亢进或甲状腺功能减退。结节性甲状腺肿的另一并发症为癌变，如果甲状腺肿的一部分突然增大，质地坚硬，患者出现喉返神经受压所致的声音嘶哑，或在甲状腺旁出现淋巴结肿大，应注意除外甲状腺癌的可能。

五、实验室检查

（一）**甲状腺激素及抗体测定** 甲状腺功能检查一般是正常的，部分患者TT_4正常低值或轻度下降，但T_3/T_4比值常增高，这可能是患者甲状腺球蛋白的碘化作用有缺陷所致。弥漫性甲状腺肿患者血清TSH和TRH兴奋试验正常，甲状腺素抑制试验阳性。病程较长的单纯性多结节性甲状腺肿患者,其功能自主性的倾向可表现为基础 TSH 水平降低或 TRH 兴奋试验时 TSH 反应减弱或缺乏。部分患者甲状腺素抑制试验可不受抑制。病程长者还可有甲状腺激素水平的降低。抗甲状腺球蛋白抗体和抗微粒体抗体阴性。大多数单纯性甲状腺肿患者的血清甲状腺球蛋白(Tg)水平增高,增高的程度与甲状腺肿的体积呈正相关。

(二) **甲状腺摄碘率**　放射性碘摄取率一般正常,但部分患者由于轻度碘缺乏或甲状腺激素生物合成缺陷,甲状腺摄碘率增高,但高峰不提前,可被 T_3 所抑制,但当甲状腺结节有自主性功能时,可不被其抑制。

(三) **甲状腺 B 超**　可示甲状腺弥漫性肿大,部分血流丰富;病程长者,可见有结节。

(四) **甲状腺扫描**　甲状腺放射性核素显像可见甲状腺弥漫性肿大,放射性分布均匀,如为结节性甲状腺肿,放射性分布不均,可呈现有功能的或无功能的结节。

六、诊断

(一) **初步诊断**　根据甲状腺肿大及实验室检查、影像学检查特点,基本可以确定诊断。

1. 在非地方性甲状腺肿地区,甲状腺肿大无明显症状者,首先应考虑散发性甲状腺肿。

2. 血清 T_3 和 T_4 水平正常,TSH 水平正常或稍低,TRH 兴奋试验 TSH 反应正常或减弱。为明确是否伴有功能亢进,还是由于缺乏甲状腺激素或缺碘引起,还可做甲状腺素抑制试验。TRAb、TPOAb 阴性。

3. 放射性碘摄取率一般正常,少数患者可呈现 ^{131}I 摄取率增高,但高峰无前移。

4. 影像学检查显示甲状腺弥漫性肿大,结节性患者质地常不均匀。

（二）病因诊断 在诊断了甲状腺肿后，还要根据病史、临床检查等特点，明确甲状腺肿的病因。

有长期服用抑制甲状腺激素合成的药物史者，考虑为药物性甲状腺肿。青春期、妊娠期、哺乳期、外伤及慢性消耗性疾病所致者，常有明显的生理、病理特征。对一些代谢缺陷引起的甲状腺肿，则需行进一步的实验室检查才能确诊为何种缺陷。如碘摄取缺陷时，做放射性碘摄取率检查，发现甲状腺不能浓集碘，唾液中也缺乏碘的浓集；过氧化物酶缺陷时，过氯酸钾释放试验为阳性，血中甲状腺激素水平降低；耦联缺陷时，层析测定甲状腺组织标本可发现甲状腺内大量碘化酪氨酸；碘化酪氨酸脱卤素酶缺陷时，在给患者示踪剂量的放射性碘后，用层析法可显示血浆及尿中碘化酪氨酸；正丁醇不溶性蛋白缺陷时，血清蛋白结合碘及正丁醇提取碘，或蛋白结合碘及血清甲状腺激素碘间差别超过20%；碘和异常蛋白质结合时，可在给放射性碘后于血浆及尿中测得碘和异常蛋白结合的复合物。

七、鉴别诊断

（一）慢性淋巴细胞性甲状腺炎 也称为桥本病，表现为甲状腺弥漫性肿大，但是质地较韧，查甲状腺过氧化物酶抗体和球蛋白抗体常明显增高，提示是一种自身免疫性的甲状腺炎。特别是儿童患者，当抗甲状腺球蛋白抗体和抗微粒体抗体阳性者，应考虑慢性淋巴细胞性甲状腺炎。

（二）甲状腺癌 甲状腺癌时甲状腺肿大，质地韧或偏硬，表面不光滑，有结节，且结节活动度差，周围可有肿大的淋巴结。查B超可示多个不规则结节，甲状腺扫描显示冷结节，查血甲状腺球蛋白、降钙素可升高，甲状腺针吸活检有助于诊断。

（三）亚急性甲状腺炎 多在病毒、细菌感染后引发了自身免疫反应。患者可有发热、咽痛，甲状腺肿大，质地韧或偏硬，压痛明显。查甲状腺功能可以升高，而甲状腺扫描示甲状腺区域显影差，摄碘率降低，这是诊断亚急性甲状腺炎的重要依据。亚急性甲状腺炎时血沉快,合并感染时血象可升高。

(四)结节性甲状腺肿 病史多较长,甲状腺呈结节样肿大,可以发生 T_3 型甲亢,也可以出现甲减。单纯性甲状腺肿随着病程延长,进展至多结节阶段时,自主性功能的病灶可出现,部分患者可从临床甲状腺功能正常逐渐发展为甲状腺功能亢进(毒性多结节性甲状腺肿)。

(五)Graves 病 单纯性甲状腺肿的弥漫性肿大阶段类似于 Graves 病或桥本病的甲状腺特点。如果 Graves 病未处于活动的甲状腺毒症阶段和缺乏眼征表现,单纯性甲状腺肿很难与其区分开,后者 TRAb 多升高。

八、治疗

(一)内科治疗 大多数单纯性甲状腺肿患者无明确病因可寻,但无论何因,其共同发病机制是甲状腺素合成减少,所以甲状腺激素是最为有效的药物治疗。治疗前必须检测 TSH 基础水平或 TRH 兴奋试验,只有无血清 TSH 浓度降低,或 TSH 对 TRH 反应良好时,才可以用甲状腺激素治疗。较年轻的单纯性弥漫性甲状腺肿患者的血清 TSH 水平多正常或稍增高,是使用甲状腺激素治疗的指征。常用左甲状腺素($L\text{-}T_4$)治疗,根据病情选择用药剂量,如每日 50~100μg,能取得较好效果,使甲状腺逐渐缩小。病程长的多结节性甲状腺肿患者,血清基础 TSH 浓度常<0.5mU/L,应做TRH 兴奋试验,如TSH 反应降低或无反应,表示甲状腺已有自主性功能,不宜用甲状腺激素治疗。

使用甲状腺激素替代治疗,所给予的剂量应不使 TSH 浓度降低至与甲状腺毒症者相似为宜,即稍小于 TSH 完全抑制的剂量(<0.1mU/L)。早期单纯性弥漫性甲状腺肿阶段的年轻患者,可每日用 50~100μg 的 $L\text{-}T_4$ 治疗。对老年患者,每日 50μg 的 $L\text{-}T_4$ 足以使 TSH 抑制到适宜的程度(0.2~0.5mU/L)。

对有明确病因者,应针对病因治疗。如对缺碘或使用致甲状腺肿物质者,应补充碘或停用致甲状腺肿物质,甲状腺肿自然消失。对单纯性甲状腺肿患者补碘应慎重,对无明确证据证实为碘缺乏者,补碘不但无效,而且还有可能引起甲状腺毒症。治疗结果极多样化。早期较小弥漫性增生的甲状腺肿反应良好,3~6个月内消退或者消失。晚期,较大的多结节性甲状腺肿,自主性生长的滤泡细胞比例较高,故药物治疗反应较差,仅约1/3的病例腺体体积明显缩小;而其他2/3病例中,抑制治疗可防止腺体进一步生长。结节间组织退化,比结节本身的退化更为常见。因此,在治疗期间结节可显现得似乎更为突出。甲状腺最大限度地恢复后,抑制药物可减少到最小剂量,长期维持或有时停止服用。甲状腺肿可保持缩小,也可以复发,难以预测。如复发,应重新开始并无限期地进行抑制性治疗。对甲状腺功能正常的多结节性甲状腺肿患者,至少应每年复查甲状腺功能,并做全面体检,根据需要行影像学检查。

(二) 放射性 ^{131}I 治疗 对于血清 TSH 浓度降低的、甲状腺激素水平偏高的单纯性甲状腺肿可给予小剂量放射性 ^{131}I 治疗。治疗前除测定甲状腺的 ^{131}I 摄取率外,还应作甲状腺扫描,以估计甲状腺的功能情况,有放射性 ^{131}I 治疗适应证者方可进行治疗。单纯性甲状腺肿一般不需快速治疗,因此可采取小剂量给予放射性碘。由于患者多为老年人,故应警惕放射性碘所引起的甲状腺激素急剧释放这一少见但可能发生的治疗并发症。如患者有冠心病等不能耐受一时性甲亢的疾病,可于放射性碘治疗前先给予抗甲状腺药物。

(三) 外科治疗 对单纯性甲状腺肿的外科治疗无生理学依据,一般而言,不应行外科手术治疗,因为甲状腺的部分切除将更进一步限制甲状腺对激素需要增多的适应能力。但若出现压迫阻塞症状,且给予甲状腺激素治疗无效时,手术是指征。有些患者有肿瘤迹象时,应做相应检查,怀疑有恶变时有手术适应证。术后应给予甲状腺激素替代治疗。替代剂量为 L-T_4 约 1.8μg/kg,以抑制再生性增生和进一步的致甲状腺肿作用。

九、单纯性甲状腺肿的治疗方案选择

（一）青少年期的单纯性甲状腺肿

1. 甲状腺轻度肿大、病史短，甲状腺功能正常、TSH正常者，主要针对病因治疗。如由缺碘引起者(具有碘缺乏的证据或流行病学特征)，给予适量的碘补充，从饮食方面进行调节；如由高碘所致者(具有摄入碘过量的证据或流行病学特征)，应避免碘的摄入；如有服用药物致甲状腺肿的因素，应停用相关药物。定期复查甲状腺功能。

2. 甲状腺肿大病史较长者，多数伴有甲状腺激素水平的偏低，和(或)TSH在正常高限或偏高，应适当补充甲状腺素，使甲状腺缩小，防止甲状腺的进一步肿大。尤其是在单纯性甲状腺肿的基础上发生甲状腺结节的患者，说明甲状腺功能一直在偏低状态，在TSH的刺激作用下，甲状腺发生结节样肿大，不仅要补充甲状腺素，还要监测甲状腺结节的变化，排除恶变。

（二）成年期的单纯性甲状腺肿 甲状腺轻度肿大、病史短，甲状腺功能正常、TSH正常者，主要针对病因治疗。除了碘摄入量的异常外，青春发育期的女性，生育期的妇女在妊娠期、哺乳期等生理阶段，由于碘的补充不足，是导致甲状腺肿大的常见的病因，所以要在这些时期注意碘及微量元素的补充。女性从第二性征发育后就一直有甲状腺肿大者，应监测甲状腺功能，只要有甲状腺激素水平偏低及TSH偏高的状态，就需要应用甲状腺素治疗。

（三）单纯性甲状腺肿伴有结节者 甲状腺激素水平在正常低限或偏低者，可以给予甲状腺素治疗，治疗后甲状腺肿及结节有所缩小者，说明治疗有效；如果无明显变化，需治疗中观察；如果甲状腺结节有所增大，需要进一步检查或做针吸活检，排除恶变；如果伴有甲状腺激素水平升高，合并甲亢者，可以给予抗甲状腺药物治疗。T_3型甲亢治疗疗程较短，甲亢即可控制；如果甲状腺肿大明显、结节突出者，可以选择小剂量^{131}I治疗，既控制了甲亢，又可使甲状腺肿及结节缩小。如果疑有恶变或巨大甲状腺肿有压迫症状时，可行手术治疗，术后需用甲状腺素替代治疗。

十、单纯性甲状腺肿的预防

减少单纯性甲状腺肿发生的根本在于预防。多年来，我国为了降低缺碘地区甲状腺肿的发生率，提倡食用碘盐。通过补碘，使缺碘性甲状腺肿的发病率明显降低。少部分患者是由高碘引起的甲状腺肿，在明确病因后可得到较好的预防。如由缺碘引起者，尤其在青春期、妊娠期、哺乳期等生理性需碘量增加时应注意碘的补充，多吃一些海带、紫菜等含碘的食物，防止在这些时期发生甲状腺肿。服用的药物应避免对甲状腺摄碘的影响。

第二节 碘缺乏病

碘元素是人体不可缺少的营养物质，缺乏时导致机体不同程度的生长和发育障碍、甲状腺呈代偿性肿大等表现。由于缺碘而造成的障碍统称为碘缺乏病（iodine deficient disease，IDD），主要包括地方性甲状腺肿（endemic goiter）和地方性克汀病（endemic cretinism）。当人体由于从特定地理环境中摄取的碘不足时，在成人，主要表现为地方性甲状腺肿；在儿童，表现以智力低下为主要特征的地方性克汀病（呆小症）及地方性亚临床克汀病等。最主要的危害是缺碘影响胎儿的脑发育，导致儿童智力和体格发育障碍。

地方性甲状腺肿是由于一个地区存在特定的致甲状腺肿的环境因素（主要是碘缺乏），因此，使生活在这一地区的人群中有一定比例的人发生了甲状腺肿，一定比例是指当地学龄儿童甲状腺肿大率在5%以上，即甲状腺肿的存在已构成公共卫生问题；一般来说低于5%，是属于散发性甲状腺肿，大多由非缺碘因素造成。

地方性甲状腺肿的肿大率大于30%时常有地方性克汀病的流行。典型的地方性克汀病一般发生在有地方性甲状腺肿流行的严重的缺碘地区，当地儿童尿碘中位数低于20μg/L则几乎肯定会出现地方性克汀病；地方性亚临床克汀病可以发生在所有缺碘地区，但是常见于中度和重度缺碘地区。

一、碘缺乏对人体的影响

碘是甲状腺合成甲状腺激素的重要原料之一。每天甲状腺释放60μg激素碘。有研究显示，甲状腺合成100μgT_4需要碘原料60μg。100μg外源性T_4即可建立甲状腺全部切除患者的甲状腺功能，这说明甲状腺合成生理需要的甲状腺激素对碘的基础需要量是60μg/d。当碘缺乏时合成甲状腺激素不足，反馈刺激垂体分泌过量的TSH，刺激甲状腺增生肥大，出现甲状腺肿；同时，甲状腺激素不足，出现甲减，可影响机体的生长发育和代谢，对人类不同生长时期的人群都有影响。①胎儿期：缺碘可引起孕妇的早产、流产或死胎、胎儿先天畸形或异常，胎儿期甲状腺功能减退，围产期和婴儿期死亡率增高。②新生儿期：缺碘可造成新生儿期甲状腺肿大，发生新生儿甲减。出生后的幼儿碘缺乏可致智力落后、聋哑、痉挛性瘫痪、斜视、身材矮小、黏液性水肿、神经运动障碍等。③儿童和青少年期：缺碘可造成亚临床克汀病、青春期甲状腺肿和甲减。还可出现体格发育落后、智力落后、单纯聋哑。④成人期：缺碘可引起甲状腺肿大及其并发症如甲减、智力障碍及碘性甲亢。以上反映了碘缺乏对生长发育的全部影响，它包含了缺碘对人类健康损害从轻至重以及亚临床损伤的全貌。地方性甲状腺肿（简称地甲肿）与地方性克汀病（简称地克病）是碘缺乏病中的主要表现。

二、流行病学特征

由碘缺乏所致的地方性甲状腺肿分布广，全世界约有110

个国家都有此病的流行。据估计，全球受碘缺乏威胁的人群约为16亿。我国全国各省市、自治区都有不同程度的流行区，估计约有7亿人群居住在缺碘地区。

地方性甲状腺肿是世界性疾病，据联合国世界卫生组织1960年估计，全世界患地方性甲状腺肿的患者不少于2亿，我国大概不少于2千万~3千万。主要流行区是亚洲的喜马拉雅山区、南美的安第斯山区、非洲的刚果河流域、大洋洲的新几内亚等。我国的省、区除上海市外，都有不同程度的地方性甲状腺肿流行区。据1990年国际防治碘缺乏病委员会(ICCIDD)报告，全世界15.72亿人口生活在碘缺乏地区，6.55亿人患甲状腺肿，1120万人患克汀病，4300万人有不同程度智力障碍。

地方性克汀病多出现在严重的地方性甲状腺肿流行区，该地区至少有1/5人群患有甲状腺肿，一般患病率占甲状腺肿地区人口的1%~5%，严重地区高达5%~10%。本病是胚胎时期和出生后早期碘缺乏与甲状腺功能减退所造成的大脑与中枢神经系统发育分化障碍的结果。

三、病因

缺碘是碘缺乏病的主要病因。碘(I)是人体必需的微量元素，是合成甲状腺素的重要元素。WHO推荐的成年人碘摄入量为150μg。人体的碘主要来自食物，少量来自水和空气，虽然人体从饮食用水中摄入碘仅占总摄入量的10%~20%，但水碘可反映环境碘的含量，故在无外来碘食物条件下，常以水碘含量来衡量当地居民的摄入量。一般当饮水中碘含量低于5~10μg/L或每日碘摄入量低于40μg时往往有本病的发生。

尿碘是监测碘营养水平的公认指标，尿碘中位数(MUI)100~200μg/L是最适当的碘营养状态。一般用学龄儿童的尿碘值反映地区的碘营养状态：MUI<100~80μg/L为轻度碘缺乏；MUI<80~50μg/L为中度碘缺乏；MUI<50μg/L为重度碘缺乏。碘缺乏病发病的程度与人体所处发育时期以及碘缺乏程度、持续

时间等因素有关。一般认为,胚胎期与出生后早期缺碘可引起克汀病、单纯性聋哑病;而生长期缺碘,则引起甲状腺肿大,甲状腺功能减退,生殖衰退、性发育落后等。

世界公认地方性甲状腺肿(简称地甲肿)的主要原因是缺碘,该病主要多见于远离沿海及海拔高的山区,流行地区的土壤、水和食物中含碘量极少,地方性甲状腺肿与缺碘有密切关系。因海风(含碘量为内陆风的100倍左右)不易到达高原山区,土壤中的碘盐含量不足。我国地方性甲状腺肿流行地区较广,在山区及高原地区的发病率较高。

地方性克汀病(简称地克病)的病因已比较明确,是胚胎期和新生儿期严重缺碘的结果。地方性克汀病流行于缺碘严重地区;缺碘不严重或新病区、轻病区一般没有地方性克汀病;非甲状腺肿流行区,至今尚没有人报道过有典型的地方性克汀病发生。在地方性克汀病流行区,人们饮水中碘含量明显降低,当地居民包括地方性甲状腺病及地方性克汀病患者24小时尿碘常 <25μg,甚至接近于零。该病区甲状腺肿发生率多 >40%,男女患病率接近,而且成年结节型甲状腺肿较多。以上说明缺碘严重地区,流行时间较长及老病区才出现地方性克汀病。有个别严重地方性甲状腺肿病流行区,没有或很少出现地方性克汀病,原因待查。

四、发病机制

碘摄入不足所形成的甲状腺肿不应单纯视为一种病,甲状腺对缺碘有一个适应代偿过程,而甲状腺肿实际上是这种适应代偿的结果。本质上是甲状腺因摄碘不足所发生的由代偿(生理)到失代偿(病理性损伤)的过程,其基本的病理生理变化包括:

(一) 当人体摄入碘量不足时,甲状腺激素合成减少,因此机体通过垂体-甲状腺轴进行调节,导致垂体 TSH 分泌增多,使甲状腺组织受刺激增生引起摄碘功能加强,以保证合成足够的甲状腺激素。部分患者 TSH 不增高,是由于这些人甲状腺组织对 TSH 的反应性增强，可刺激甲状腺增生肥大。单纯性甲状腺肿时，血清 T_3/T_4 比值增高，即甲状腺合成 T_3 增多，这是因为在缺碘的情况下，甲状腺合成活性较强的 T_3。当病情严重时，上述代偿机制仍不能满足机体对甲状腺素的需求时，可发生甲减。当血碘浓度下降时，甲状腺上皮摄碘能力发生代偿性增强，故 24 小时吸碘率升高。严重缺碘者，上皮内无机碘浓度仍下降，即小于正常值(0.25mg/g)，吸碘率的升高不仅表现在地方性甲状腺肿和地方性克汀病患者，那些病区所谓正常人的吸碘率也升高，反映了病区所有人都是碘缺乏的受害者。病区所谓正常人，尽管没有甲状腺肿但因碘缺乏而导致了碘代谢、垂体 - 甲状腺轴系功能的改变，这就是病区全体人群都要食用碘盐的理论根据。

(二) 酪氨酸的碘化，即碘的有机化过程增强，使 MIT 合成增多，而 DIT 相对减少，过氯酸盐试验正常说明碘的有机化过程没有问题。但 Coutras 发现给常规过氯酸盐时，同时给 KI，甲状腺释放的碘较正常人多，说明有机过程也可能存在缺陷。这可能部分解释为什么在同样缺碘条件下，有人出现甲状腺肿而有人则不肿大。

(三) 碘化酪氨酸耦合过程增强，由于 MIT/DIT 比值升高故 T_3 合成增多，T_4 减少即 T_3/T_4 升高。T_4 绝对量的下降，是碘缺乏病的重要表现之一。从代偿角度上看有以下意义：①多合成 T_3 少合成 T_4 可以节约碘，T_3 相对正常可保证周围组织不至于出现甲减；② T_3 的生物活性比 T_4 大 4~5 倍，由于 T_3 正常或代偿性增高，使周围组织不出现明显甲减或黏液性水肿。然而由于脑组织主要利用 T_4 而不是 T_3，因此，低 T_4 对脑发育和脑功能的维持是极其危险的。病区的调查结果也证实，患者(甲状腺肿或克汀病)的甲状腺功能多表现为 T_3 正常或代偿性增高，T_4 特别是 F T_4，F T_4I(游离 T_4 指数)明显下降。

(四) 甲状腺球蛋白的合成代偿性增强，因此，甲状腺滤泡常呈现以胶质潴留为主要表现。但胶质中常含碘化不全或不够成熟的甲状腺球蛋白，胶质的更新也较正常为快。

（五） 缺碘时甲状腺激素分泌加快。当甲状腺内有机碘含量下降至正常(10mg/g)的一半或一半以下时，T_3、T_4 才明显下降，因此，分泌入血的甲状腺激素量减少。此外，碘化酪氨酸脱碘后，碘的重新利用率增高，而碘的漏出量（入血）大大降低。

（六） 因 T_4 下降，反馈性引起 TSH 升高，这是缺碘的最重要表现之一。T_4 下降，TSH 升高充分反映了患者的甲减状态。TSH 有两类作用，一类是促进甲状腺的功能，表现在碘的摄取 T_3 和 T_4 的合成、激素的分泌等；一类是 TSH 长期增高而显示出对甲状腺细胞的促进生长的作用（慢效应）：即上皮细胞由立方状变为高柱状细胞数目、细胞体积的增加，故上皮细胞的蛋白质、RNA 合成加速。TSH 的慢效应往往是在持续性低碘的数周或数月后逐渐出现，与缺碘的程度和机体的反应性有关，一般讲严重缺碘 2~3 个月患者可出现甲状腺肿。TSH 的变化与 T_4 呈负相关，与 T_3 无明显相关，值得注意的是，缺碘不太严重或患者代偿较好时，TSH 轻度升高或处于正常偏高值水平，即亚临床甲减，这是常常被忽视的一种缺碘性损伤。

五、临床表现

（一）地方性甲状腺肿　除甲状腺肿大外，往往无其他症状。随着病情的发展，甲状腺可逐渐增大，甚至引起压迫症状。压迫气管可引起咳嗽与呼吸困难、咽下困难等；压迫喉返神经可引起声音嘶哑；压迫血管致血液回流障碍可出现面部青紫、水肿及颈部与胸部浅表静脉扩张，但均较少见。胸骨后甲状腺肿可有食管或上腔静脉受压症状。查体甲状腺一般呈弥漫性的肿大，有的为轻至中度肿大，有的则为重度肿大。初期甲状腺质地软，无结节，几年后可有大小不等、质地不一的结节，大多数无血管杂音，少数可闻及血管杂音。伴有甲状腺功能减退者可有甲减的症状和体征，如畏寒、乏力、食欲缺乏、大便干燥、体重增加等，重症患者还可出现黏液性水肿。

（二）地方性克汀病　地方性甲状腺肿约 5% 并发地方性克

汀病，可影响智力、生长发育迟缓，并出现甲状腺功能减退。有些新生儿在出生时可有甲状腺肿，经碘盐防治后，已明显减少。在地方性甲状腺肿流行地区如患者自幼年始就摄碘量严重缺乏，可出现地方性克汀病。有以下表现：

1. 精神发育迟滞　起病于18岁以前；智商低于70；有不同程度的社会适应困难。一般智商低于50属克汀病，而智商在50~69属亚临床型克汀病。智力落后是地方性克汀病的主要特点，严重者为白痴、生活不能自理；轻者可以劳动，但不能从事技术性劳动。

2. 聋哑　听力和言语障碍十分突出。大多数患者均有听力障碍和言语障碍，部分患者为全聋和全哑。在补碘或给予甲状腺片治疗后，听力可略有改善，在黏液性水肿型的患者较明显，这可能与内耳的黏液性水肿的改善有关。

3. 斜视　是由于脑神经受损所致，在神经型克汀病中更多见，为共向性斜视或瘫痪性斜视。

4. 神经-运动功能障碍　由于神经损伤所致，表现为运动障碍，以下肢表现最为突出，表现为步态不稳、拖步、鸭步；肌张力增强，腱反射亢进，出现病理反射（如：Babinski征、Gordon征、Chaddock征、Hoffmann征阳性），严重者下肢呈痉挛性瘫痪。有的因瘫痪的肌肉张力不平衡而造成畸形，如踝关节下垂、两腿呈剪刀状，严重者不能站立，只能在地上爬行。

5. 甲状腺肿　甲状腺肿的患病率为12%~66%，多为轻度肿大；黏肿型克汀病很少有甲状腺肿，甲状腺大多萎缩或很小，有的完全萎缩，甲状腺功能减退。

6. 生长发育落后　体格发育迟滞或落后。婴幼儿时期生长发育迟滞：前囟闭合晚；出牙迟，牙质不良；开始坐、站、走的时间明显晚于同龄儿童；骨X线检查发现骨龄落后。体格矮小，发育迟缓，在成年后身高也只有1.2~1.4m高。体格矮小以长骨发育障碍为特征，因此患者下部量小于上部量。性发育落后，表现为外生殖器及第二性征发育迟缓。男性无胡须、无阴毛、腋毛，男性体征不突出;女性月经初潮晚或原发性闭经。部分患者的性发育以后能接近成熟,可结婚生育;有的则不能生育。

7. 克汀病面容　由于甲减,面部五官发育落后,严重者呈胚胎期样面容。典型的面容包括有:头大、额短、脸方;眼裂呈水平状,眼距宽;塌鼻梁,唇厚舌方,常呈张口伸舌状,流涎;头发稀疏、皮肤干燥无光泽;表情呆滞,或呈傻像或傻笑。

8. 甲减的表现　患儿精神萎靡,动作迟钝,无表情或表情淡漠。出现黏液性水肿;肌肉发育差、松弛、无力;皮肤粗糙、干燥;皮肤黏膜常呈灰白色,汗少,皮脂腺分泌物少。严重者体温低,血压低,脉搏慢;患儿进食少,多有便秘;跟腱反射松弛时间延长。

值得注意的是,在地方性甲状腺肿流行地区,即使甲状腺不肿大,也有可能体内缺碘(尿碘排出低,吸 ^{131}I 率增高表现为碘饥饿),这类患者也应作为防治对象。地方性甲状腺肿长期处于功能代偿状态,一旦代偿不足,将出现甲状腺功能减退,少数结节型地方性甲状腺肿患者,在长期 TSH 增高的影响下可演变成毒性甲状腺腺瘤;亦有少数地方性甲状腺肿患者在 TSH 增高情况下,补充碘后甲状腺激素合成过多,导致碘甲亢。

六、相关检查

(一) 甲状腺功能　一般的地方性甲状腺肿患者的甲状腺功能可以是正常的,或血 T_4 正常低限或低于正常,T_3 增高或正常,TSH 增高或正常。地方性克汀病患者的甲状腺激素水平明显降低,TSH 升高,呈典型的甲状腺性甲减的表现。

(二) 尿碘测定　在碘缺乏病流行地区,由于缺碘,患者的尿碘水平均降低,多 <50μg/d(正常值 50~100μg/d)。

(三) 甲状腺摄 ^{131}I 率　大多增高,可达 90%~98%,但高峰不提前,可被 T_3 所抑制。甲状腺摄 ^{131}I 率呈“碘饥饿曲线”。

(四) 甲状腺扫描　可见弥漫性甲状腺肿,常呈均匀性分布,有结节性甲状腺肿时可呈现结节。

(五) 甲状腺B超 可表现为不同程度的肿大。初发病者的甲状腺可表现为甲状腺轻中度肿大；而长期处于缺碘状态、病程长的地方性甲状腺肿患者的甲状腺可明显肿大，有的呈巨大甲状腺肿，并可伴有多发结节。

(六) 其他检查 地方性克汀病患者X线检查示骨发育迟滞，多表现为骨龄落后、骨骺发育不全及骨化中心出现延迟。这些变化与血清T_4下降、TSH升高相关，黏肿型患者表现尤著，往往还伴有蝶鞍扩大或变形。听力和前庭功能检查示听力和前庭功能的损伤以神经型为最严重。放射性核素脑血流显像检查表明，凡听力有损伤的患者，多有颞叶局部脑血流降低。脑电图检查多数患者不正常，以δ波、θ波增多，脑电波节律变慢及电位低为主要特点，反映脑发育落后。

七、诊断

诊断碘缺乏病的主要依据为患者生活在碘缺乏病的流行地区，有不同程度的甲状腺肿大，尿碘水平低，甲状腺功能少数正常，多数有不同程度的甲状腺功能减退。

(一) 地方性甲状腺肿的诊断及分型

1. 患者居住在地方性甲状腺肿流行病区。
2. 有甲状腺肿大，呈弥漫性肿大或伴有结节。
3. 排除甲亢、甲状腺炎、甲状腺癌等其他甲状腺疾病。
4. 尿碘低于<50μg/d；甲状腺吸^{131}I率呈“碘饥饿曲线”。
5. 甲状腺功能正常或降低。
6. 根据甲状腺肿病理改变情况分为：①弥漫型 甲状腺均匀肿大，质较软，摸不到结节。②结节型 在甲状腺上摸到一个或几个结节。此型多见于成人，特别是妇女和老年人，说明缺碘时间较长。③混合型 在弥漫肿大的甲状腺上，摸到一个或几个结节。

(二) 地方性克汀病的诊断和分型

1. 流行病学特征 患者必须是出生和居住在碘缺乏病病

区；有地方性甲状腺肿和地方性克汀病的流行病发病特征，群居发病，有的母亲为地方性甲状腺肿患者。

2. 自幼生活环境中碘缺乏，24小时尿碘低于正常，并出现不同程度的精神发育迟滞，智力低下，IQ为54以下(包括54)。神经运动功能障碍、听力障碍、言语障碍。

3. 有不同程度的克汀病外貌，有甲状腺功能减退的表现如黏液性水肿等。有不同程度的甲状腺肿大。

4. 甲状腺功能 血清T_3正常、代偿性增高或下降，T_4、FT_4低于正常，TSH高于正常。

5. 地方性克汀病的分型

(1) 神经型：有精神发育迟滞、聋哑、神经运动障碍等。

(2) 黏液水肿型：有甲状腺功能减退的表现，如黏液性水肿、生长发育迟滞、智力障碍、侏儒等。

(3) 混合型：兼有上述两型的特点，有的以神经型为主，有的以黏液水肿型为主。

6. 亚临床地方性克汀病 其临床表现不如地方性克汀病明显，IQ为55~69；甲状腺激素水平正常或偏低，TSH正常或升高。

八、鉴别诊断

(一) 地方性甲状腺肿 在缺碘地区，出现甲状腺肿大时根据流行病学特征及甲状腺功能状态，诊断地方性甲状腺肿一般不难，但是需与以下疾病相鉴别。

1. 结节性甲状腺肿 甲状腺呈结节样肿大，病史较长，为散发病例，有的可伴有甲状腺功能亢进。

2. 散发性甲状腺肿 无地区流行性，多见于生长发育较快的青春期前与青春期儿童或曾用过致甲状腺肿的物质，尿碘不减少。

3. 慢性淋巴细胞性甲状腺炎 肿大的甲状腺质地柔韧，多数功能正常，数年后可出现甲减，少数可出现甲亢。血中存在甲状腺抗体 TGAb 及 TPOAb(TMAb);尿碘不减少。

4. 甲状腺毒症　各种原因导致的甲亢,甲状腺肿大,质地较柔软,伴有甲状腺功能亢进的临床表现,血中 T_3、T_4 均可增高,TSH 降低。

(二) 地方性克汀病　在地方性甲状腺肿流行区,对聋、哑、痴呆、神经运动障碍、体格发育落后的患者诊断为地方性克汀病并不困难。在鉴别上的难点主要是既无甲状腺肿大也无甲减的地方性克汀病患者,如何与其他智力落后及聋哑患者(非缺碘原因所致)相鉴别。

1. 散发性克汀病　这类患者黏液性水肿及其他甲减症状十分突出,智力落后,骨化中心出现延迟。但是一般没有明显聋哑,甲状腺吸碘率几乎为零,几乎没有明显的肌肉运动障碍,甲状腺核素显像提示甲状腺缺如或异位,一般也没有锥体束受损的症状,且没有地方性克汀病的流行病学特征,可以此鉴别。

2. 后天因素所致的脑损害后遗症　如产伤、脑炎、脑膜炎、脑外伤、中毒因素等,对这些疾病的鉴别主要靠详细询问病史,有明确病史者可除外地方性克汀病的诊断。

3. 先天愚型(Down 综合征)　患者没有聋哑,也无甲减,常有小耳畸形、小指畸形和通贯手,进行染色体检查示 21 三体现象,又称为 21 三体综合征,产生原因是卵子在减数分裂时 21 号染色体不分离,形成异常卵子。21 三体的形成与母亲的年龄增高(35 岁以上)和年龄过小(20 岁以下)有关,目前报道与父亲年长也有关,以此可明确诊断。

4. Pendred 综合征　又称耳聋 - 甲状腺肿综合征,出生后耳聋伴哑,儿童期出现甲状腺肿,甲状腺功能基本正常或低下,无智力障碍,体格发育也正常。本病为常染色体隐性遗传病,先天性碘的有机化缺陷。血中碘酪氨酸增多,MIT/DIT 及碘酪氨酸 / 碘原氨酸比例增高,尿碘不减少。

5. 家族性酶缺陷性克汀病　临床有甲状腺肿及甲状腺功能减退的表现,血清 T_3、T_4 降低,TSH 升高,尿碘不减少。

6. 垂体性侏儒　由于垂体分泌生长激素不足所致。该病患者表现为对称性、成比例的身体矮小，智力正常，听力及语言无障碍，甲状腺功能正常，这些可与地方性克汀病鉴别。

7. Laurence-Moon-Biedl 综合征　为罕见的常染色体隐性遗传，患者智力低下，性器官发育不良，但以下 3 个症状为该综合征所特有，可与地方性克汀病相区别：肥胖、多指（趾）或并指（趾）畸形及色素性视网膜炎。

8. 苯丙酮尿症　是一种常见的常染色体隐性遗传病，出生后 4~6 个月内出现症状，有黄（黄色头发）、白（皮肤白）、傻（智力低下）、臭（汗尿有臭味）等 4 大特点。尿三氧化铁试验阳性，血苯丙氨酸浓度升高。

9. 黏多糖病　属常染色体隐性遗传。身材矮小，发育迟滞，智力、听力和语言均有障碍。鉴别点在于，本病肝脾肿大，手指弯曲呈"爪状"，特殊面容如：貌丑、鼻翘起、鼻孔上翻，两耳下缘低于双目水平，舌大而厚，颈短，肋骨 X 线片呈飘带状、脊柱呈舌状，尿黏多糖阳性。患儿多在 10 岁左右死亡。

九、治疗

由于碘缺乏病的主要病因为缺碘，所以在碘缺乏病流行地区可采用碘盐进行防治。一般可使甲状腺明显缩小，使甲状腺功能恢复。

（一）碘剂　我国自 1996 年起立法实行全民食盐加碘。目前国家标准（GB5401-2000）规定的食盐加碘剂量是（35 ± 15）mg/kg。据 2005 年国家监测报告显示，全国碘盐覆盖率为 94.9%，合格碘盐食用率为 90.2%。根据 2001 年国际防治碘缺乏病权威组织的建议，理想的成人碘摄入量为 150μg/d，妊娠期的碘摄入量要保证在 200μg/d。尿碘中位数（MUI）应当控制在 100~200μg/L 之间。

对于碘缺乏病患者，可口服碘 / 碘化钾（复方碘溶液），每天 2~3 滴，连服 2~4 周，休息 4 周，再服 2~4 周，共约 6~12 个月。

或口服碘化钾，每天 5mg，连服 4 周，休息 1 个月，再继续服用 1 个月，至甲状腺肿消退，尿碘正常。亦可肌注碘油。

在使用碘制剂过程中，要注意碘过量的问题。当 MUI 在 200~300μg/L 时成为“碘超足量”；当 MUI>300μg/L 时称为“碘过量”。补碘过多可导致碘甲亢及自身免疫性甲状腺病；40 岁以上、特别是结节性甲状腺肿患者，应避免大剂量碘的治疗，以免发生因碘而导致的甲亢。同时还需警惕碘过敏或碘中毒。碘过敏时皮肤出现荨麻疹样皮疹，重者可引起血管神经性面部四肢水肿、发热、关节痛，往往发生在有过敏史者。碘中毒时口咽部有烧灼感，发生恶心、呕吐、腹痛，严重者可有呼吸困难，甚至危及生命，需及时抢救。处理的关键是立即停药，多数患儿的症状可逐渐缓解。症状重的，需立即用淀粉液洗胃，可与胃内碘中和，保护胃黏膜，还可用 1% 浓度的硫代硫酸钠溶液洗胃或静脉注射。

（二）甲状腺素 采用补碘的措施后，部分患者的症状得到纠正；但是在甲状腺萎缩或甲状腺功能严重减退者，单纯补碘无效或效果不佳，这部分患者需采用甲状腺激素替代治疗，部分甲状腺完全萎缩的患者往往需终身服用甲状腺激素。应尽早服用甲状腺粉片剂（40~80mg/d）或甲状腺激素（L-T_4，50~150μg/d），可以取得明显疗效，能很快纠正黏液性水肿及其他甲减症状。对于地方性克汀病患者，可以使体格进一步发育，性发育迟滞也能得到一定改善；听力障碍及智力落后能在有限程度上有部分改善，但不能彻底治愈。应用甲状腺素要根据患者的具体病情选用剂量，找到一个合适剂量。当疗效满意后，可改用维持剂量。如果甲状腺尚有功能，也可以适当减少剂量。

经用甲状腺素治疗后，甲状腺中度肿大的患儿，经 6~12 个月可使甲状腺缩小或消失。对甲状腺萎缩、甲状腺功能严重低下的地方性克汀病患者，要长期应用甲状腺素治疗。成人可服用干甲状腺素片每日 40~120mg，或 L-T_4 50~150μg，需根据甲状腺功能调整用量。

（三）手术治疗

1. 适应证

(1) 结节型与混合型地方性甲状腺肿合并有坏死、囊性变、出血及其他退行性变者，原则上应施行手术。

(2) 地方性甲状腺肿伴结节可疑恶性变者。

(3) 甲状腺肿合并化脓感染或有瘘管形成者。

(4) 甲状腺明显肿大使气管受压，引起呼吸困难，有急性窒息危险者；压迫食管，有吞咽困难，影响正常进食者；压迫喉返神经，声音嘶哑者。

(5) 坠入性或异位性胸内甲状腺肿，压迫肺部或造成肺不张，压迫气管引起狭窄者。

(6) 巨大甲状腺肿，悬垂于胸前，影响日常生活和劳动。

2. 禁忌证

(1) 弥漫性甲状腺肿，除有明显并发症者，原则上不需手术。

(2) 儿童和青少年期弥漫性甲状腺肿，禁忌手术；儿童和青年期的结节型和混合型甲状腺肿，也尽可能先用药物治疗。

(3) 有严重慢性病者如高血压、动脉硬化、心脏病、糖尿病等。

(4) 妊娠及哺乳期暂不施行手术。

十、碘缺乏病的防治

预防碘缺乏病的关键是补碘。碘盐的预防效果经过国内外多年的使用已被公认。在碘缺乏病的流行病区让居民食用碘盐，不仅能减少新生病例，降低患病率，而且可使已患甲状腺肿的患者得到治愈。甲亢患者食用碘盐后，甲状腺的组织形态以及合成甲状腺激素的各种成分比率也得到改善。如新生儿甲状腺平均重量由原来的 5.82g 下降至 1.29g，服用碘盐一年后，1 岁半以下的儿童，甲状腺的重量由原来 2.9g 下降到 1.8g，血中 T_3、T_4 及 TSH 浓度均趋于正常，甲状腺组织形态学，除结节型外，可恢复或接近正常。

碘缺乏病的三级预防措施：

（一）第一级预防

1. 食盐加碘　是防治碘缺乏病的简单易行、行之有效的重要措施。在碘缺乏病流行地区食盐加碘比例 1∶50 000 可有效地预防地方性甲状腺病；1∶20 000 可预防地方性克汀病。加入盐中的碘化钾易氧化、升华，1993 年以来已改为稳定性较好的碘酸钾。在包装、贮存、运输及食用碘盐过程中，须注意保持碘盐干燥，包装严密不透气、防晒、存放暗处。据测定：不同存放方式半年后的碘盐中碘损失率为：缸内 10%；麻袋内 29.4%；抽屉内 57.8%；煮沸 2 小时损失 1.9%；烘烤 2 小时损失 66.1%。

2. 碘油注射或口服　碘化油是一种长效、经济、方便、副作用小的防治药物，特别适用于偏僻、交通不便、有土盐干扰地区，尤适用于育龄妇女。碘化油注射后，供碘效能可达 3~5 年。口服碘化油方法简便，群众易于接受，防治效果同样明显，供碘效能一般为 1 年半左右。

3. 保证人体碘的需要量

（1）年龄 <4 岁者碘需要量的正常范围为 30~105μg/d；适宜量 70μg/d。

（2）年龄 ≥4 岁者及成人碘需要量的正常范围为 75~225μg/d；适宜量 150μg/d。

（3）孕妇、哺乳期妇女碘需要量的正常范围 150~300μg/d；适宜量 200μg/d。

（4）对育龄妇女、孕期妇女进行补碘可防止胚胎期碘缺乏病（克汀病、亚临床克汀病、新生儿甲状腺功能减退、新生儿甲状腺肿以及早产、死产、先天畸形）的发生。

（二）第二级预防　主要为碘防治监测。

1. 碘盐含碘量的监测　包括碘盐加碘浓度、包装、出厂抽查、保管存放、销售点及居民家庭内的抽查，及时纠正问题，减少碘的损失。

2. 碘化油注射及口服的监测　防止出现并发症。

3. 病情监测　监测点定期调查和比较食用碘盐前后人群

甲状腺肿发病率的动态变化。

4. 碘代谢和垂体甲状腺系统功能状态。

5. 尿碘测定 加碘后尿碘明显增加，群体尿碘测定有意义，当尿碘 <25μg/L 肌酐时，是地方性甲状腺肿并发克汀病的临界浓度。

6. 甲状腺吸 ^{131}I 率测定（24 小时） 表现为低于加碘前。

7. 甲状腺功能测定 血清 T_3、T_4 随补碘升高；血清 TSH 低于补碘前。

8. 儿童智商的测定 不低于 70。

（三）第三级预防 干甲状腺制剂疗法：对治疗发生胶性甲状腺肿之前的患者有极其明显的效果。成人每日口服甲状腺片 60~120mg，合并使用碘化钾 10mg，3 个月一疗程，一般 2~4 个疗程，疗程间隔半个月。对胶性甲状腺肿和囊性增生性的结节性甲状腺肿疗效较好。

此外，碘盐的加工方法、保存条件、有无稳定剂等都影响碘化物的损失，因此要做到：①低温保存，避免过热；②包装严密，不通气；③存放暗处，避免日晒；④生产盐要干燥；⑤加入有效的稳定剂；⑥盐质要洁净，杂质少；⑦保存在碱性反应的条件下。

第三节 结节性甲状腺肿

结节性甲状腺肿（nodular goiter）是一种常见的甲状腺病症，又称腺瘤样甲状腺肿，发病率很高，有作者报道可达人群中的 4%，以中年女性多见。多数患者在发现结节性甲状腺肿时，已有多年的病史；部分是由单纯性甲状腺肿发展而来，患者可能无不适感觉，仅少数患者诉说有颈部胀感，待甲状腺肿大至一定程度时才发现。部分是地方性甲状腺肿和散发性甲状腺肿晚期所形成的多发结节。临床表现为甲状腺肿大，并可见到或触及大小不等的多个结节，结节的质地多为中等硬度。临床症状不多，仅为颈前区不适。甲状腺功能多数正常。甲状腺扫描，甲状腺

B超可以明确诊断。

一、病因与发病机制

结节性甲状腺肿是一种良性疾病，由于机体内甲状腺激素相对不足，致使垂体TSH分泌增多，在这种增多的TSH长时期的刺激下，甲状腺反复增生，伴有各种退行性变，最终形成结节。甲状腺结节的发病机制与病因目前仍不明了，很可能系多因素所致，如遗传、放射、免疫、地理环境因素、致甲状腺肿因素、碘缺乏、化学物质刺激及内分泌变化等多方面综合刺激所致。

致甲状腺肿物质包括某些食物、药物、水源污染、土壤污染及环境污染等；碘缺乏地区有甲状腺肿伴结节性甲状腺肿流行；放射性损伤可以致癌，但应用 ^{131}I治疗后数十年经验与统计证明，放射性 ^{131}I治疗的主要副作用不是致癌，而是甲状腺功能减退，尤其是远期功能低下。在某些多结节性甲状腺肿患者的TGA及TMA检测中发现有54.7%的阳性率，单结节阳性率为16.9%。结节性甲状腺肿患者有先天性代谢性缺陷，导致甲状腺肿代偿性增生过度。环境中缺少硒、氟、钙、氯及镁等微量元素的摄入等。

有人提出“触发因子-促进因子”理论，系由于甲状腺本身在致甲状腺肿物质与放射性损伤或致癌物质促进下，引起患者甲状腺组织细胞内DNA性质变化，促使TSH或其他免疫球蛋白物质基因突变，不断发展变化，可导致甲状腺组织增生，甚至癌变。早期未发生自主性功能变化以前，经过治疗可获良效，增生的甲状腺结节可以消退，晚期由于自主性功能结节形成或发生其他变化，则用药物治疗难以取效，必须手术切除结节为宜。总之，结节性甲状腺肿发病机制比较复杂，目前仍不确切，有待研究。

二、临床表现

（一）患者有长期单纯性甲状腺肿的病史，发病年龄一般大于30岁。女性多于男性。甲状腺肿大程度不一,多不对称。结节数目及大小不等,一般为多发性结节,早期也可能只有一个结节。结节质软或稍硬,光滑,无触痛。有时结节境界不清,触摸甲状腺表面仅有不规则或分叶状感觉。病情进展缓慢,多数患者无症状。较大的结节性甲状腺肿可引起压迫症状,出现呼吸困难、吞咽困难和声音嘶哑等。结节内急性出血可致肿块突然增大及疼痛,症状可于几天内消退,增大的肿块可在几周或更长时间内减小。主要表现为甲状腺肿大,并可触及大小不等的多个结节,结节的质地多为中等硬度,活动度好,无压痛;在少数患者仅能扪及单个结节。

(二) 结节性甲状腺肿出现甲状腺功能亢进(Plummer病),患者有乏力、体重下降、心悸、心律失常、怕热多汗、易激动等症状,但甲状腺局部无血管杂音及震颤,突眼少见,手指震颤亦少见。老年患者症状常不典型。

(三) 注意患者有无接受放射线史,口服药物史及家族史,患者来自地区是否为地方性甲状腺肿流行区等。一般结节性甲状腺肿病史较长,无压迫症状,无甲状腺功能亢进症状,患者多不在意,无意中发现甲状腺结节而来就诊检查。

(四) 如为热结节又称毒性结节时,患者年龄多在40~50岁以上,结节性质为中等硬度,有甲亢症状,甚至发生心房纤维性颤动及其他心律失常表现,如有出血时可有痛感,甚至发热。结节较大时可出现压迫症状,如发音障碍,呼吸不畅,胸闷、气短及刺激性咳嗽等症状。

(五) 如来自碘缺乏地区的结节性甲状腺肿患者,其甲状腺功能可有低下表现,临床上也可发生心率减慢,水肿与皮肤粗糙及贫血表现等。少数患者也可癌变。结节性质为温结节者比较多见,可用甲状腺制剂治疗,肿大的腺体可呈缩小。冷结节比较少见,有临床甲减者可用甲状腺制剂治疗,但往往需要手术治疗。

三、辅助检查

发现甲状腺呈结节性肿大时，需做以下检查。

（一）甲状腺B超 可显示甲状腺肿大，有多个低回声区，还可显示甲状腺结节的大小，有无钙化等。甲状腺B超可以明确甲状腺结节为实质性或囊肿性，诊断率达95%。伴有囊肿的甲状腺结节多为良性结节，可用抽吸治愈或缩小结节。实质性结节者还应进行甲状腺扫描或穿刺病理检查等。具有高分辨力的超声图像检查可以分析结节至1mm病灶，临床上认为单结节者，常可发现为多结节，接近于尸检所见，大多数囊肿病变并非真正囊性，而是具有实性组织的病变，并能显示混合性回声波群。

（二）甲状腺扫描 常用的甲状腺扫描有放射性核素 ^{131}I 和 ^{99m}Tc，即 ^{131}I 扫描、^{99}Tc 扫描。甲状腺结节因对碘的摄取能力不同而图像不同，^{99m}Tc 可像碘一样被甲状腺所摄取，但不能转化。甲状腺扫描可显示甲状腺的吸碘率，有利于判断甲状腺功能；结节性甲状腺肿时可显示有多个稀疏区，稍大的结节可呈凉结节或冷结节。恶性结节不能摄取碘，恶变区将出现放射稀疏区，根据其摄碘能力，可分为无功能的冷结节，正常功能的温结节和高功能的热结节。放射性核素或 ^{99m}Tc 扫描的缺点是不能完全区分良性或恶性结节，而仅是一个初步判断分析。

近年来，还开展了应用75硒-硒蛋氨酸作为示踪剂的甲状腺正相扫描法，与正常甲状腺组织比较，其恶性结节病变区内有更多的细胞分裂，更高的细胞密度，病灶处出现正相图像。经 ^{131}I 或 ^{99m}Tc 扫描为冷结节者，又经75硒-硒蛋氨酸扫描呈正相显影，其恶性结节病变可能性多为50%以上。应用 ^{241}Am 荧光扫描技术，可通过间接测量碘容量来鉴别良性结节与恶性结节，它比 ^{131}I 和 ^{99m}Tc 扫描更为敏感有效，但也出现假阳性。此外，目前还有用磁共振、干板X线照相术、电子放射照片及温度记录器等检查法，均有待进一步应用。

（三）甲状腺功能 测定甲状腺功能大多正常。但是要注意 TSH，如升高提示甲状腺功能偏低，需要补充甲状腺激素治疗；如降低需排除合并甲亢的可能。如甲状腺球蛋白抗体（TGA）或甲状腺过氧化物酶抗体（TPOAb）升高，提示有桥本病的可能。

（四）血甲状腺球蛋白和降钙素测定 这两项指标有助于排除甲状腺癌。当甲状腺有结节时，需进行测定。甲状腺癌时甲状腺球蛋白可升高；降钙素升高是甲状腺髓样癌的特异性指标。

（五）甲状腺 CT 或 MRI 当怀疑有甲状腺癌的可能时，需做甲状腺 CT 或 MRI 辅助诊断。

（六）甲状腺吸 ^{131}I 率 结节性甲状腺肿吸 ^{131}I 率正常或增高，但无高峰前移。出现 Plummer 病时，吸 ^{131}I 率升高，或虽在正常范围内而高峰前移。

（七）甲状腺穿刺组织病理检查 应用细针针吸活检术检查，对甲状腺结节的诊断有一定价值，比较安全。穿刺结果有助于手术治疗指征，其细胞学准确度达 50%~97%。但也可取样有误，特别是有囊性变患者及结节较小者，如小于 1cm 的病变，穿刺准确度可有困难。细针活检不能确定，还可用粗针再穿刺活检，其结果可能更加准确。但穿刺针进入恶性结节癌肿以后，可将癌细胞扩散为其害处，应特别注意。为了术前明确结节性质，也可采用开放性甲状腺组织活检，以利全面分析。

四、鉴别诊断

（一）甲状腺腺瘤 尤其是与多发性腺瘤鉴别。结节性甲状腺肿患者年龄较大，病史较长，甲状腺肿大呈分叶状或多个大小不等的结节，边界不清，甲状腺激素治疗，腺体呈对称性缩小。多发甲状腺腺瘤甲状腺肿大不对称，可触及多个孤立性结节，如合并单纯性甲状腺肿，腺瘤结节边界亦较清楚，质地较周围组织略坚韧，甲状腺激素治疗，腺体组织缩小，结节更加突出。

（二）结节性甲状腺肿伴甲亢 与 Graves 病鉴别。前者地方性甲状腺肿流行区多见，年龄一般较大，多在 40 岁以上，常在出现结节多年后发病,甲状腺功能亢进症状较轻而不典型。Graves 病发病年龄多在 20~40 岁,两侧甲状腺弥漫肿大,眼球突出,手指震颤,甲状腺局部可触及震颤及听到血管杂音。甲状腺扫描发现一个或数个“热结节”。

(三) 其他

1. 甲状腺囊肿 甲状腺扫描为“冷结节”,B 超检查为囊性结节,细针穿刺可明确诊断。

2. 甲状腺腺瘤 多数为单发,生长缓慢,无症状。甲状腺扫描为“温结节”。若为毒性腺瘤表现为“热结节”。腺瘤也可发生出血、坏死液化呈“冷结节”。

3. 甲状腺癌 甲状腺癌早期除甲状腺结节外可无任何症状,此时与结节性甲状腺肿鉴别困难。可做针刺活组织检查,尤其粗针穿刺诊断意义很大。

4. 毒性结节性甲状腺肿 老年人多见,无突眼,心脏异常多见。甲状腺扫描可见多个摄碘功能增强的结节,夹杂不规则的浅淡显影区。

5. 甲状腺肿瘤 滤泡性甲状腺癌分泌甲状腺激素引起甲亢。局部可扪及肿块,核素扫描、超声检查及细针穿刺细胞学检查可协助诊断。

五、治疗

(一) 甲状腺激素抑制治疗 TSH 是甲状腺细胞生长增殖的主要刺激因子。甲状腺激素治疗可以抑制垂体 TSH 的分泌,减少对甲状腺的刺激,使结节性甲状腺肿停止发展并缩小。一般单纯性结节性甲状腺肿,无论是单结节及多发性结节,如果是温结节或冷结节都可使用甲状腺制剂进行治疗。给甲状腺粉(片)每日 40~80mg 口服;或用左甲状腺素钠($L\text{-}T_4$)片,每日 50~100μg 口服。治疗后肿大的结节缩小者可继续使用至完全消失,有效的甲状腺激素治疗应能抑制 TSH 的分泌,使其维持在正常范围的低限为宜,但不宜过度抑制引起甲亢。对老年人特别是有心脏病者应适当减量。治疗至少3~6个月。实质性甲状腺结节用甲状腺素治疗效果尚不理想,仅有30%~40%的患者有效,结节缩小。如治疗过程中结节变大应考虑手术治疗。

（二）**手术治疗** 当结节性甲状腺肿经做相应鉴别诊断的检查,或做甲状腺针吸活检怀疑有恶变时,目前主张手术治疗。

手术指征:①结节性甲状腺肿较大,有压迫症状者;②结节迅速增大,或有颈淋巴结肿大,疑恶变者。尽管诊断手段不断改进,多数手术治疗的甲状腺结节均为良性病变。因手术的并发症随手术范围扩大而增加,病变恶性程度的估计在计划手术范围中起主要作用。经细针穿刺、病理检查诊断为恶性者,应进行甲状腺全切;如穿刺结果为良性、而临床疑为恶性者可进行甲状腺叶切除。穿刺结果可疑者根据手术中冷冻切片结果决定手术范围。

（三）**Plummer病治疗** 主要用手术治疗和放射性碘治疗。手术治疗效果好,不易复发。手术前需用抗甲状腺药物治疗控制甲亢病情后再行手术治疗。该类甲状腺肿患者因只有结节具有较高的摄^{131}I功能,结节以外的甲状腺处于抑制状态,所以放射性碘治疗不会造成结节以外的甲状腺组织损伤。可用于老年患者,特别是有心脏病者。对于老年患者或有其他严重疾患而不能耐受手术者,可用抗甲状腺药物治疗。

第四节 胸骨后甲状腺肿

胸骨后甲状腺肿(retrosternal goiter)是指甲状腺体积的50%以上位于胸骨上缘以下。也有人将胸骨后甲状腺肿定义为甲状腺肿下极要低于胸骨上切迹下3cm或以远。胸骨后甲状腺肿是较常见的上纵隔占位性病变,多为结节性甲状腺肿、甲状腺腺瘤、可伴发癌变或甲状腺功能亢进症(甲亢),多是良性病变,但也有5%~15%为甲状腺恶性肿瘤。胸骨后甲状腺肿的病理类型多为结节性甲状腺肿或甲状腺瘤，极少数为正常甲状腺组织。

一、分类

胸骨后甲状腺肿一般根据甲状腺在纵隔内的位置可分为三类：①颈纵隔甲状腺肿：为不完全型胸骨后甲状腺肿，由颈部甲状腺部分或大部分坠入纵隔内；②纵隔内甲状腺肿：为完全性胸骨后甲状腺肿；③迷走性胸内甲状腺肿。

二、发病机制

胸骨后甲状腺肿发生的原因往往是颈部甲状腺肿，因甲状腺自身重力的作用，使其渐下坠。最后发展到进入胸廓入口，后受到胸腔内负压的吸引，使正常的或肿大的甲状腺部分或完全坠入胸骨后间隙内，故又可称为坠入性胸腔内甲状腺肿，根据其坠入程度，又可分为部分型或完全型。胸内甲状腺肿的血供主要来源于甲状腺下动脉及其分支。此类型甲状腺肿本应左右机会相等，但由于人体解剖位置的关系，下降的甲状腺或肿瘤，在左侧要遇到锁骨下动脉、颈总动脉及主动脉弓，而在右侧仅有无名动脉，间隙较宽，故以右侧为多见。绝大多数胸骨后甲状腺位于前上纵隔。当肿瘤发生于下极和峡部者，它向前下降至前上纵隔；位于喉返神经、甲状腺下动脉、颈总动脉、无名动脉、锁骨下动脉鞘和无名静脉的前面，上腔静脉右侧。当肿瘤发生于侧叶的后侧面时，可下降至后上纵隔，位于上述组织的后面，奇静脉上、脊柱前的三角区内。

三、临床表现

胸骨后甲状腺肿其确切的发病率难以准确估计，文献报道在甲状腺切除的患者中发病率为2.6%~21.0%，在纵隔肿瘤中约占7%；以女性居多，男女之比约为1∶3，好发年龄在40~50岁之间，病程多在10年以上。胸骨后甲状腺肿生长缓慢，病程较长。其临床表现取决于肿块的大小、部位。由于肿块位于狭小的胸廓入口处，容易产生压迫症状。症状主要是胸骨后肿块压迫邻近的气管、食管、血管及神经所致。如压迫气管出现呼吸困难、喘鸣；压迫上腔静脉出现上腔静脉压迫综合征；压迫喉返神经出现声嘶，亦可见压迫外周交感神经引起 Horner 综合征。本病可有甲亢症状，但多为继发性，且由于压迫症状明显，易遗漏甲亢症状，部分患者临床上可无症状。

体检时部分患者可在颈部扪及肿大的甲状腺并向胸内延伸，但不能扪及肿物下极；部分患者颈部甲状腺部位空虚，用力屏气可使胸内肿块上移，此时于颈深处可触及肿瘤上极；部分患者可出现气管向对侧移位；而迷走性胸内甲状腺肿（异位甲状腺），有时在颈部不能触及甲状腺。胸骨后甲状腺肿随吞咽上下移动的体征不明显，原因是肿物较大、固定以及肿瘤深入胸腔难以探及。

四、辅助检查

（一）甲状腺B超 B超是甲状腺疾病初检的重要手段，可以明确甲状腺大小、位置、形态及回声情况判断肿块是囊性或实性，并与血管瘤行初步鉴别。如发现异位甲状腺好发部位的肿物，应结合核素显像加以区分。

（二）胸部X线检查 X线片可见上纵隔增宽或上纵隔圆形或椭圆形阴影，坠入型可见肿块影以锁骨为中心向上下延伸，阴影内可见钙化点，多数病例气管受压移位、变窄，透视下可见肿物随吞咽上、下移动。

（三）放射性核素 ^{131}I 扫描检查 可帮助确定肿块是否为甲状腺组织，并确定其大小、位置以及有否冷、热结节存在，有助于与甲亢、甲状腺癌、结节性甲状腺肿等疾病相鉴别。放射性核素扫描对胸内甲状腺肿（尤其迷走性胸内甲状腺肿）的鉴别诊断有重要意义。但是胸骨后甲状腺肿也可在核素扫描时不显影，这可能与血供较差或合并恶变有关。行核素检查需注意检查方法:第一,检查时不能只注意颈部,忽略胸部区域;第二,通常胸骨后甲状腺组织摄取核素能力较弱,显影较淡,似虫蚀样改变,需与周围对比观察。

(四) CT 检查 继发性胸骨后甲状腺肿的典型 CT 扫描所见:纵隔内密度不均匀,但边界十分清楚,并可见肿块下方的纵隔胸膜;气管有不同程度的受压和移位;CT 扫描能发现胸片见不到的钙化,能清楚地显示肿块与颈部甲状腺相连续,并明确肿物与气管、血管及周围组织的关系。CT 的断层图像亦有助于胸内异位甲状腺的诊断,由于甲状腺组织血供较丰富,其往往呈高密度表现,可以与周围正常组织区分,可以产生占位效应。胸内异位的甲状腺以结节性甲状腺肿多见,结节内可出现囊性变或钙化等。对于和颈部甲状腺组织相连的胸骨后甲状腺,扩大扫描范围至颈部就可以发现其连续性。有弥漫性密度减低表现的异位甲状腺组织常为甲状腺炎的表现,常表现为密度一致性降低。CT 能准确测量甲状腺的体积,显示病变的延伸范围、颈部淋巴结情况、病变内部的密度、对血管等周围组织的压迫和浸润程度,并能提供病变内部钙化、囊性变和周围骨质是否破坏等信息。三维 CT 对术前气道狭窄的评价有着重要的作用,指导麻醉插管时能顺利通过狭窄处。

(五) MRI 能够显示甲状腺内部病变的边缘、包膜、小血管和淋巴结等细微结构以及分辨囊肿、内出血、坏死、纤维化等组织学特征,能更明确胸内甲状腺肿和大血管的关系及部分血供情况,利于手术前对术中危险的评价。总之,MRI 检查可帮助了解肿瘤与甲状腺、气管、血管关系,排除血管瘤,但对肿块特征的显示不如 CT。

(六) 细胞穿刺学检查 细针穿刺抽吸肿物行细胞学检查是诊断颈部甲状腺疾病的常用方法。但对于胸骨后甲状腺肿,因不易穿刺到合适部位,敏感性和特异性较低,且可能发生出血、气胸等并发症而未被广泛采用。对于部分坠入型胸内甲状腺肿,可通过穿刺颈部范围的甲状腺肿来提示诊断。

五、诊断及鉴别诊断

通过仔细询问病史，体格检查，尤其是适当的上述辅助检查，作出胸骨后甲状腺肿的诊断并不困难。但是需要注意到，由于患者年龄往往较大，可合并有心血管疾病的早期表现，颈部肿块大部分位于胸骨后，局部体征可不明显。如果患者主要表现是胸闷、憋气、胸痛等，则易误诊为心血管疾病。出现颈部或上胸部的闷胀感，或有胸闷、呼吸不畅等不适时，除了要考虑是否有常见的心、肺疾病外，还要排除是否存在胸骨后甲状腺肿的可能。

六、治疗

胸骨后甲状腺肿一旦确诊，即应手术治疗，即使患者无明显的自觉症状。

（一）手术适应证

胸骨后甲状腺肿物即为手术适应证。原因有以下几点：①无有效的药物治疗，并易继发甲状腺功能亢进；②很难排除恶性病变；③易对气管或食管造成压迫，若出现囊内出血或呼吸道感染，甚至可能会由于压迫气管而引起急性呼吸功能障碍，从而须急诊气管插管或急诊手术治疗。多数可采用颈部切口入路手术；恶性肿瘤侵犯周围组织，可姑息切除加气管切开改善通气。对于合并甲亢的患者，需用抗甲状腺药物控制甲亢后再行手术治疗。对良性肿物而言，其手术价值是肯定的；对于甲状腺癌与周围组织粘连固定的，手术是危险的，其适应证及切除范围值得进一步探讨。

（二）术前准备

1. 术前准备　术前诊断要明确，特别要注意胸骨后肿物与周围组织结构尤其是血管的关系，以利于术中操作。应做常规颈部 X 线检查以了解气管移位、受压情况，判断气管有无软化及软化程度，做电子喉镜了解声带运动情况。同时要了解甲状腺功能情况，必要时作相应处理，凡存在甲亢者，一定要按甲亢术前准备要求，应用抗甲状腺药物，避免甲状腺危象的发生。术前应用碘剂能使肿块相对缩小、变硬，利于术中操作及减少出血。术前应作好开胸准备，这对于疑似甲状腺癌及迷走性胸内甲状腺肿的病例尤为重要。

2. 麻醉的选择　巨大甲状腺肿多伴有气管受压移位，为确保呼吸道通畅，便于清理气管分泌物、施行辅助呼吸和有效供氧，宜采用全身麻醉和气管插管，必要时清醒插管。选用弹簧气管导管可避免受压软化的气管塌陷。声门显露困难者可用纤维光导支气管镜引导。国外应用喉罩气管麻醉较普遍。

(三) 手术方式　手术方式选择应根据胸骨后甲状腺肿的类型和肿物的性质来决定，应以能充分显露腺体为原则。

1. 继发性胸骨后良性甲状腺肿　因绝大部分继发性胸骨后良性甲状腺肿都能通过一般的颈部弧形切口即能将其切除，但由于胸骨后甲状腺肿位置深，因此切口还要低些，亦可采用较大的低领式切口。患者取头高脚低仰卧位，颈丛麻和(或)全麻后，肩部垫高约 20°，使颈部过伸利于显露术野。横断一侧或双侧舌骨下肌群，以获得良好暴露，胸锁乳突肌一般无需切断。术中避免损伤颈总动脉、颈内静脉。手术过程一般按照由浅至深、由上而下、由外至内，操作应轻柔，遵循解剖位置，对于血管的处理尽可能切断后结扎，若有出血情况先压迫止血，尽可能找到出血点，避免盲目钳夹，以免损伤其他组织或造成更大出血。应先处理颈部腺肿部分，后处理胸骨后腺肿。在游离胸骨后甲状腺时可先在靠近甲状腺下极处缝一条牵引线轻轻向上牵拉有助于下极的钝性游离，术中牵拉线可依需要多次缝扎，直达完全切除胸内肿块为好，钝性分离后多能将下极托出切口外。操作时应紧贴腺体包膜表面，动作要轻柔，切忌暴力撕拉，防止周围组织(如大血管、肺间胸膜、胸导管和右淋巴导管、喉返神经、气管和食管)的损伤，在直视下紧贴胸骨后腺体固有包膜表面边分离粘连、边结扎止血，对可能为脉管索带粘连均应予以结扎，防止术后残腔渗血,直至将整个胸骨后甲状腺肿移至颈部。术中应警惕哑铃状或葫芦形胸骨后腺肿存在,防止残留远端腺肿造成日后再次手术。

2. 胸骨后甲状腺癌及结节性甲状腺肿癌变的处理　无论是甲状腺原发癌,还是甲状腺肿继发癌变,应施行甲状腺全切除合并淋巴结清扫术。病变腺体都往往与肌层或周围大血管浸润粘连,分离困难,若术中快速冷冻病理检查证实为癌(乳头状和滤泡型),则应当考虑行胸骨劈开,甚至开胸,充分暴露,直视下切除肿瘤及转移淋巴结,并行对侧颈部甲状腺的次全切除,以期行根治性手术。肿瘤长期压迫气管可致气管软骨环软化,可造成术后呼吸困难。对于可疑气管软化患者,术后保留气管内插管 4~6 天多可帮助其度过危险期,因为术后 4 天后气管周围已开始纤维化,气管基本可固定,与周围组织粘连,不易再发生软化。对于肿瘤压迫气管严重且病程长,术中见较长段气管软化者,建议手术后应立即行预防性气管切开,防止发生意外,气管切开保留 2~3 周即可拔除。

3. 迷走性胸内甲状腺肿和后纵隔甲状腺肿　一般应行颈胸甲状腺肿联合切除。对于迷走性胸内甲状腺肿和某些几乎完全坠入纵隔内的甲状腺肿可不必做颈部弧形切口,亦可良好地完成手术。巨大后纵隔甲状腺肿由于对胸内重要器官易于形成压迫,手术风险高,技术操作困难,可采用颈部切口加右胸后外侧切口。

(四)术后监护及并发症的预防及处理　患者术后一般采取低半卧位,常规床边备气管切开包,监护其生命体征变化,注意切口敷料及引流情况,合理应用抗生素,必要时应用止血药物,针对甲状腺功能作相应处理,并注意是否存在呼吸困难,声音嘶哑,喝水呛咳及甲状旁腺受损而出现的低钙症状。首先要预防气道梗阻及呼吸道感染特别是伴气管软化者。气管内有稠厚分泌物者进行雾化吸入,稀释痰液;注意肺部体征,了解有无气胸存在,应用有效抗生素。术后应用激素(如氢化可的松)1~2

天，以防止喉头水肿，促进创伤恢复。引流管持续低负压引流，一般术后48~72小时拔除引流管。对于气管狭窄患者，术后延长拔管时间，必要时可行气管切开，一般插管后5~7天拔出气管套管，即可治愈。术中确切止血是预防切口内出血的关键，一旦发生出血，往往不宜压迫止血，而需要再次手术止血。

（五）后续治疗及预后 良性胸骨后甲状腺病变手术治疗效果好。分化类型较好的胸骨后甲状腺癌，术后根据其病理类型作进一步处理，通常也能获得较理想的效果。主要的治疗方法如下：

1. 抑制甲状腺功能的治疗 良性胸骨后甲状腺肿及甲状腺癌（乳头型和滤泡型）术后应常规服用甲状腺素片以抑制复发，定期复查甲状腺功能，指导用药，效果往往令人满意。有甲状腺功能亢进的患者术后仍要继续治疗，继续服碘并逐渐减量，预防甲状腺危象的发生。

2. 放射治疗 各种类型的甲状腺癌对放射线的敏感性差异很大，与甲状腺癌的分化程度呈反比，即分化越高，敏感性越差；分化越差，敏感性越高。故对甲状腺髓样癌、未分化癌，放疗效果较好，可以消灭术后残留肿瘤、减少局部复发。未分化癌放疗的短期效果是十分满意的，照射后原发灶能明显缩小，压迫解除，疼痛消失；但是缓解期较短，常常仅为3~6个月。放疗虽不能挽救其生命，但可以解除压迫，改善生存质量，仍不失为一种良好的姑息性治疗手段。

3. 放射性核素治疗 ^{131}I治疗对伴有甲亢的胸骨后甲状腺肿是有效的，但对减轻梗阻症状无效。而分化型甲状腺癌也具有吸碘功能，放射性核素高度浓集于肿瘤组织中，可起内照射作用，而对周围组织放射损害很小。总之，对不能手术切除、术后有肿瘤残余、局部复发或有远处转移的分化型甲状腺癌，都可以考虑应用^{131}I治疗。

4. 化疗 化疗对于甲状腺肿瘤的疗效仍不能让人满意，其完全缓解率低，延长生存期有限，需要加强研究，期待着突破。

第五节 高碘性甲状腺肿

高碘性甲状腺肿(iodine excess goiter)是由于机体长期摄入远远超过机体生理需要量的碘所致的甲状腺肿。如果是因为食用高碘饮食和水而呈地方性流行性发病者,称为地方性高碘性甲状腺肿;如果是因为长期服用含碘药物呈散发性发病的,称为散发性高碘性甲状腺肿。

碘主要随食物和饮水进入体内,在消化、吸收过程中,绝大部分有机碘和元素碘皆还原成无机碘化物,方能够被小肠吸收。饮食中摄入的碘量,因饮食习惯及当地土壤和水中含碘量的不同而有很大差异。一般饮食情况下,我国每人每天从食物中摄取的碘约100~200μg。按我国的标准,正常成人每天碘的生理需要量为120~150μg,孕妇或乳母为200~250μg,婴幼儿为20~30μg,儿童为50~80μg,青少年为160~200μg。长期碘摄入量过高或一次性摄入相当高剂量的碘,会危害人体健康,而且可以致病,统称为碘过多症,包括:高碘性甲状腺肿、散发性高碘性甲状腺肿、地方性高碘性甲状腺肿、碘致甲亢、碘致甲减、碘过敏和碘中毒。从公共卫生角度上看,地方性高碘性甲状腺肿可以造成较大范围人群的流行,高碘对人体健康的危害总体上还没有得到系统研究和陈述,目前高碘与高碘甲状腺肿有比较明确的关系,有临床的资料证明高碘与甲状腺功能、甲状腺疾患等有关。

一、病因

引起高碘性甲状腺肿的主要病因为患者长期饮用含碘过高的水及进食高碘食物。多见于沿海地区居民以及某些内陆地区的居民。在我国新疆、山西、内蒙古等地,有些盆地或山脉延伸的高地,有因洪水冲刷含碘丰富的水沉积,这样可导致内陆出现高碘性甲状腺肿。

二、发病机制

高碘所致的甲状腺肿是由碘阻断效应引起的，即 Wolff-Chaikoff 效应：当摄入高碘时，碘抑制了过氧化物酶的活性，使 T_3、T_4 合成减少，反馈性 TSH 分泌增高，促进了甲状腺肿的发生。近年的研究表明：高碘摄入后主要是抑制了钠-碘转运体（sodium-iodide symporter，NIS），使碘向甲状腺细胞内转运减少，造成细胞内碘水平下降，T_3、T_4 合成减少，反馈性 TSH 分泌增高，促进了甲状腺肿的发生。然而，碘阻断效应是暂时的，多数人机体很快适应，称为碘阻断的逃逸现象（escape），故大多数人并不发生高碘性甲状腺肿。长期摄入高碘，尽管机体的适应可使激素代谢维持正常，但由于胶质合成过多而潴留，高碘又抑制蛋白脱碘，最终导致滤泡腔扩大而形成甲状腺肿。

三、病理

高碘性甲状腺肿的甲状腺滤泡明显肿大，胶质明显增多，而上皮细胞扁平；但有的上皮细胞呈现柱状或增生改变，有的滤泡融合，泡腔变小或呈现突性滤泡，甲状腺间质纤维增生及早期结节改变。高碘小鼠动物试验显示，高碘所致甲状腺肿属滤泡胶质潴留性甲状腺肿，甲状腺滤泡高度扩张，上皮细胞扁平，泡腔明显扩大，腔内充满胶质。

四、临床表现

主要表现为甲状腺肿大，甲状腺肿大多呈弥漫性肿大，多系Ⅰ~Ⅱ度，Ⅲ度少见。两侧叶可以大小不等，表面比较光滑，质地较坚韧，一般无血管杂音，无震颤。结节型、混合型少见。极少引起压迫气管症状。新生儿患高碘性甲状腺肿时，甲状腺肿大较明显，有时可压迫气管，甚至导致窒息。

多数患者的甲状腺功能正常，可无其他不适症状。如甲状腺功能减退，可出现甲减症状如畏寒、乏力、食欲缺乏、便秘等，个别患者出现黏液性水肿。

五、实验室检查

（一）甲状腺功能 大多数患者的甲状腺功能正常，血清 T_3、T_4、TSH 正常；也有的患者出现 T_4 低，导致 TSH 升高，出现甲减或亚临床甲减的实验室检查特点。

（二）尿碘测定 本病患者的尿碘高，常大于 800μg/L 肌酐。

（三）甲状腺摄 ^{131}I 率测定示甲状腺摄 ^{131}I 率降低，24 小时摄 ^{131}I 率常小于 15%，甚至过低。

（四）其他 过氯酸盐释放试验常呈阳性。血浆无机碘及甲状腺中碘含量显著增高。基础代谢率可在正常范围。

六、诊断和鉴别诊断

（一）诊断 根据病史和流行区域结合临床症状及实验室检查，多可以明确诊断。该病患者长期生活或居住在高碘地区，有明确的高碘摄入史；出现不同程度的甲状腺肿大，质地硬（必要时可做甲状腺活检）；尿碘大于 800μg/L；甲状腺吸 ^{131}I 率低（一般 24 小时低于 10%）；且能排除其他原因引起的甲状腺肿，则可诊断。

（二）鉴别诊断 需与其他甲状腺肿大的疾病相鉴别。

1. 散发性甲状腺肿 无流行病学特征，患者未在高碘或缺碘地区居住的病史，多见于青春期、妊娠哺乳期的女性，对碘的需要量增加而碘摄入不足使甲状腺出现代偿性肿大，多为弥漫性肿大。

2. 结节性甲状腺肿 患者无流行病区居住史，甲状腺呈结节样肿大，甲状腺功能可正常；也可伴发甲亢。

3. 慢性淋巴细胞性甲状腺炎（桥本病） 甲状腺肿大多呈弥漫性，但是质地韧，甲状腺功能可正常或偏低，也可伴发桥本甲亢。本病时甲状腺球蛋白抗体、微粒体抗体、谷氨酸脱羧酶抗体可阳性。

4. 地方性甲状腺肿 患者有在缺碘地区居住和生活史,发病具有流行病学特征,尿碘排泄率低;甲状腺可呈弥漫性肿大,高碘性甲状腺肿与低碘性甲状腺肿相比甲状腺质地较坚韧,触诊与B超检查易鉴别。

七、治疗

由高碘所致的甲状腺肿,其发病原因是食用了过高的碘,所以在治疗时首先要停用碘盐,食用含碘量低的普通盐。改善膳食,不吃含碘高的食物如海带、紫菜等。出现甲状腺功能减低者,可应用甲状腺素等药物,纠正甲状腺功能减退倾向,使甲状腺缩小或消失,甲状腺片每次40mg,每天2~3次,症状好转后渐停药。

(路 巍)

第十一章 甲状腺功能亢进症

甲状腺功能亢进症(hyperthyroidism)简称甲亢,也称甲状腺毒症(thyrotoxicosis),是指由于各种原因导致的甲状腺呈高功能状态,引起甲状腺激素分泌增多,造成机体各系统兴奋性增高,以代谢亢进为主要表现的临床综合征。

一、病因及发病机制

据研究证明,甲亢是在遗传基础上,因感染、精神创伤等应激因素而诱发,属于抑制性T淋巴细胞功能缺陷所导致的一种器官特异性自身免疫病,与自身免疫性甲状腺炎等同属自身免疫性甲状腺疾病。妊娠、碘化物过多、锂盐的治疗等因素也可能诱发甲亢。

(一)遗传因素 甲亢的发病与遗传显著相关,并与一定的HLA类型有关,家族中有甲亢病史者,其发病率明显高于非遗传病史者。本病发病与人白细胞抗原(HLA二类抗原)有关。中国人发病与HLA-B46明显相关。

(二)自身免疫 Graves病(GD)时免疫耐受、识别和调节功能减退,抗原特异或非特异性抑制性T淋巴细胞(Ts细胞)功能缺陷,机体不能控制针对自身组织的免疫反应,减弱了Ts细胞对辅助性T淋巴细胞(Th细胞)的抑制,特异B淋巴细胞在特异Th细胞辅助下,产生特异性免疫球蛋白(自身抗体)。甲状腺自身组织抗原或抗原成分主要有TSH、TSH受体、甲状腺球蛋白(Tg)、甲状腺过氧化物酶(TPO)及 Na^+/I^- 同向转运蛋白等。Graves 病患者血清中可检出甲状腺特异性抗体,即 TSH 受体抗体(TRAb)。TRAb 分为甲状腺兴奋性抗体(TSAb)和 TSH 阻断性抗体(TBAb)。TSAb 与 TSH 受体结合后,主要通过腺苷酸环化酶 -cAMP 和磷脂酰肌醇 -Ca^{2+} 两个级联反应途径产生与 TSH 一样的生物学效应,T_3、T_4 合成和分泌增加导致 Graves 病。Graves 病浸润性突眼主要与细胞免疫有关。血循环中针对甲状腺滤泡上皮细胞抗原的 T 细胞识别球后成纤维细胞或眼外肌细胞上的抗原,浸润眶部。被激活的 T 细胞与局部成纤维细胞或眼肌细胞表达免疫调节蛋白,增强眶部结缔组织的自身免疫反应,刺激成纤维细胞增殖,分泌大量的糖胺聚糖聚积于球后,继之水肿。

(三) 环境因素 病毒或细菌感染、应激反应、皮质醇升高、性腺激素等方面的变化,可改变抑制或辅助性 T 淋巴细胞的功能,增强免疫反应,诱发甲亢的发病。

(四) 其他 妊娠、碘化物过多、锂盐的治疗等因素可能激发 Graves 病的免疫反应。长期服用含碘药物如胺碘酮者可引起碘蓄积,导致甲亢。

二、病理生理

当甲状腺分泌过多的甲状腺激素时,甲状腺激素可以促进磷酸化,主要通过刺激细胞膜的 Na^+-K^+-ATP 酶(即 Na^+-K^+ 泵),后者在维持细胞内外的 Na^+-K^+ 梯度的过程中需要大量能量以促进 Na^+ 的主动转移,以致 ATP 水解增多,从而促进线粒体氧化磷酸化反应,结果氧耗和产热均增加。甲状腺激素的作用虽是多方面的,但主要体现在促进蛋白质的合成,促进产热作用,以及与儿茶酚胺具有相互促进作用,从而影响各种代谢和脏器的功能。如甲状腺激素能增加基础代谢率,加速多种营养物质、肌肉的消耗。甲状腺激素和儿茶酚胺的协同作用加强,使神经系统、心血管和胃肠道等脏器的兴奋性增加,导致交感神经兴奋性增加，患者出现怕热多汗，心率增快，胃肠蠕动加快及手颤和肌颤等。此外，由于甲亢的发生与自身免疫反应有关，部分患者可出现不同程度的突眼。

三、分类

（一）甲状腺性甲亢 由于甲状腺本身的病变所致的甲状腺功能亢进。有甲亢症状，血 T_3、T_4、FT_3、FT_4 升高，TSH 降低。

1. 弥漫性甲状腺肿伴甲亢 又称 Graves 病，弥漫性甲状腺肿大伴甲状腺功能亢进，本病发生的家庭聚集现象非常明显，与同卵双胎间的关系显著一致，与人类白细胞抗原显著相关，并且感染、应激和性腺激素等变化均可成为诱因。精神因素是一个常见的诱因，强烈的突发的精神刺激可使肾上腺皮质激素急剧升高，改变抑制或辅助性 T 淋巴细胞的功能，增强免疫功能，发生甲亢。患者可出现典型的甲亢症状，伴有甲状腺弥漫性肿大，部分伴有突眼，患者体内的 TSH 受体抗体（TRAb）、甲状腺刺激性抗体（TSAb）阳性。

2. 甲状腺自主性高功能腺瘤 原因未明，结节可呈多个或单个，起病缓慢，无突眼。甲状腺扫描呈热结节，且不受 TSH 调节，故系自主性功能亢进，结节外甲状腺组织摄碘功能因垂体分泌 TSH 功能受甲状腺激素所抑制而减低，甚至消失。

3. 多结节性甲状腺肿伴甲亢（毒性多结节性甲状腺肿） 病因不明。常于甲状腺呈结节性肿大多年后出现甲亢，甲状腺结节所具有结构上的异质性和功能上的自主性，开始时甲状腺功能处于正常状态，随着甲状腺结节的病程延长，自主功能的程度逐渐增加，使病情从功能正常逐渐发展至功能亢进，发生甲亢。患者有甲亢症状，但部分患者症状较轻，甲状腺超声检查示甲状腺呈结节样改变，甲状腺扫描特点为摄碘功能呈不均匀分布，并不浓集于结节。

4. 慢性淋巴细胞性甲状腺炎伴甲亢 又称桥本甲亢，其发病原因可能是在自身免疫性甲状腺炎的情况下，由于病变对甲状腺腺体的破坏，使甲状腺激素的释放增多，同时也可能存在有兴奋甲状腺的受体抗体的作用，刺激腺体组织，使甲状腺激素分泌增多。患者的甲亢症状较轻，甲状腺质地韧，血中的抗体TgAb、TPOAb升高。

5. 甲状腺癌伴甲亢 因甲状腺内功能自主性病灶产生过多甲状腺激素而引起甲亢。甲状腺肿大呈不规则性，质地硬，表面不光滑，可有结节，癌肿有转移者可出现甲状腺周围的淋巴结肿大。甲状腺B超、CT及甲状腺扫描可示癌肿的改变，检测血甲状腺球蛋白、降钙素（CT）及CEA等肿瘤指标可有助于诊断。

（二）垂体性甲亢 少见，由于垂体瘤分泌促甲状腺激素（TSH）过多而致甲亢。血TSH升高，使T_3、T_4、FT_3、FT_4升高。

（三）异位TSH综合征 是因甲状腺外的肿瘤如肺、胃、肠、胰、绒毛膜等脏器的恶性肿瘤分泌TSH或类TSH物质，而促使甲状腺分泌甲状腺激素增多。

（四）绒毛膜促性腺激素相关性甲亢 如绒毛膜上皮癌、葡萄胎、侵蚀性葡萄胎、多胎妊娠等。卵巢皮样肿瘤中的毒性腺瘤可致甲亢，绒毛膜促性腺激素分泌增多也可致甲亢。

（五）碘甲亢 由于各种原因摄入了过多的甲状腺激素而引起甲亢。服用含碘药物和制剂等，如应用胺碘酮控制心律失常，可使血中的甲状腺激素水平升高；在治疗甲亢过程中加用的甲状腺激素量过大，导致甲亢病情反复；甲状腺功能减退症在应用甲状腺激素治疗的过程中，服用甲状腺素时间过长未及时调整剂量或服用量过大，可致血中甲状腺激素水平升高，部分患者出现甲亢症状。

四、病理

（一）甲状腺 多呈不同程度的弥漫性肿大，病程长者可呈结节状，质地软或韧，甲状腺内血管增生、充血，滤泡增生明显，细胞核可有分裂象，高尔基器肥大，线粒体增多。

（二）眼 浸润性突眼者的球后组织中常有脂肪浸润，纤维组织增生，黏多糖和糖胺聚糖沉积，透明质酸增多，可见淋巴细胞和浆细胞浸润。眼肌纤维增粗，肌纤维透明变性，肌细胞内黏多糖增多。

（三）胫前黏液性水肿 病变部位见黏蛋白样透明质酸沉积，伴肥大细胞、吞噬细胞和内质网粗大的成纤维细胞浸润。

（四）其他 骨骼肌、心肌可有类似眼肌的改变，久病者可有肝内脂肪浸润、坏死。少数患者可伴有骨质疏松。

五、临床表现

甲亢的临床表现可轻可重，有的表现为典型甲亢，有的为亚临床甲亢，有的甲亢患者长期得不到诊治，待发生甲状腺危象后才急症入院。甲亢多见于女性，男女发病之比约为 1∶(4~6)，以 20~40 岁为多，但儿童及老年人均可发病。

（一）症状 典型的表现为甲状腺毒症表现以及各系统代谢亢进的表现。

1. 高代谢综合征 典型的甲亢症状主要为高代谢综合征，由于甲状腺激素分泌增多导致交感神经兴奋性增高、新陈代谢亢进，患者出现乏力、怕热多汗，尤其在夏季，重症患者会大汗淋漓。患者经常有饥饿感，进食多反而体重减轻。

2. 精神神经系统 患者烦躁易怒，有的出现性情改变，记忆力减退，睡眠差、失眠多梦，还可出现手颤或肌颤。

3. 心血管系统 甲亢时高水平的甲状腺激素使患者出现心动过速、心悸气短，血压升高、头晕、胸闷等，剧烈活动后症状明显。

4. 消化系统 由于肠蠕动增快，患者出现大便次数增加、稀便，严重者出现腹泻、黄疸、肝功能损害。有的患者既往便秘，患甲亢后便秘消失，大便每日 1 次，这也是大便次数增多的表现，应注意鉴别。

5. 肌肉骨骼系统 主要表现为甲状腺毒症周期性瘫痪（thyrotoxic periodic paralysis，TPP），好发于 20~40 岁的亚洲男性甲亢患者,也可能为甲亢首发的明显的症状,以此就诊而诊断甲亢。有低钾血症,主要累及下肢,出现肌无力,多在清晨起床时不能站立、跌倒,双下肢瘫痪,几十分钟至几小时后可恢复;有的反复发作。甲亢时少数患者还可出现甲亢性肌病、重症肌无力,胫前黏液性水肿,属于自身免疫病。

6. 生殖系统 女性患者常有月经减少或闭经,有的到妇产科就诊而发现为甲亢;男性常有阳痿。

7. 造血系统 循环血中淋巴细胞比例增加,白细胞总数及粒细胞降低;偶有血小板减少。

(二)体征 查体可见皮肤温暖潮湿,少数患者出现低热。收缩压可升高,脉压差增大,出现颈动脉搏动、水冲脉等周围血管征。可有手颤或舌颤,病情重者出现全身肌颤。部分患者有不同程度的甲状腺肿大及突眼。

1. 眼征 部分患者出现突眼,出现上眼睑挛缩,睑裂增宽,眼球运动异常。当突眼度 <19mm 者为非浸润性突眼,突眼度 >19mm 者为浸润性突眼。并可出现不同程度的眼征:

(1) Stellwag 征:瞬目减少,两眼炯炯发亮。

(2) von Graefe 征:双眼向下看时,由于上眼睑不能随眼球下落,呈现白色巩膜。

(3) Joffroy 征:眼球向上看时,前额皮肤不能皱起。

(4) Mobius 征:双眼看近物时,眼球辐辏不良。

突眼严重者可出现眼内异物感、胀痛,畏光流泪,睡眠时眼睑不能闭合,导致角膜炎、复视、斜视等。

2. 甲状腺肿 多数患者有不同程度的甲状腺肿大,尤其是在年轻患者,多呈弥漫性、对称性肿大,质地软,无压痛;久病者质地较韧,还可出现结节。桥本甲亢者的甲状腺质地韧;甲状腺癌者甲状腺质地硬,且伴有结节,边缘不规整,甲状腺周围可触及肿大的淋巴结。明显甲亢患者的甲状腺左右叶上下极可触及震颤,闻及血管杂音。

3. 心脏体征 甲亢时心率快,第一心音亢进,少数患者,尤其是老年患者可出现房性心律失常或心房颤动。久病患者可出现心浊音界扩大，心尖区闻及收缩期杂音。

4. 其他体征　有肠鸣音活跃或亢进；少数患者有胫前黏液性水肿，在双侧胫骨前皮肤呈非凹陷性水肿，皮肤增粗、增厚。有肌病者出现肌无力、肌腱反射减弱。

六、实验室检查

（一）甲状腺功能测定

1. 总甲状腺激素测定　总甲状腺激素（TT_3、TT_4）仅能代表血中的总甲状腺激素水平，受甲状腺素结合球蛋白（TBG）的影响，在典型甲亢时可明显升高；在亚临床甲亢时可以表现升高不明显。临床有影响 TBG 的因素（如妊娠、服用雌激素、肝病、肾病、低蛋白血症、使用糖皮质激素等）存在时，应测定游离甲状腺激素。

2. 游离甲状腺激素测定　游离甲状腺激素（FT_3、FT_4）不受 TBG 影响，较 TT_3、$T\ T_4$ 测定能更准确地反映甲状腺的功能状态，是诊断甲亢的敏感指标。甲亢时明显升高，在亚临床甲亢时可有轻度升高，或在正常高限。

3. 反 T_3 测定　反 T_3（$r\text{-}T_3$）是 T_4 在外周组织的降解产物，其浓度的变化与 T_3、T_4 维持一定比例，尤其与 T_4 一致，是反映甲状腺功能的一项指标。在甲亢及复发的早期，仅有 $r\text{-}T_3$ 的升高。

（二）超敏 TSH（sTSH）测定　超敏 TSH 测定采用免疫放射分析法（IRMA）。甲亢时 sTSH 降低。采用免疫放射分析法测定 TSH 优于放射免疫法，其灵敏度为 0.1~0.2mU/L，能测定出低于正常的值。近年来，采用免疫化学发光法（ICMA）测定，其灵敏度更高，sTSH 成为筛查甲状腺性甲亢的一线指标，甲状腺性甲亢时 TSH 通常小于 0.1mIU/L，由于其灵敏度高，在甲状腺激素水平正常或在正常高限时，TSH 水平已经有改变，sTSH 是诊断甲状腺性甲亢、亚临床甲亢的敏感指标。但是在垂体性甲亢时不降低或升高。

(三) 甲状腺自身抗体测定 促甲状腺激素受体抗体(TRAb)包括甲状腺刺激抗体(TSAb)和甲状腺刺激阻断抗体(TSBAb)。

1. TRAb 应用放射受体法测定,是鉴别甲亢病因、诊断 Graves 病的指标之一。因 TRAb 中包括 TSAb 和 TSBAb 两种抗体,而检测到的 TRAb 仅能有针对地反映 TSH 受体的自身抗体的存在,不能反映这种抗体的功能。但是当 Graves 病 TSAb 升高时,TRAb 也升高。

2. TSAb 是 Graves 病的致病性抗体,该抗体阳性提示甲亢的病因是 Graves 病,是诊断 Graves 病的重要指标之一。Graves 病时 TSAb 升高,反映了这种抗体不仅与 TSH 受体结合,而且这种抗体产生了对甲状腺细胞的刺激功能。阳性率在 80%~100%,对 Graves 病,尤其是早期甲亢有诊断意义;并且对判断病情活动、是否复发有意义,是甲亢治疗后停药的重要指标。TSAb 可以通过胎盘导致新生儿甲亢,所以对新生儿甲亢有预测作用。

(四) 甲状腺球蛋白抗体(TgAb)和甲状腺过氧化物酶抗体(TPO-Ab)测定 这两种抗体升高提示为自身免疫性甲状腺病。在桥本病时此抗体升高。甲亢患者这两种抗体升高时,提示桥本甲亢。如此抗体长期持续阳性,提示患者有进展为自身免疫性甲减的可能。

(五) 甲状腺球蛋白和降钙素测定 对于甲亢患者合并有甲状腺结节者,甲状腺 B 超疑有甲状腺结节恶变者,需测定这些抗体,升高时提示甲状腺结节有恶变的可能,需进一步检查。在甲状腺癌术后的患者甲状腺球蛋白升高,提示有癌肿复发的可能;血降钙素升高提示应排除甲状腺髓样癌。

(六) 甲状腺摄 ^{131}I 率测定 ^{131}I 摄取率是诊断甲亢的传统方法,甲亢时甲状腺摄 ^{131}I 率升高,且高峰前移,3 小时摄 ^{131}I 率大于 25%,24 小时大于 45%。做甲状腺摄 ^{131}I 率时应禁食含碘的食物和药物,孕妇和哺乳期妇女禁用此检查。目前由于甲状腺激素及 sTSH 测定技术的开展,大多数甲亢患者不需再做甲

状腺摄 ^{131}I 率，但是在诊断亚急性甲状腺炎时甲状腺摄 ^{131}I 率测定具有重要的诊断意义。亚急性甲状腺炎伴甲亢时测定甲状腺激素水平升高但甲状腺摄 ^{131}I 率降低，是诊断亚急性甲状腺炎的特征性指标。

（七）甲状腺超声检查 可明确甲状腺肿大的性质，是弥漫性肿大，还是结节性肿大，还可明确甲状腺内有无肿瘤、出血、囊肿等情况。

（八）甲状腺核素静态显像 对甲状腺肿大呈多结节性、或呈单结节者、或甲状腺有压痛疑诊为甲状腺炎等情况者，可进行甲状腺核素静态显像，明确甲状腺结节为凉结节，还是热结节，对高功能腺瘤的诊断有帮助。根据甲状腺摄取锝的情况，还可判断是否有桥本甲状腺炎、亚急性甲状腺炎的可能。甲状腺核素静态显像有助于胸骨后甲状腺肿的诊断，还对甲状腺结节的性质有一定的诊断价值。

（九）甲状腺 CT 或 MRI 检查 有助于甲状腺肿、异位甲状腺、甲状腺结节和甲状腺癌的诊断；还可明确突眼的原因、球后病变的性质，评估眼外肌受累的情况。

（十）血常规检查 周围血循环中淋巴细胞绝对值和百分比及单核细胞增多，但白细胞总数偏低。血小板寿命较短，可显示轻度贫血。

（十一）血生化检查 甲亢时可有血糖的轻度升高，有的患者处于糖耐量异常阶段；少数患者出现低血钾、肝功能异常及电解质紊乱。

七、诊断和鉴别诊断

（一）诊断 典型病例经详细询问病史，依靠临床表现即可拟诊。不典型病例、小儿、老人及亚临床甲亢患者，往往症状不明显，易被漏诊或误诊。

1. 临床甲亢的诊断 具有以下表现时，应考虑诊断为甲亢。

（1）具有高代谢的症状，并具有相关的体征，如体重减轻、乏力、怕热出汗、低热、大便次数增多、手抖和肌颤、心动过速等。

(2) 甲状腺呈不同程度的肿大，部分患者伴有甲状腺结节，少数患者无甲状腺肿大。

(3) 甲状腺功能测定示 T_3、T_4、FT_3、FT_4、r-T_3 升高。甲状腺性甲亢时 TSH 降低(一般 <0.1mIU/L)；下丘脑、垂体性甲亢时 TSH 升高。

2. Graves 病的诊断标准

(1) 有临床甲亢的症状和体征。

(2) 甲状腺呈弥漫性肿大，少数病例可无甲状腺肿大。

(3) 测定甲状腺激素水平升高，TSH 降低。

(4) 部分患者有不同程度的眼球突出和浸润性眼征。

(5) 部分患者有胫前黏液性水肿。

(6) 甲状腺 TSH 受体抗体(TRAb 或 TSAb)阳性。

以上标准中，前 3 项为诊断必备条件，后 3 项为诊断辅助条件。

3. 其他类型甲亢　除了有甲亢的临床表现和甲状腺激素升高外，各种类型的甲亢具有其特点。

(1) 桥本甲亢：甲状腺质地韧，TgAb、TPOAb 可明显升高。也有少数桥本甲状腺炎患者在早期因炎症破坏甲状腺滤泡，甲状腺激素漏出而呈一过性甲亢，可称为桥本假性甲亢或桥本一过性甲状腺毒症。此类患者虽然有甲亢的症状，TT_3、TT_4 升高，但是甲状腺 ^{131}I 摄取率降低，甲亢症状通常在短期内消失，甲状腺穿刺活检呈典型的桥本甲状腺炎的病理改变。

(2) 高功能腺瘤：触诊发现甲状腺的单一结节，甲状腺核素静态显像有显著特征，显示“热结节”。

(3) 结节性甲状腺肿伴甲亢：甲状腺肿大伴多结节，也可以表现为 T_3 型甲亢，如果具有有功能的结节，甲状腺核素静态显像可呈“热结节”，周围和对侧甲状腺组织受抑制或者不显像。

(4) 甲状腺癌伴甲亢：甲状腺质地韧偏硬，可触及单一结节或多结节，且与周围组织有粘连，或伴有周围及颈部淋巴结肿大。有的查血降钙素升高，提示有甲状腺髓样癌的可能。甲状腺针吸活检有助于明确诊断。

在甲亢症状不典型或根据甲状腺功能结果不能确诊者，可做TRH兴奋试验：静脉应用TRH 200μg后，TSH不受TRH兴奋，提示为甲状腺性甲亢；还可做T_3抑制试验：试验前先做甲状腺摄^{131}I率，然后服T_3片20μg，每日3次，共服7天，服药后的甲状腺摄^{131}I率较服药前降低50%以下考虑甲亢，大于50%者可排除甲亢。

（二）鉴别诊断

1. 甲状腺炎伴甲亢

(1) 亚急性甲状腺炎伴甲亢：是在病毒等感染后发生了甲状腺炎，使甲状腺滤泡破坏，释放出甲状腺激素，出现一过性甲亢。患者出现发热、咽痛等上呼吸道感染的症状，甲状腺疼痛伴有局部压痛，检测甲状腺功能可升高，但甲状腺吸碘率降低，这是亚急性甲状腺炎伴甲亢的一个典型表现。在甲状腺毒症期过后可有一过性甲减，然后甲状腺功能逐渐恢复正常。

(2) 安静型甲状腺炎：是自身免疫性甲状腺炎的一个亚型，甲状腺肿大不伴疼痛，大部分患者要经历一个由甲状腺毒症至甲减的过程，然后甲状腺功能恢复正常。

2. 服用过多甲状腺激素所致甲亢　有服用过多甲状腺激素的病史，甲状腺可无肿大，测定甲状腺激素水平升高。通过测定甲状腺球蛋白可进行鉴别，外源甲状腺激素引起的甲状腺毒症甲状腺球蛋白水平很低或测不出，而甲状腺炎时甲状腺球蛋白水平明显升高。

3. 神经官能症　此症患者多有精神受刺激史，睡眠差、多梦，重者失眠、可有精神障碍。由于长期睡眠少、食欲缺乏，可引起消化不良、体重减轻、消瘦，这些表现易与甲亢的症状相混淆，应及时检测甲状腺功能明确诊断。

4. 嗜铬细胞瘤　由于肿瘤分泌肾上腺素、去甲肾上腺素增多，引起高代谢综合征如出汗、手抖、消瘦、乏力等，还可出现心动过速、神经精神症状，有时酷似甲亢，但嗜铬细胞瘤的主要表现为高血压，血压可呈阵发性升高，或呈持续性高血压阵发性加重，而无甲状腺肿及突眼。测甲状腺功能正常，血和尿儿茶酚胺升高，肾上腺影像学检查可以显示肾上腺肿瘤，以此可进行鉴别。

5. 症状的鉴别

(1) 消瘦：引起消瘦的原因很多，如恶性肿瘤、结核病、糖尿病、嗜铬细胞瘤等，应鉴别。

(2) 低热：常见的伴有低热的疾病有结核病、恶性肿瘤晚期、风湿病、慢性感染等。

(3) 腹泻：常见于溃疡性结肠炎、慢性肠炎、肠道激惹综合征等疾病。

(4) 心律失常：应与冠心病、风湿性心脏病、高血压性心脏病、心肌病、肺心病等相鉴别。

6. 体征的鉴别

(1) 脉压差增大：应与高血压、主动脉瓣关闭不全、贫血等鉴别。

(2) 突眼：单侧突眼者应排除眶内肿瘤；双侧突眼应与肺心病等疾病相鉴别。

(3) 甲状腺肿：应与单纯性甲状腺肿、结节性甲状腺肿、桥本甲状腺炎、甲状腺肿瘤等相鉴别。

八、治疗

包括一般治疗、抗甲状腺药物及辅助药物治疗、放射性 ^{131}I 治疗及手术治疗。应根据患者的具体情况，选用适当的治疗方案。

(一) 一般治疗 应予适当休息。饮食要补充足够热量和营养，包括糖、蛋白质和维生素 B 族等。精神紧张、不安或失眠者，可给予安定类镇静剂。禁食含碘食物如海带、紫菜等。

(二) 药物治疗

1. 抗甲状腺药物的治疗

(1) 适应证：①病情轻、甲状腺轻中度肿大的甲亢患者；②年龄在 20 岁以下，妇女妊娠期、年迈体弱或合并严重心、肝、肾等疾病而不宜手术者；③重症甲亢、甲状腺危象的治疗；④甲亢的术前准备；⑤甲状腺次全切除后复发而不宜用 ^{131}I 治疗者；⑥作为放射性 ^{131}I 治疗前的辅助治疗；⑦经放射性 ^{131}I 治疗后甲亢复发者。

(2) 常用药物：①硫脲类　甲硫氧嘧啶(MTU)及丙硫氧嘧啶(PTU)；②咪唑类　甲巯咪唑(MM)、卡比马唑(CMZ)。这些抗甲状腺药物都能抑制甲状腺素的合成，抑制甲状腺过氧化物酶活性，抑制碘化物形成活性碘，影响酪氨酸残基碘化，抑制碘化酪氨酸耦联形成碘甲状腺原氨酸；抗甲状腺药物还可抑制免疫球蛋白的生成，使甲状腺中淋巴细胞减少，TSAb 下降。PTU 还在外周组织抑制脱碘酶从而阻抑 T_4 向 T_3 的转换，所以在重症甲亢及甲状腺危象时首选应用。

(3) 剂量与疗程：长程治疗分初治期、减量期及维持期，按病情轻重决定剂量。

1) 初治期：MTU 或 PTU 300~450mg/d 或 MM、CMZ 30~40mg/d，分 2~3 次口服，妊娠期甲亢患者以选择 PTU 为宜。服药至症状减轻后酌情减量至常规剂量。初治期治疗至症状缓解或 T_3、T_4、FT_3、FT_4、r-T_3 恢复正常或接近正常时即可减量，进入减量期。

2) 减量期：根据病情及症状控制情况约每 2~4 周减量 1 次。MTU 或 PTU 每次减 50~100mg，MM 或 CMZ 每次减 5~10mg。待症状完全消除，体征明显好转后根据甲状腺激素水平调整用药剂量，逐渐减量至最小维持量。

3) 维持量期：经逐渐减少药物剂量后，患者的病情比较稳定，药物剂量服用较长时间调整很小，此时则进入维持量期，MTU 或 PTU50~100mg/d，MM 或 CMZ 5~10mg/d，如此治疗至甲状腺功能较长期稳定在正常水平，以至停药。

疗程中除非有较严重反应，一般不宜中断，并定期随访。

(4) 不良反应及处理

1) 粒细胞减少：是常见的不良反应，发生率较高，所以在治疗过程中应经常检测血常规，如白细胞低于 $3.0 \times 10^9/L$ 或中性粒细胞低于 $1.5 \times 10^9/L$ 则应考虑停药，并应加强观察，试用升白细胞药物如维生素 B_4、鲨肝醇、利血生等，必要时给予泼尼松 30mg/d 口服。粒细胞缺乏伴发热、咽痛、皮疹时，须即停药抢救，应用重组人粒细胞集落刺激因子(GRAN)，使白细胞上升后再继续用药或改用另一种抗甲状腺药物，或改用其他治疗方案。

2) 药疹：较常见，可用抗组胺药控制，不必停药，但应严密观察，如皮疹加重，则应立即停药，以免发生剥脱性皮炎。

3) 中毒性肝病：其发生率 0.1%~0.2%，多在用药后 3 周左右发生，表现为变态反应性肝炎，转氨酶升高。用药所致的肝功能损害应与甲亢本身所致的转氨酶升高相鉴别，所以在应用抗甲状腺药物前应先检测肝功能，以区别肝功能损害是否为抗甲状腺药物所致。还有罕见的 MM 导致的胆汁淤积性肝病，在停药后可逐渐恢复正常。如出现重症肝炎，应立即停药抢救。

4) 血管炎：罕见，由抗甲状腺药物引起的药物性狼疮，查抗中性粒细胞胞浆抗体(antineutrophil cytoplasmic antibodies, ANCA)阳性。多见于中年女性患者，表现为急性肾功能异常，关节炎，皮肤溃疡，血管炎性皮疹等。停药后多数患者可恢复；少数严重病例需要应用大剂量糖皮质激素、免疫抑制剂或血液透析治疗。

(5) 停药的指征：甲亢经用药物治疗完全缓解后何时停药，应考虑以下指标：甲亢的症状消失，突眼、甲状腺肿等体征得到缓解；检测甲状腺功能已多次正常，T_3、T_4、FT_3、FT_4、r-T_3 等长期稳定在正常范围；sTSH 恢复正常且稳定；TSAb 下降至正常。

(6) 甲亢复发：复发主要指甲亢经药物治疗后病情完全缓解，在停药后又有复发者。复发主要发生在停药后的第 1~2 年，3 年后复发率降低。甲亢复发后要寻找复发的诱因，以控制诱因，并可继续药物治疗。对药物治疗有不良反应者，或不能坚持服药者，应考虑改用放射性 ^{131}I 治疗或手术等其他治疗。

达到以上指标后再停药，停药后复发率小。

2. 其他药物治疗

(1) 碘剂:能抑制甲状腺激素从甲状腺释放,能减少甲状腺充血,但作用属暂时性。于给药后2~3周内症状逐渐减轻,但以后又可使甲亢症状加重,并影响抗甲状腺药物的疗效。所以仅适用于:①甲状腺手术前的准备;②甲状腺危象的治疗;③甲亢患者接受急诊外科手术。碘剂通常与抗甲状腺药物同时应用。控制甲亢的碘剂量大约为6mg/d;或复方碘溶液(Lugol液)3~5滴口服,每日3次。

(2) 普萘洛尔:不仅作为β受体阻滞剂用于甲亢初治期(每次10~20mg,每日3~4次),而且还有阻抑T_4转换成T_3的作用,近期改善症状疗效显著。此药可与碘剂等合用于术前准备,也可用于^{131}I治疗前后及甲状腺危象时。哮喘患者禁用,可用阿替洛尔、美托洛尔。

(3) 碳酸锂:可以抑制甲状腺激素分泌。但是与碘剂不同,不干扰甲状腺对放射性碘的摄取,主要用于对抗甲状腺药物和碘剂均过敏者,由于副作用大,仅适于临时、短期应用控制甲亢。300~500mg,每8小时1次。

(4) 促进白细胞增生药:主要用于有白细胞减少的甲亢患者,常用的有:①维生素B_4 是核酸的组成成分,参与RNA和DNA的合成,能促进白细胞的增生。口服每次10~20mg,每日3次。②鲨肝醇 有促进白细胞增生及抗放射作用,口服每次50mg,每日3次。③利血生 为半胱氨酸的衍生物,能促进骨髓内粒细胞的生长和成熟,刺激白细胞及血小板增生,每次20mg口服,每日3次。④重组人粒细胞集落刺激因子 主要刺激粒细胞系造血祖细胞的增殖、分化、成熟与释放。作用迅速,一般用于白细胞少于$3.0\times10^9/L$时,此时应停用抗甲状腺药物,每日75μg皮下注射,有过敏反应者禁用。用促进白细胞增生药应定期监测血象。

(5) 甲状腺激素:甲亢治疗过程中加用甲状腺素主要为预防药物性甲减,甲状腺素可反馈抑制TSH的分泌,防止甲状腺肿大和突眼，一般在抗甲状腺药物减量阶段应用。治疗中如症状缓解而甲状腺肿或突眼反而加重时，抗甲状腺药物可酌情减量，并可加用甲状腺片 40~60mg/d 或 L-T_4 12.5~50μg/d，以后根据患者的具体病情决定抗甲状腺药物和甲状腺素的剂量。有的患者在加用甲状腺素后突眼和甲状腺肿得到缓解，而有些患者则在甲状腺素用量过大后会导致心悸、出汗、甲亢症状加重等，此时需停用甲状腺素，调整抗甲状腺药物剂量。

（三）放射性 ^{131}I 治疗 放射性 ^{131}I 能被甲状腺高度摄取，^{131}I 释放出 β 射线对甲状腺有毁损效应，使甲状腺滤泡上皮破坏而减少甲状腺素的分泌，同时还可抑制甲状腺内淋巴细胞的抗体生成，达到治疗甲亢的目的。

1. 适应证 ①成人 Graves 甲亢伴甲状腺肿大Ⅱ度以上；②应用抗甲状腺药治疗失败或复发或对药物过敏者；③甲亢手术治疗后复发者；④伴有甲亢性心脏病或伴其他病因的心脏病的甲亢患者；⑤甲亢合并白细胞减少或全血细胞减少者；⑥老年甲亢；⑦甲亢合并糖尿病；⑧毒性多结节性甲状腺肿；⑨自主功能性甲状腺结节合并甲亢。

2. 相对适应证 ①青少年和儿童甲亢，应用抗甲状腺药物治疗失败或复发，而不适宜手术者；②甲亢合并肝、肾等脏器功能损害；③轻度和稳定期的中度浸润性突眼的甲亢患者。

3. 禁忌证 妊娠及哺乳期妇女禁用；严重心、肝、肾衰竭者；肺结核患者；重症浸润性突眼及甲状腺危象等患者禁用。

4. 桥本甲亢患者选用放射性碘要慎重，防止发生甲减。青少年甲亢患者在甲亢初治时，尽量不首先选用放射性 ^{131}I 治疗，防止导致永久性甲减。

5. 放射性 ^{131}I 治疗的并发症 主要的并发症为甲减，早期由于腺体破坏，后期由于自身免疫反应所致。一般在治疗后第 1 年的发生率为 4%~5% 左右，以后每年递增 1%~2%。另外，可有放射性甲状腺炎等并发症。

由于采用放射性 ^{131}I 治疗较采用药物治疗简单、方便，减少了长期服药的麻烦，近年来采用放射性 ^{131}I 治疗的患者明显增多，治疗较安全，疗效明显。重症甲亢患者在行放射性 ^{131}I 治疗前需用抗甲状腺药物治疗，控制甲亢，防止在放射性 ^{131}I 治疗未显效前发生甲状腺危象。

（四）手术治疗　实行甲状腺次全切除术可使甲亢的治愈率达到 70% 左右。

1. 适应证　①中、重度甲亢，长期服药效果不佳；②停药后复发，或不能坚持长期服药，甲状腺明显肿大者；③甲状腺巨大有压迫症状者；④胸骨后甲状腺肿伴甲亢；⑤多结节性甲状腺肿伴甲亢者；⑥疑似与甲状腺癌并存者；⑦儿童、青少年甲亢应用抗甲状腺药物治疗失败或效果差者。

2. 禁忌证　伴有重症突眼的 Graves 病患者，严重心、肝、肾衰竭不能耐受手术者，妊娠早期及晚期以及轻症患者禁忌手术治疗。

3. 术前准备　进行手术前必须用抗甲状腺药物充分治疗至症状控制，心率在 80 次 / 分左右，T_3、T_4、FT_3、FT_4、$r\text{-}T_3$ 在正常范围。手术前 2 周开始加服复方碘溶液，每次 3~5 滴，每日 1~3 次，术前 1~2 天停药。

4. 手术治疗的并发症

（1）永久性甲减：由于手术损伤、Graves 病本身的自身免疫性损伤所致。

（2）甲状旁腺功能减退：手术中甲状旁腺部分损伤或供应血管损伤可导致一过性甲状旁腺功能减退，以后可逐渐恢复；如为甲状旁腺误切或大部分损伤，则可导致永久性甲状旁腺功能减退。

（3）喉返神经损伤：单侧损伤表现为发音困难、声音嘶哑；双侧损伤可出现气道阻塞，需要紧急处理。

（4）手术创口出血、感染。

（5）甲状腺危象：多由于术前准备不充分所致。术后短时间内出现甲亢症状加重，还可出现肺水肿、心功能不全、休克等，需立即抢救。

九、甲亢特殊的临床类型及诊治

甲亢时还有一些特殊的临床表现和类型，应予重视；根据病情选择合理的治疗方案。

（一）甲状腺危象（thyroid crises） 也称甲亢危象，是甲亢急性加重的临床综合征。

1. 常见的诱因

（1）甲状腺危象多发生在甲亢未得到及时治疗的患者，尤其是在夏季、高温作业等，患者出汗多，脱水重。

（2）重症甲亢患者，未经药物治疗控制甲亢病情就进行放射性 ^{131}I 治疗，在放射性碘治疗后，放射性 ^{131}I 还未发挥作用、未控制过高的甲状腺激素水平而发生甲状腺危象。

（3）在感染、劳累、应激、急性胃肠炎、脱水、严重精神创伤等诱因情况下发生甲状腺危象。

（4）严重的躯体疾病：如充血性心衰竭、低血糖症、败血症、脑血管意外、急腹症或重度创伤等。

（5）口服过量的甲状腺激素制剂。

（6）甲亢患者未作充分的术前准备，未应用足够的抗甲状腺药物治疗，甲状腺功能仍明显升高时就行甲状腺手术者，手术时使已合成的甲状腺激素释放到血循环中，使血中的甲状腺激素水平进一步升高，在术后短时间内就发生甲状腺危象，多见于老年人。近年来由于对甲亢的深入认识，大多数需要行手术治疗的甲亢患者，在术前都作了充分准备，已很少有此种现象发生。

2. 发病机制 甲状腺危象的发生与血中的甲状腺激素水平明显升高有重要关系。甲亢时血中的甲状腺激素水平明显升高，其中 FT_3、FT_4 的升高速度比其浓度的升高更为重要，短期内具有生物活性的游离甲状腺激素水平升高是导致甲状腺危象发生的重要因素。甲亢时内环境发生紊乱，机体对甲状腺激素的耐受性下降，高水平甲状腺激素的作用更加明显。过多的甲状腺激素使肾上腺素能受体数目增加，使肾上腺素能神经兴奋性增高，导致儿茶酚胺的反应性增强，进一步刺激了甲状腺激素的合成和释放，表现出过高的甲状腺激素在各系统的作用。

3. 临床表现　原有的甲亢症状加重，并且伴有高热，体温>39℃，心率>140次/分，血压可升高或降低。患者神情紧张，烦躁不安，呼吸急促，大汗淋漓，全身乏力。出现全身肌颤、手颤，并伴有恶心、呕吐、腹泻，体重较前明显减轻。部分患者出现心律失常如心房纤颤、频繁期前收缩等。由于短时间内甲状腺激素的迅速升高，使心率明显增快，多数患者、尤其是年龄较大的患者都伴有不同程度的心功能不全，双肺闻及湿啰音或满布干湿性啰音，出现心源性哮喘、肺水肿、急性左心衰竭的表现。甲状腺危象患者如未得到及时诊断和治疗，在短时间内会出现血容量减少、血压下降、休克，甚至昏迷。如不及时抢救，死亡率高。

4. 诊断　根据患者既往的甲亢病史及就诊时的临床表现，诊断一般不难。甲状腺激素水平明显升高，甲状腺性甲亢时TSH明显降低，白细胞总数及中性粒细胞常升高。

但是对于无甲亢诊治史的患者，诊断甲状腺危象主要根据临床表现；根据临床表现考虑为甲状腺危象时，可以抽血送检进行甲状腺功能、血常规等必要的检查；但是在危重患者，可能没有时间等待甲状腺功能的结果，应立即进行输液、吸氧、用药等抢救措施，抓住抢救时机，挽救患者的生命。

甲状腺危象时的甲状腺功能测定示甲状腺激素水平明显升高，但病情轻重与血甲状腺激素浓度无平行关系，所以仅根据甲状腺激素水平不能判断是否存在甲状腺危象，诊断主要依靠临床表现。

5. 治疗　甲亢患者病情加重，一旦发生危象则急需抢救。

(1) 抑制甲状腺激素合成：是治疗甲状腺危象的重要抢救措施。首选PTU，能抑制T_4、T_3合成和由T_4转化为T_3。首次剂量600mg口服或经胃管注入。如无PTU时可用等量MM 60mg。继用PTU每次200mg或MM每次20mg，每日口服3次，待症状控制后减量至常用治疗量。

(2) 抑制甲状腺激素释放:病情严重者在服 PTU 1 小时后使用碘剂,复方碘溶液 5 滴,每 6 小时 1 次;或用碘化钠 0.5~1.0g,加入 500ml 液体中静脉滴注,第一个 24 小时可用 1~3g,要避光静滴。

(3) 降低周围组织对甲状腺激素的反应:选用肾上腺素能阻滞剂,如无心功能不全和哮喘者,可用大剂量普萘洛尔 20~30mg,每 6~8 小时口服 1 次,或 1mg 经稀释后缓慢静脉注射,视需要可间断给予 3~5 次。但应从小剂量开始,监测心率并注意窦房结功能,防止心率过慢;发生心功能不全者停用,及时监测心率及血压。

(4) 拮抗应激:应用糖皮质激素能抑制甲状腺激素的释放,降低周围组织对甲状腺激素的反应,并增强机体的应激能力。可给予氢化可的松 50~100mg 加入液体中静滴,每 6~8 小时 1 次;或用地塞米松 5mg 加入液体中静滴,每日 2~3 次。

(5) 液体疗法:甲状腺危象时患者出现高热、出汗多、呕吐、腹泻等,使体液量丢失过多,造成脱水,甚至血压低,所以在应用抗甲状腺药物进行治疗的同时,需立即给予补液。可以先给予 5% 葡萄糖盐水静滴,根据患者失水的程度及心功能的情况决定补液量。如果有尿,无肾功能不全,可以给予 10% 氯化钾加入液体中静滴。测定血电解质,纠正低钠、低钾血症等。有低血糖者,可以应用 10% 葡萄糖液静滴,也可将 50% 葡萄糖 40~60ml 加入等渗液体中静滴。开通静脉通道,有利于静滴糖皮质激素、碘剂等。静滴碘剂时需配制成 3‰浓度,避光静滴。

(6) 对症治疗:高热者可给予物理降温或药物降温,试用异丙嗪、哌替啶各 50mg 静脉滴注;供氧;同时监护心、肾等功能。甲状腺危象时多数患者有不同程度的心功能不全,在给予抗甲状腺药物治疗的同时,急性左心衰竭时需高流量吸氧,根据病情选择急救药如哌替啶(25~50mg)或吗啡(5mg)静脉应用;急性肺水肿可选用快速利尿剂如呋塞米 20~40mg 或血管扩张剂等,注意改善微循环。防治感染,由感染诱发者,需针对感染的类型选择有效的抗菌药物。监测血电解质及血气,纠正电解质、酸碱平衡紊乱。及时处理各种并发症。

6. 甲状腺危象的预防 甲状腺危象一旦发生,死亡率较高;尤其在老年人,伴有高血压、冠心病、心肾功能不全的患者,其死亡率更高,所以关键在于预防。防止甲状腺危象发生的预防措施有:

(1) 出现心悸、烦躁、怕热多汗、食欲亢进、消瘦乏力等症状时,应及时就诊,得到早期诊治。

(2) 已经诊断为甲亢的患者,应在专业医生指导下进行规律的有效治疗,尽早控制病情。

(3) 应用口服抗甲状腺药物治疗的甲亢患者,应按时服药和随诊,不能随意停药,防止甲亢复发,导致甲状腺危象的发生。

(4) 甲亢患者在发生感染、创伤、施行手术、应激等情况时,要及时监控甲亢病情,根据病情程度调整用药,防止危象发生。

(5) 在炎热天气、高温作业、长途旅行等情况时,要注意水分的补充,防止脱水,并合理用药控制甲亢。

(6) 甲亢手术治疗前应用抗甲状腺药物作好术前准备;重症甲亢行放射性 ^{131}I 治疗前先用抗甲状腺药物控制病情。

(二) 甲状腺毒症性心脏病(thyrotoxic heart disease)

1. 发病机制 甲状腺毒症时甲状腺激素分泌增多,对心脏有三个作用:①增强心脏β受体对儿茶酚胺的敏感性;②直接作用于心肌收缩蛋白,增强心肌的正性肌力作用;③继发于甲状腺激素的外周血管扩张,阻力下降,心脏输出量代偿性增加。上述作用导致心动过速、心脏排出量增加、心房纤颤和心衰竭。多见于长期甲亢未得到很好控制的患者或老年甲亢患者。

2. 临床表现 除典型的甲亢表现外,可以出现心界扩大、心脏杂音,有的出现心律失常,以心房纤颤、房性期前收缩为常见。甲亢长期得不到控制者,心律失常不易纠正,易发生甲亢性心肌病,心肌损害,心衰竭。

心衰竭分为两种类型:一类是心动过速和心脏排出量增加导致的心衰竭。主要发生在年轻甲亢患者。此类心衰竭非心脏泵衰竭所致,而是由于心脏高排出量后失代偿引起,称为"高心脏排出量型心衰竭"。常随甲亢控制,心衰竭恢复。另一类是诱发和加重已有的或潜在的缺血性心脏病发生的心衰竭,多发生在老年患者。此类心衰竭是心脏泵衰竭。心房纤颤也是影响心脏功能的因素之一。甲亢患者中10%~15%发生心房纤颤。甲亢患者发生心衰竭时,30%~50%与心房纤颤并存。

3. 治疗

(1) 应用抗甲状腺药物治疗:立即给予足量抗甲状腺药物,控制甲状腺功能至正常。

(2) ^{131}I治疗:经抗甲状腺药物控制甲状腺毒症症状后,尽早给予放射性^{131}I破坏甲状腺组织,控制甲亢,防止高甲状腺激素对心脏的进一步影响。为防止放射性损伤后引起的一过性高甲状腺激素血症加重心脏病变,给予^{131}I的同时可给予β受体阻断剂保护心脏;^{131}I治疗后2周恢复抗甲状腺药物治疗,等待^{131}I发挥作用;^{131}I治疗后要监测甲状腺功能,如甲状腺激素水平仍高于正常,要应用抗甲状腺药物治疗,严格控制甲状腺功能在正常范围;如果发生^{131}I治疗后甲减,应用尽量小剂量的L-T_4控制血清TSH在正常范围,避免过量。

(3) β受体阻断剂:普萘洛尔可以控制心动过速,减少心脏耗氧,适用于心率快、交感神经兴奋性增强的患者。

(4) 心房颤动的治疗:对于甲亢伴有快速心房颤动者,给予β受体阻断剂可有助于控制心率,减少心肌耗氧,如应用美托洛尔25~50mg,每日1~2次,也可应用抗心律失常药物如普罗帕酮等。对于有心衰竭的慢性心房颤动,也可应用小剂量的洋地黄制剂,如地高辛0.125~0.25mg/d,减慢心率,纠正心功能。

(5) 心衰竭的治疗:处理甲亢合并的充血性心衰竭的措施与未合并甲亢者相同。但是纠正的难度加大。给予吸氧;减少回心血量,肺水肿者需用呋塞米20~40mg,或应用血管扩张剂酚妥拉明等。在减少外周阻力的情况下，可应用洋地黄制剂，纠正心衰竭。

（三）淡漠型甲亢 多见于老年患者。起病隐匿，临床症状较轻，无明显眼征和甲状腺肿。表现为表情淡漠、嗜睡、反应迟钝等，不易诊断。但大部分患者有心悸头晕，体重减轻、消瘦乏力。还可有腹泻、厌食，可伴有心房颤动、肌病等。所以在老年人，短时期内出现不明原因的消瘦，由便秘转成稀便，近期出现的心房颤动，由良好睡眠到睡眠差等，应考虑有甲亢的可能。根据甲状腺功能，判断甲亢的病情轻重，决定抗甲状腺药物的剂量。

（四）T_3 型甲状腺毒症 多见于结节性甲状腺肿、自主高功能性腺瘤、淡漠型甲亢或缺碘地区的甲亢患者。由于甲亢时 T_3 和 T_4 生成的比例失调，T_3 产生量过多所致。症状较轻，可能仅有乏力、心悸、大便次数增多等表现；也可能有部分甲亢症状，但是大多数体重无明显减轻。查 TT_3、FT_3 升高，而 TT_4、FT_4 正常。甲状腺摄 ^{131}I 率正常或偏高，但不受外源性 T_3 抑制。治疗此型甲亢时，抗甲状腺药物的剂量应适当减少，治疗疗程可能不如 Graves 病长，需根据病情及时调整药量，防止发生甲减。

（五）亚临床甲亢 多见于甲亢早期，或发生在结节性甲状腺肿、甲状腺毒性腺瘤早期。可无明显甲亢症状，测定 T_3、T_4、FT_3、FT_4 在正常高限或高于正常，TSH 降低。根据 TSH 降低的程度，划分为：①TSH 部分抑制，血清 TSH 在 0.1~0.4mIU/L；②TSH 完全抑制，血清 TSH<0.1mIU/L。遇到有不典型甲亢症状的患者，及时查甲状腺功能，还可测定 TRAb，可以早期诊断亚临床甲亢，防止发展为临床甲亢。

诊断亚临床甲亢时需排除其他原因引起的 TSH 降低，如下丘脑 - 垂体疾病、非甲状腺疾病、外源性甲状腺激素替代治疗等情况。早期诊断甲亢治疗相对容易，仅需要应用口服抗甲状腺药物就可控制，应用剂量较小，疗程较短。

（六）妊娠与甲亢

1. 妊娠一过性甲状腺毒症（gestational transient thyrotoxicosis，GTT）。GTT 在妊娠妇女的发生率是 2%~3%。本病发生与人绒

毛膜促性腺激素(hCG)的浓度增高有关。hCG与TSH有相同的α亚单位、相似的β亚单位和受体亚单位,所以hCG对甲状腺细胞TSH受体有轻度的刺激作用。本症血清TSH水平减低、FT_4或FT_3增高。

临床表现为甲亢症状,妊娠期的体重增加可掩盖甲亢所致的体重减轻,同时还由于妊娠期的生理性高代谢综合征、高雌激素血症所致的TBG、T_3、T_4升高,给甲亢的诊断带来困难。如患者有心悸、乏力、四肢近端消瘦,体重不随妊娠月份而相应增加,应疑诊甲亢,做甲状腺功能检查明确诊断。病情的程度与血清hCG水平增高程度相关,但是无突眼,甲状腺自身抗体阴性。严重病例出现剧烈恶心、呕吐,体重下降5%以上,严重时出现脱水和酮症,也称为妊娠剧吐一过性甲亢。多数病例仅需对症治疗,严重病例需要短时间应用抗甲状腺药物治疗。

2. 妊娠Graves病的诊断　妊娠期具有生理性甲状腺素分泌增多的阶段,可出现甲状腺肿和相应的高代谢综合征,由于甲状腺激素结合球蛋白升高,血TT_3、TT_4也可相应升高,与Graves病相似,对于甲亢的诊断相对困难。此时需结合以下征象考虑为Graves病:①有心悸,出汗多,手颤,大便次数增多,体重不随妊娠月份而相应增加,四肢近端消瘦,乏力等症状;②查体示甲状腺肿大,甲状腺区闻及血管杂音,或有不同程度的突眼,有肌震颤等;③甲状腺功能示FT_3、FT_4升高,TSH降低;④血清TRAb或TSAb升高。

3. 甲亢与妊娠　未控制的甲亢使妊娠妇女流产、早产、先兆子痫、胎盘早剥等病症的发生率增高;早产儿、胎儿宫内生长迟缓、足月小样儿等的危险性升高。母体的甲状腺刺激抗体(TSAb)可以通过胎盘刺激胎儿的甲状腺引起胎儿或新生儿甲亢。所以,如果患者甲亢未控制,建议不要妊娠;如果患者正在接受抗甲状腺药物(ATD)治疗,血清TT_3或FT_3、TT_4或FT_4达到正常范围,停ATD后可以怀孕;如果患者为妊娠期间发现甲亢,或在妊娠前患甲亢已控制良好而在妊娠期间甲亢复发者,在告知妊娠及胎儿可能存在的风险后，如患者选择继续妊娠，则首选抗甲状腺药物如 PTU 治疗；病情不能控制并有手术指征者，可考虑在妊娠 4~6 个月期间手术治疗。妊娠期间应监测胎儿发育。有效地控制甲亢可以减少高甲状腺激素对胎儿的影响。

4. 妊娠期的 ATD 治疗　一过性甲亢患者有的仅需对症治疗；有明显的甲亢表现、血甲状腺激素水平明显升高者需要应用抗甲状腺药物治疗。因为 PTU 与血浆蛋白结合比例高，胎盘通过率低于 MM，PTU 通过胎盘的量仅是 MM 的 1/4；另外 MM 所致的皮肤发育不全（aplasia cutis）较 PTU 多见，所以治疗妊娠期甲亢优先选择 PTU，MM 可作为第二线药物。ATD 治疗妊娠期甲亢的目标是使用最小有效剂量的 ATD，在尽可能短的时间内达到和维持血清 FT_4 在正常值的上限，避免 ATD 通过胎盘影响胎儿的脑发育。起始剂量 PTU50~100mg，每日 3 次口服，监测甲状腺功能，及时减少药物剂量。治疗初期每 2~3 周检查甲状腺功能，以后延长至 3~4 周。血清 FT_4 达到正常后数周 TSH 水平仍可处于抑制状态，因此 TSH 水平不能作为治疗时的监测指标。根据甲状腺激素水平的控制，逐渐减少 ATD 剂量；而不主张合并应用 L-T_4 同时增加 ATD 的剂量。如果 ATD 治疗效果不佳，或对 ATD 过敏，或者甲状腺肿大明显，需要大剂量 ATD 才能控制甲亢时可以考虑手术治疗。手术时机一般选择在妊娠 4~6 个月；不适宜在妊娠早期和晚期行手术治疗，因为容易引起流产。β 受体阻断剂如普萘洛尔与自发性流产有关，还可能引起胎儿宫内生长迟缓、产程延长、新生儿心动过缓等并发症，故应慎用或不用。

5. 哺乳期的 ATD 治疗　近 20 年的研究表明，哺乳期 ATD 的应用对于后代是安全的，哺乳期使用 PTU 150mg/d 或 MM10mg/d 对婴儿脑发育没有明显影响，但是应当监测婴儿的甲状腺功能；哺乳期应用 ATD 进行治疗的母亲，其后代未发现有粒细胞减少、肝功能损害等并发症。MM 的乳汁排泌量是 PTU 的 7 倍，所以哺乳期治疗甲亢，PTU 应当作为首选。

6. 妊娠期和哺乳期妇女禁用 ^{131}I 治疗甲亢。育龄妇女在行 ^{131}I 治疗前一定要确定未孕。如果选择 ^{131}I 治疗，治疗后的6个月内应当避免怀孕。

（七）新生儿甲亢 本病的患病率为1‰~2‰。一项230例Graves病妊娠报告，新生儿甲亢的发生率是5.6%。Graves病母亲的TSAb可以通过胎盘到达胎儿，引起新生儿甲亢。TRAb的滴度超过30%或TSAb明显升高时容易发生本病。有的母亲其甲亢已经得到控制，但是由于血循环中TSAb存在，依然可以引起新生儿甲亢。妊娠25~30周时胎儿的胎音>160次/分提示本病。新生儿甲亢一般在出生后数天发作。表现为易激惹，皮肤潮红，高血压，体重增加缓慢，甲状腺肿大，突眼，心动过速，黄疸，心衰竭。诊断依赖新生儿血清 TT_4、FT_4、TT_3 的增高。新生儿甲亢呈一过性，随着抗体消失，疾病自发性缓解，临床病程一般在3~12周。

新生儿甲亢一经诊断，需要用ATD治疗，目的是尽快降低新生儿循环血内的甲状腺激素浓度。PTU 5~10mg/(kg·d)；或MM 0.5~1.0mg/(kg·d)。如心率过快，可应用普萘洛尔1~2mg/d，减慢心率和缓解症状。根据病情调整ATD剂量。

（八）胫前黏液性水肿 在甲亢中不多见。少数甲亢患者在双胫骨前出现皮肤增厚、变粗、水肿，可有大小不等的斑块或结节，与Graves病同属于自身免疫病。随着应用抗甲状腺药物治疗控制甲亢，水肿可逐渐消失，仅少数可留有皮肤粗厚。

（九）Graves眼病（GO） 患者出现突眼，眼部肿痛，畏光流泪，并可出现复视或斜视；严重者出现眼球活动受限，眼睑闭合不全，角膜外露可发生角膜溃疡。GO可与甲亢同时发生，也可在甲亢之后，有的患者合并亚临床甲亢；仅有少数患者有突眼而甲状腺功能正常，称之为甲状腺功能正常的GO。

十、甲亢的个体化治疗方案选择

甲亢目前的发病率在逐步上升，其发病的因素诸多，而且在患甲亢后，如何治疗就成为一个首要问题。选择什么样的治疗方案，如何调整药物剂量，是甲亢能否及时治愈的关键。有些患者由于治疗不当，造成多年服药，病程拖至10年以上；有的患者在治疗后出现甲减，又需要长期服药；有的患者在治疗后甲亢反复复发，使患者失去继续治疗的信心。出现这些情况，要求医生一定要充分了解患者的病情及特点，根据实际情况给患者选择个体化的治疗方案。同时，在治疗过程中可能又出现新的问题，应及时解决或者调整治疗方案，对有些病例还需要选择另外一种治疗方案方能使甲亢病情得以控制。

（一）新发病的甲亢 对新发病者，要根据年龄、有无突眼，甲状腺肿大程度以及病情轻重来选择治疗方案。

1. 年轻的、未婚的轻中度甲亢患者 初诊甲亢时，多采用口服抗甲状腺药物治疗。因为应用口服药物可以根据病情轻重变化及时调整剂量，使甲亢逐渐控制以至停药。治疗时间不太长者，一般不导致甲减。如果采用放射性 ^{131}I 治疗，甲亢可以治愈，但是如果剂量不当，有导致甲减的可能，以后需要长期补充甲状腺激素；在需要生育时还要考虑甲状腺激素补充的问题，并需要长期监测甲状腺功能。

口服ATD治疗时应防止服药时间过长而未调整剂量，发生甲状腺功能减退，使突眼及甲状腺肿加重。长程治疗对轻、中度患者的缓解率约为60%；短程治疗的缓解率约为40%。

2. 已婚、已育的甲亢患者 初诊甲亢时，根据患者的具体情况选择治疗方案。Graves病患者，尤其是条件受限制，不能经常到医院复诊及检查者，或不能坚持长期服药及监测甲状腺功能等指标者，非桥本甲亢、无重症浸润性突眼、无碘过敏者，可以选择放射性 ^{131}I 治疗。

病情中度或轻症者，可以选择应用口服抗甲状腺药物治疗，因为有些甲亢患者，尤其是桥本甲亢患者，用药短时间内甲状腺功能就恢复正常，如选择应用放射性 ^{131}I 治疗，可能在较小剂量时就可能出现甲减。开始可服用MTU或PTU 6片/日，待症状减轻后逐渐减量。伴有明显突眼的患者,初始治疗宜先选用口服抗甲状腺药物,经用药物突眼有所减轻,如不能坚持长期服药,或有抗甲状腺药物所致白细胞减少或肝功能损害者,可以再选择放射性 ^{131}I 治疗。甲状腺明显肿大有压迫症状、或有甲状腺高功能腺瘤、或有甲状腺结节伴甲亢者,可以在应用抗甲状腺药物治疗控制甲亢后行手术治疗。

3. 重症甲亢患者　需要先应用抗甲状腺药物控制甲亢的病情,待病情缓解后可以继续口服药物治疗,也可以根据病情选择放射性 ^{131}I 治疗。口服药宜选择 PTU,因其药物起效快,控制症状作用明显。剂量为每日 8~12 片,个别重症或甲状腺危象前期患者初始药物剂量可达每日 12~15 片。

4. 桥本甲亢患者　桥本甲亢表现为甲状腺质地韧,血中 TgA、TPOAb 可明显升高。初发甲亢时血甲状腺激素水平也可明显升高,但是应用 ATD 治疗后,在较短时间(如 1~3 个月)甲状腺功能可逐渐恢复正常,有的甚至出现甲减,所以初治时以选择 ATD 口服为宜,尽量在初治时不首选放射性 ^{131}I 治疗,防止出现永久性甲减。在应用 ATD 期间,应严密监测病情及甲状腺功能,及时调整药物剂量,防止用药过量。

(二) 甲亢复发　对于应用口服 ATD 或放射性 ^{131}I 或手术治疗后甲亢复发的患者,应根据复发时病情的轻重及患者目前的状况选择治疗方案。

1. 应用口服抗甲状腺药物治疗后甲亢复发者　多为 Graves 病患者。经过系统、足够疗程治疗后又复发、无严重突眼者,可以考虑应用放射性 ^{131}I 治疗;如果未实行系统治疗、治疗不规律者,桥本甲亢可以继续应用口服药治疗。Graves 病无严重突眼者,建议应用放射性 ^{131}I 治疗;伴有严重突眼者,建议继续应用口服药治疗。甲状腺肿大明显的复发甲亢,在应用抗甲状腺药物治疗、甲亢控制后,可以考虑手术治疗;或直接应用放射性 ^{131}I 治疗。

2. 应用放射性 ^{131}I 治疗后甲亢复发者　应用过 1 次放射

性 ^{131}I 治疗后甲亢复发者，说明当时放射性 ^{131}I 的量偏小一些，放射性 ^{131}I 治疗后甲亢复发，最好不要急于进行第 2 次放射性 ^{131}I 治疗，因为两次的放射性 ^{131}I 的量累积可以导致甲减，应先用口服药物治疗。根据治疗所需的药物剂量和疗程，可以判断出病情的轻重以及是否需要进行第 2 次放射性 ^{131}I 治疗。有些患者甲亢复发应用很短时间的抗甲状腺药物治疗，甲状腺功能即可恢复正常，这种患者如果应用第 2 次放射性 ^{131}I 治疗，势必导致甲减的发生；而有些患者应用口服药病情仍有波动，且在短时间内不能减量，治疗疗程长，有的停药后又复发，这些患者可以做第 2 次放射性 ^{131}I 治疗。

3. 甲亢经手术治疗后复发者 初诊甲亢经手术治疗后甲亢复发者，多数为 Graves 病患者，宜先给予口服抗甲状腺药物治疗，大部分患者的甲亢可以控制并逐渐治愈，因为手术后甲状腺的总体积减小，多数患者复发后呈现轻度甲亢，较少出现重症甲亢，在应用药物治疗后即可控制病情。部分患者的病情重，应用口服药物甲亢难以控制，或出现甲状腺结节（经诊断无癌变征象），如无禁忌证，需应用放射性 ^{131}I 治疗，尽量争取既控制甲亢、又不引起甲减的效果。

4. 应用口服抗甲状腺药物甲亢反复复发者 此类患者并不少见。多数因为长年服药不能坚持，时服时停，病程长了缺乏对疾病的重视，导致甲亢多年不愈。对于这些患者，无严重突眼者、无放射性 ^{131}I 治疗禁忌证者，应选择放射性 ^{131}I 治疗，控制甲亢，防止多年甲亢所致的并发症发生，如甲亢性心脏病、严重突眼等。如甲状腺明显肿大有压迫症状者，可以先应用抗甲状腺药物治疗，然后行手术治疗。

（段文若）

第十二章 甲状腺功能减退症

甲状腺功能减退症（hypothyroidism，简称甲减）是指由于不同原因引起的甲状腺激素合成、分泌或生物效应不足所致的机体代谢减低的综合征。各种年龄均可发生，以女性居多。按起病年龄分三型，起病于胎儿或新生儿者，称呆小病（cretinism）；起病于儿童者，称幼年型甲减；起病于成年者，称成年型甲减。病情严重时均可出现黏液性水肿（myxedema），引发昏迷者称黏液水肿昏迷（myxedema coma）。

甲减可以发生在各个年龄，从刚出生的新生儿至老年人都可发生甲减，以老年为多见。随着诊断技术的发展和普及，在大多数的医院都可测得甲状腺激素，近年来甲减的检出率明显升高，使大部分的患者能早期得到诊断和治疗，避免了甲减重症病例的出现。在非缺碘地区，甲减患病率 0.3%~1.0%，60 岁以上可达 2%，新生儿甲减患病率 1∶7000~1∶3000。甲减在男女都可发病，但女性多见，男女比例为 1∶(4~5)，临床甲减的患病率男性约为 0.1%，女性约为 1.9%。而亚临床甲减的患病率增高，男性约为 2.7%，女性约为 7.1%。

一、病因及发病机制

引起甲减的原因很多，不同原因引起的甲减因地域和环境因素（饮食中碘含量，致甲状腺肿物质，遗传及年龄等）不同而有差别。

(一) 原发性(甲状腺性)甲状腺功能减退　原发性甲状腺功能减退较多见,约占甲减的96%,是由甲状腺本身的病变所引起,常见病因有:

1. 慢性淋巴细胞性甲状腺炎　又称桥本甲状腺炎、桥本病,是引起甲减的常见原因,占原发性甲减的大多数。由于甲状腺呈慢性自身免疫性甲状腺炎,随着病情进展,甲状腺滤泡的功能逐渐减退,导致甲减。

2. 甲亢治疗后甲减　甲亢长期应用抗甲状腺药物治疗,抑制了甲状腺的功能,部分患者在甲亢治愈后逐渐出现甲状腺功能减退。

3. 甲亢应用放射性碘治疗　甲亢行放射性碘治疗,最常见的并发症就是甲减,尤其是桥本甲亢患者应用放射性碘治疗,甲减的发生率更高。放射性碘破坏了甲状腺组织,使甲状腺的储备功能减低,随着应用放射性碘治疗后每年甲减的发生率在递增。

4. 甲状腺手术　由于甲状腺结节、腺瘤或甲状腺癌行甲状腺手术治疗后,部分患者发生甲减,尤其是甲状腺癌的患者,甲状腺手术将大部分,甚至全部切除,术后需终生服用甲状腺素替代治疗。

5. 颈部经放射线照射后　由于某些肿瘤如淋巴瘤行颈部放射线外照射治疗后,造成甲状腺滤泡的破坏,也可发生甲减。

6. 甲状腺肿　地方性甲状腺肿发病有地域性、人群聚集性,有流行病学特征,人们的食物中含碘量低,每日摄碘量 <25μg,呈地方性碘缺乏,并常有家族性。甲状腺肿大明显,甲状腺功能多减退。散发性甲状腺肿可由于甲状腺发育不全或缺如所致;自身免疫性疾病或服用过量抗甲状腺药物所致;也可因甲状腺激素合成酶系异常,引起甲状腺摄碘功能障碍、酪氨酸碘化和碘化酪氨酸耦联缺陷或甲状腺球蛋白合成和水解异常等所致。少数高碘地区也可发生甲状腺肿和甲减,据统计,每日摄入碘化物超过6mg者易发生。

7. 药物诱发　某些药物如锂盐、硫脲类、磺胺类、对氨基水杨酸钠、过氯酸盐、硫氰酸盐等可诱发甲减。

8. 甲状腺先天发育异常　多有家族倾向；甲状腺激素合成障碍系常染色体隐性遗传，占先天性甲状腺功能减退的25%~30%。

9. 产后甲状腺炎或无痛性甲状腺炎　产后出现甲状腺部位疼痛，甲状腺滤泡破坏，导致甲状腺功能减退。

10. 致甲状腺肿物质　如含单价阴离子（SCN^-、ClO_4^-、NO_3^-）的盐类和含 SCN^- 前体的食物可抑制甲状腺摄碘，引起甲状腺肿和甲减。长期大量食用某些白菜、芜菁、甘蓝、木薯等也可致甲状腺肿大。

11. 激素合成障碍性甲减　分为：①甲状腺球蛋白合成和分解异常；②甲状腺浓聚碘功能障碍；③甲状腺碘有机化障碍；④碘化酪氨酸脱碘酶缺乏；⑤碘化酪氨酸耦联缺陷。

12. 甲状腺癌破坏甲状腺组织，导致甲状腺功能障碍。

（二）继发性（垂体性）甲状腺功能减退　继发性甲状腺功能减退较少见，是由垂体疾病使TSH分泌减少所致。

1. 垂体肿瘤　成人的病因多由于垂体部位的肿瘤较大，压迫了分泌TSH的细胞，使TSH分泌受阻，引起垂体性甲减。儿童的病因多源于颅咽管瘤。

2. 垂体手术或放射治疗后　垂体瘤经手术切除或放射治疗后，可引起垂体功能减退，不仅有甲状腺功能减退，还会导致促性腺激素、促肾上腺皮质激素分泌减少，导致腺垂体功能减退。

3. 席汉综合征　是由一百多年前席汉（Sheehan）发现的一种临床综合征。多由于孕妇产后发生大出血，休克时间过长，易引起供应垂体血供的血管发生血栓，使垂体细胞缺血、缺氧，最终导致腺垂体发生坏死，出现腺垂体功能减退，垂体分泌促性腺激素、促甲状腺激素、促肾上腺皮质激素均降低，出现各靶腺功能减退。

4. 垂体卒中　是垂体肿瘤突发瘤内出血、梗死、坏死，致瘤体膨大引起的急性神经内分泌病变称垂体卒中。垂体腺瘤为垂体卒中最常见的原因,在垂体腺瘤基础上出现的垂体卒中多起病急骤,常有头痛、呕吐、视野缺损、眼运动神经麻痹、蝶鞍扩大等表现,可称为垂体腺瘤急性出血综合征。垂体卒中压迫垂体组织细胞,可引起腺垂体功能减退。

(三) 三发性(下丘脑性)甲状腺功能减退 三发性甲状腺功能减退罕见,由于下丘脑产生 TRH 的减少,使垂体 TSH 的分泌减少而引起甲减,如鞍上肿瘤及先天性 TRH 缺乏等。

(四) 甲状腺激素抵抗综合征 核受体缺乏、T_3 或 T_4 受体的结合障碍以及受体后缺陷等,可使甲状腺激素在外周组织实现生物效应障碍引起甲减。

(五) 促甲状腺激素不敏感综合征 由于甲状腺对 TSH 有抵抗所致,常呈家族发病倾向,部分与遗传有关,为常染色体隐性遗传病。可能是由于 TSH 受体基因突变或 TSH 信息传递中 cAMP 生成障碍所致。

(六) 甲状腺激素不敏感综合征 呈常染色体显性或隐性遗传,有家族发病倾向。

二、病理

(一) 甲状腺 由于病因的不同,甲状腺体积可以缩小或肿大。

甲状腺萎缩性病变多见于慢性淋巴细胞性甲状腺炎,早期甲状腺腺体内有大量淋巴细胞、浆细胞浸润;久之甲状腺滤泡及胶质可见部分或全部消失,出现致密透明样的纤维组织。呆小病者的甲状腺多半呈萎缩性病变,甲状腺发育不全或缺如。伴甲状腺肿者,在早期可见滤泡细胞增生、肥大,胶质减少或消失;久病者甲状腺肿呈现结节状,镜下见滤泡充满胶质,滤泡上皮细胞呈扁平状。

(二) 垂体 原发性甲减时腺垂体增大,甚至呈结节状增生,这是由于甲状腺激素分泌减少以后反馈至腺垂体,使之过多地分泌 TSH 所致。垂体性甲减患者的垂体萎缩,或有肉芽肿等病变。

(三) 黏液性水肿 含透明质酸、黏蛋白、黏多糖的液体在组织内浸润。在皮下浸润致使皮肤肿胀,表皮萎缩、角化;肌纤维的浸润引起骨骼肌及心肌退行性变,以致坏死;全身的组织细胞核酸与蛋白质合成、代谢及酶系统的活力均减弱,浆膜腔积液;脑细胞可萎缩,呈退行性变。

三、临床表现

按发病年龄可分为呆小病、幼年型甲减、成人甲减;严重的甲减可出现黏液性水肿或昏迷。

(一) 呆小病 发生在胎儿期或出生2个月内的甲减称为呆小病或称克汀病。呆小病分为地方性和散发性两种。地方性呆小病是由于地方性碘缺乏,母体摄入碘不足,造成胎儿严重甲状腺功能低减,损害胎儿的神经系统发育和听力,出生后表现痴呆和聋哑为主,造成不可逆的神经系统损害,临床上多见到的是散发性呆小病。

患儿出生后表现少动作、嗜睡、主动吃奶差,很少啼哭;新生儿黄疸期长,便秘,对外界刺激反应差。随着时间的延长,患儿头面部表现为头大、头发稀疏、眼睑水肿、面色黄而虚肿、唇厚、舌大、流涎、表情淡漠、傻笑或痴呆。皮肤干燥而粗厚,皮温低。前囟闭合晚,出牙迟,牙齿发育不良。智力低下,反应差,伴有听觉和语言障碍,下肢呈痉挛步态,心脏扩大,心音低钝,血压低等。

(二) 幼年型甲减 是指在幼年时期(儿童时期)发生的甲减,除了有代谢低减的表现外,主要影响儿童的生长发育。在儿童时期发病早者表现为生长发育迟缓、智力低下、活动少、便秘等症状;发病较晚者的症状常不典型,多数以甲状腺肿大来就诊。

(三) 成人甲减 甲减发生在成人期,临床以代谢减低为主要表现,是临床最为常见的甲减。

1. 代谢减慢的表现 典型的表现为怕冷,乏力,少汗,表情淡漠皮肤苍白、发凉;颜面水肿、唇厚舌大、声音粗,食欲缺乏,大便干燥,反而体重增加。皮肤干燥、粗厚有脱屑,有下肢水肿。甲状腺可有肿大或萎缩。

2. 神经精神系统　患者出现反应迟钝,记忆力减退,反应慢,抑郁,嗜睡;重者伴痴呆、幻想、木僵、昏睡等。

3. 呼吸循环系统　患者出现心率慢,心音低,血压偏低,病情较重者常觉胸闷、气短,有心脏扩大,心动过缓,低血压;有时伴有心包、胸腔甚或腹腔等多浆膜腔积液。部分患者出现睡眠呼吸暂停,甚至呼吸衰竭,是导致甲减患者死亡的主要原因。

4. 消化系统　甲状腺激素缺乏使食欲减退,胃酸分泌减少,肠蠕动减弱,出现顽固性便秘,甚可出现麻痹性肠梗阻。

5. 性功能　女患者可有月经量过多,经期延长,不易怀孕,泌乳和多毛;男性出现阳痿,性功能减退。

6. 肌肉与关节　主要表现为肌软弱无力,并可出现肌萎缩。腱反射减弱,关节活动度减小。跟腱反射的半弛缓时间延长对本病有诊断价值。

7. 血液系统　由于甲状腺激素不足,影响红细胞生成素合成,骨髓造血功能减低,可致轻、中度的贫血,多数为正常细胞型正常色素性贫血。

(四)亚临床型甲状腺功能减退　此症患者既无明显的甲状腺功能减退症状,也缺少典型的甲状腺功能减退体征,其血中的甲状腺激素也在正常范围,仅血中TSH水平高于正常。亚临床甲减常见的原因有:慢性淋巴细胞性甲状腺炎、放射性碘及手术治疗后的Graves病、甲减时不适当的替代治疗、碳酸锂治疗、碘及含碘药物及颈部的外照射等。

四、实验室检查

(一)血清TSH测定　血清TSH升高是原发性甲减的早期表现,是诊断的敏感指标。如仅有TSH升高而TT_3、TT_4正常时,常为亚临床型甲减。下丘脑、垂体性甲减TSH正常或低于正常。

(二) 血清甲状腺激素测定 血清 TT_3、TT_4、FT_3、FT_4 降低，TT_4、FT_4 降低更明显为甲减的可靠诊断指标。r-T_3 明显低于正常[正常值(47 ± 10) ng/dl]。

(三) TRH 兴奋试验 行 TRH 兴奋试验后，TSH 明显升高，提示原发性甲减。TSH 水平降低，提示继发性或三发性甲减。TSH 延迟升高(反复给予 TRH 后)，往往提示下丘脑性甲减。

(四) 甲状腺抗体测定 血甲状腺球蛋白抗体(TgAb)和甲状腺过氧化物酶抗体(TPOAb)是确定原发性甲减病因的重要指标，是诊断自身免疫性甲状腺炎(包括桥本甲状腺炎、萎缩性甲状腺炎)的主要指标。一般认为 TPOAb 的意义较为肯定。当 TPOAb>50IU/ml 和 TgAb>50IU/ml 者，临床甲减和亚临床甲减的发生率显著增加。

(五) 血脂测定 血胆固醇、甘油三酯和 β 脂蛋白升高。

(六) 婴儿血或脐带血甲状腺功能测定 在地方性甲状腺肿流行地区，可采用测婴儿血或脐带血的 FT_4 和 TSH，以达到早期诊断先天性甲减的目的。

(七) 甲状腺 B 超 通过甲状腺 B 超检查，有助于明确甲减的原因，B 超可显示单纯性甲状腺肿、结节性甲状腺肿、桥本甲状腺炎、甲状腺萎缩等征象。

(八) 影像学检查 可行颅骨 X 线、CT、MRI 检查，对下丘脑、垂体病变诊断有帮助。

(九) 血常规 可显示血红蛋白有不同程度的降低。

五、诊断和鉴别诊断

(一) 诊断 典型的甲状腺功能减退患者，结合临床表现与常采用的实验室检查，一般不难作出诊断，血清 TSH 和 TT_4、FT_4 是诊断甲减的第一线指标。文献报道亚临床甲减的发生率并不低，此症临床表现不明显，实验室检查仅见血中 TSH 升高。血中 TSH 测定，对于确定甲减的病变是由原发性或是继发性原因引起的是十分有意义的，前者测定数值可明显高于正常，后者是降低的;而TRH兴奋试验则用于进一步鉴别甲状腺功能减退继发于垂体或是由于下丘脑的疾病所致,下丘脑病变者在注射TRH后,TSH较注射前明显升高。慢性淋巴性甲状腺炎是引起原发性甲减的常见原因之一,对其中的大多数患者,进行血中抗甲状腺抗体测定,可得以诊断。

(二)鉴别诊断

1. 中枢性甲减与原发性甲减鉴别　根据基础TSH水平即可鉴别。中枢性甲减时TSH降低,而原发性甲减时TSH升高。当中枢性甲减表现为TSH正常或轻度升高时,需要做TRH兴奋试验鉴别。

2. 贫血　贫血可由各种原因所引起。由血液系统疾病引起者如再生障碍性贫血表现为三系减少;缺铁性贫血具有一定的病因,表现为小细胞、低色素性贫血。而甲状腺功能减退引起的贫血仅有血色素降低,而无粒细胞、血小板的减少,同时还有甲减的表现,可鉴别。

3. 慢性肾炎　表现为蛋白尿,尿中可有颗粒管型,伴有高血压、肾性贫血,水肿呈凹陷性,由低蛋白血症所致。而甲减一般无蛋白尿及高血压,呈黏液性水肿。

4. 肥胖症　多有肥胖、高血压、糖尿病等家族遗传史,呈单纯性肥胖,而无水肿及贫血等表现。

5. 特发性水肿　无明显病因可寻,水肿但不伴有高血压、贫血、蛋白尿等表现,查血浆蛋白、甲状腺功能均正常。

六、治疗

应根据引起甲状腺功能减退的病因,进行相应的处理。甲状腺制剂的长期替代是本病主要和有效的治疗方法,常用的制剂有:

(一)左甲状腺素钠片(L-thyroxine sodium,L-T_4)　作用较慢且持久。由于起效时间较缓慢,患者容易耐受,剂量易于掌握,是治疗甲减较理想的制剂,目前已是本病的主要替代治疗药物。治疗的剂量取决于患者的病情、年龄、体重和个体差异。一般开始可从每日 25~50μg 口服,以后根据病情逐渐调整剂量至生理需要量,一般为 50~150μg/d。婴儿及儿童可根据体重计算每日所需的完全替代剂量:6 个月以内 6~8μg/kg;6~12 个月 6μg/kg;1~5 岁 5μg/kg;6~12 岁 4μg/kg。开始时应用完全替代量的 1/3~1/2,以后根据甲状腺功能及病情逐渐加至机体所需用的合适剂量。老年患者需要适当减少剂量,从每日 12.5~25μg 开始应用,逐渐加至生理需要量。妊娠时适当增加剂量约 20%~30%。甲状腺癌术后患者每日的需要量约为 2~2.2μg/kg,以达到甲状腺激素水平正常,抑制 TSH,防止肿瘤复发。

(二) 甲状腺片 甲状腺片是由家畜甲状腺的干燥粉末加工而成,其中含有 T_4 为 T_3 的 2.5 倍(猪)或 4 倍(牛),价格便宜。因其甲状腺激素含量不稳定和 T_4 含量偏少,T_3 含量偏多,目前较少应用。在无 L-T_4 的偏远地区,可应用甲状腺片,一般每日从 10~20mg 开始应用,根据甲状腺功能调整剂量至生理需要量,维持量一般在每日 40~120mg。对已有心脏病的老年患者,从小剂量开始应用,逐渐加至生理需要量。

(三) 三碘甲腺原氨酸(liothyronine,甲碘胺) 作用出现快,且药效维持时间较短,适用于黏液性水肿昏迷患者的抢救。成人开始时每日 10~20μg,分 2~3 次口服,逐渐增加剂量,维持量每日 25~50μg。儿童体重在 7kg 以下者,开始时每日 2.5μg;7kg 以上者,每日 5μg;维持量每日 15~20μg,分 2~3 次口服。

除了抗甲状腺药及甲状腺部分切除术后引起的暂时性的甲状腺功能减退,其他原因导致的甲状腺功能减退,应长期服用甲状腺制剂。在治疗中可根据患者的症状、体征及血中 TSH、T_3 及 T_4 的结果,来调整药物的剂量。当有妊娠或遇有应激情况时,不可停药。因为寒冷刺激可以增加 TSH 的分泌,进而促使甲状腺分泌甲状腺激素增多,以适应环境的改变,所以在气候寒冷时适当增加药量。甲状腺功能减退患者对镇静安眠药较敏感,应慎用。

七、甲减的特殊类型

(一) 甲状腺功能减退性心脏病　是指甲状腺功能减退患者伴有心肌改变或心包积液,或者两者并存,临床上见有心脏扩大、心搏出量减少及心电图示肢体导联低电压等。

1. 诊断依据

(1) 有甲状腺功能减退的临床症状和体征,部分患者出现心绞痛或心功能不全。实验室检查符合甲减。

(2) 70%~80% 甲状腺功能减退患者有心电图的改变,包括心动过缓、肢体导联低电压、P-R 间期延长、T 波平坦或倒置等。

(3) X 线检查示心脏有不同程度的扩大,可能是心肌有黏液性水肿及(或)心包有积液所致。

(4) 超声心动图可示心包积液。收缩时间间期(STI)测定显示心率减慢及心排出量减少,且心搏出量及心肌耗氧量下降。STI 与甲状腺激素水平明显相关。

(5) 心内膜心肌活检对了解心内膜心肌的病变及病变的程度有意义。

2. 治疗　甲状腺功能减退患者易有高血压及冠心病,故降低血压及治疗高脂血症是有益的。如伴有心包积液,应尽早用甲状腺激素;有心绞痛者,可用硝酸甘油、长效硝酸酯类及 β 受体阻断剂。如同时存在冠心病,甲状腺激素的应用必须谨慎,甲状腺片从每日 10mg 开始,缓慢增加剂量,必要时应进行心电监护。L-T_4 起效慢,更适合于对此种患者的治疗,每日 12.5~50μg,根据病情决定用量。为缓解症状,防止心包填塞,有时对大量心包积液的患者,可行心包穿刺。当甲状腺功能恢复正常、心包积液仍不消退,或出现心包填塞,必要时考虑心包切开手术。若合并心衰竭,应用洋地黄治疗应慎重,因甲减时洋地黄分解代谢缓慢,且心脏对洋地黄的耐受性差,极易蓄积中毒。

(二) 黏液性水肿昏迷　又称甲状腺功能减退性昏迷,是甲减未能及时诊治,病情发展的晚期阶段。其特点除有严重的甲状腺功能减退表现以外，尚有低体温、昏迷，有时发生休克。本病常发生于老年女性患者。不论甲减是由哪一种病因引起的，凡是甲状腺功能减退的病情发展到末期，均可以导致黏液性水肿昏迷的发生。

1. 发病诱因　黏液性水肿昏迷以老年患者居多，其发病年龄可从10岁到90岁，多在61~70岁之间。男女比例为1∶3.5。绝大多数患者昏迷发生在寒冷季节，肺部感染及心衰竭为主要诱发因素。肺部感染也可以是昏迷后的并发症。镇静药、安眠药、麻醉剂等可诱发昏迷。一些代谢紊乱也是本症的诱发因素。黏液性水肿昏迷的诱发因素包括：低温、胃肠道出血、感染（如肺部感染）、外伤、充血性心衰竭、手术、药物、脑血管意外、镇静剂使用、安眠药、碳酸锂、胺碘酮及麻醉剂等药物使用、代谢障碍及电解质紊乱如低钠血症、高碳酸血症、酸中毒和低血糖等。

2. 临床表现　患者可表现为昏迷，或先为嗜睡，以后短时间内逐渐发展为昏迷。前驱症状主要有对寒冷不能耐受及疲乏。通常发病前的数月已感疲乏及嗜睡，有的患者一天的睡眠时间可长达20小时以上，以至于进餐也受到影响。有些患者以便秘、听力减退或感觉异常为主诉。本病常有典型的甲状腺功能减退临床表现，黏液性水肿时患者水肿明显，反应差，神志清或恍惚，食欲缺乏，大便干燥，腹胀，有的出现不完全性肠梗阻。查体示血压低，体温低，皮肤干而粗糙，眼睑和面部水肿，眼裂变小，舌肥大，说话吐字不清。多数患者的甲状腺无明显肿大。心动过缓，心音低钝。伴有心功能不全者肺底可有湿啰音，双下肢水肿明显。约30%的患者有心脏增大或心包积液、心动过缓、心音低钝，心律不齐，严重时出现室性心动过速。部分患者有胸腔积液，腱反射明显迟钝。

低体温是黏液性水肿昏迷的标志和特点，发生率约占80%，不少患者体温低至27℃以下，这种体温提示已达疾病末期，病情难以恢复。约有20%患者的体温可以正常或高于正常。本症患者虽体温低，但不伴有战栗。多数患者昏迷时血压较低，约半数患者低于 13.3/8kPa(100/60mmHg),可接近休克时水平,但也有 30% 患者不低于 16.0/10.7kPa(120/80mmHg)。有些患者先有脑部症状,如智能低下、健忘、情绪变化、嗜睡、手不灵活、共济失调步态、轮替动作不能。有的有精神障碍,如幻觉、妄想及定向障碍,部分患者于昏迷开始时有癫痫大发作。肠道症状除有常见的便秘、腹胀以外,也可发生麻痹性肠梗阻及腹水。严重病例可发生休克、昏迷、严重的低氧血症、呼吸暂停等,不及时抢救可导致患者死亡。

3. 实验室检查

(1) 甲状腺功能检查:血中甲状腺激素水平明显减低,严重者血中总甲状腺素(TT_4)、游离甲状腺素(FT_4)及总三碘甲腺原氨酸(TT_3)可降至零。

(2) 其他血液检查:多数患者有明显贫血,查血色素降低。血钠、血氯正常或减低,血钾正常或升高。血糖大多数正常,少数病例降低,个别升高。血气分析可显示低氧血症、高碳酸血症及呼吸性或混合性酸中毒,CO_2 结合力约在 1/3 患者升高。胆固醇常常升高,有 1/3 正常或降低。血尿素氮、肌酸磷酸激酶均可升高。血清乳酸脱氢酶也可增高。偶尔出现高血钙,其原因不明。

(3) 心电图示心动过缓,各导联 QRS 波示低电压,QT 间期延长,T 波平坦或倒置。

(4) 胸部 X 线检查可见心包积液引起的心影增大、胸腔积液。

(5) 腹部 B 超检查可见腹水。

(6) 脑电图示 α 波波率减慢,波幅普遍降低。

(7) 脑脊液示蛋白质多异常升高,可高至 3g/L,压力偶可增高,可高达 53.3kPa(400mmHg)。

4. 诊断和鉴别诊断

(1) 诊断:多数患者有长期甲状腺功能减退史,并有典型的甲状腺功能减退体征及发生黏液性水肿昏迷的诱因。但有些患者,由于起病缓慢,症状、体征不明显,不能确诊。凡是患者有低体温，临床存在不能解释的嗜睡、昏迷，应想到黏液性水肿昏迷的可能，尤其是在老年女性患者。如发现患者的颈前有手术切口痕，并有心动过缓、通气低下、皮肤粗糙、黏液水肿面容、舌大、低血压、反射迟缓以及心电图示低电压等，都是诊断本症的重要参考资料。对疑诊病例，应做血 T_3、T_4、FT_3、FT_4 及 TSH 检查。

(2) 鉴别诊断：典型病例诊断并不困难，但对不典型的病例，急诊条件下常难证实。临床上本病易与其他系统疾病混淆，特别是一些循环、消化、神经系统疾患及其他常见的昏迷原因如脑血管意外、低血糖昏迷、代谢性脑病等，应尽快排除，便于治疗。一些全身性疾病引起的甲状腺激素减低综合征，在与本病鉴别时也需考虑。

5. 治疗　当排除了产生昏迷的其他原因，临床确立诊断以后，应当尽早开始治疗。治疗的目的是提高甲状腺激素水平及控制威胁生命的并发症。

(1) 甲状腺激素替代治疗：目的是尽早使血中 TT_4、TT_3 恢复正常。给药途径有口服和静脉给药。患者因肠道黏膜水肿，口服给药吸收不稳定，较满意的方法是静脉给药。静脉注入大剂量甲状腺素可以降低病死率。但此药有引起心律失常或心肌缺血等不良反应，如患者有冠状动脉硬化性心脏病，处理较困难，但这与危及生命的黏液性水肿昏迷相比，后者更加重要。有人主张用甲状腺素而不用三碘甲状腺原氨酸，其理由为：①甲状腺素有静脉注射制剂；②其半寿期较长，每日给一次药即可；③甲状腺素在末梢血中经脱碘作用，稳定的转化为三碘甲状腺原氨酸，血中浓度波动少；④甲状腺素容易监测。具体用法为：开始静脉应用 L-T_4 200~400μg，此法可在 24 小时内使血中 T_4 升至正常水平，第 2 天用 100μg，第 3 天以后给予 50μg，直至病情好转能够口服药物，可减为通常维持量。也有人主张开始静脉推注 L-T_4 200~400μg，同时或随后每 6~8 小时用三碘甲状腺原氨酸 10~25μg。理由是此种患者的末梢血中 T_4 转换为 T_3 的能力也减低，特别是当存在明显的并发症时，于几天内这种治疗均应加用少量 T_3。用甲状腺激素治疗时进行心电监护是必要的，如出现心律不齐或缺血性改变，需及时减少用量。

(2) 糖皮质激素：原发性甲状腺功能减退者，肾上腺皮质储备功能差；垂体功能减退者，除可有甲状腺功能减退，也存在肾上腺皮质功能减退，需按照腺垂体功能减退的治疗补充肾上腺皮质激素及甲状腺激素。为避免肾上腺危象的发生，在用甲状腺激素的同时，应加用糖皮质激素如氢化可的松 100~200mg 静滴，以后视病情调整用量。

(3) 一般疗法及支持疗法

1) 纠正低氧血症：黏液性水肿昏迷患者的换气能力降低，呼吸率下降，产生高碳酸血症及缺氧时，应行血气监护。如发生二氧化碳潴留，必须给氧。有时需气管切开、气管内插管或用人工呼吸器。

2) 纠正心功能不全：有充血性心衰竭时应用洋地黄制剂。

3) 抗休克：如有低血压及休克，需用抗休克治疗及补液，必要时应予输血。

4) 控制液体入量：甲状腺功能减退严重者，液体需要量较正常人少，如患者无发热，每日 500~1000ml 已足够。低血钠时应注意补充钠盐，减少液体量，如血钠很低时，可补充少量高渗盐水。但须注意，过多高渗盐水可引起心衰竭。

5) 纠正低血糖：开始用 50% 葡萄糖液，以后用 5%~10% 葡萄糖液静脉点滴。

6) 防治感染：积极寻找感染灶，包括血、尿培养及胸片检查，对体温不高的患者，更要注意。不少患者对感染的反应差，体温常不升高，白细胞升高也不明显，为防止潜在感染灶的存在，常需加用抗菌药物。

7) 治疗肠梗阻：因甲减时肠蠕动减慢，有些患者可出现不完全性肠梗阻，可插胃管，有时需做盲肠造口。

8) 其他治疗及护理：低体温患者，仅用甲状腺激素替代治疗,体温可恢复正常。一般保暖只需盖上毛毯或被子或稍加升高室温即可。温度过高可使周围血管扩张,增加耗氧,易致循环衰竭,甚至死亡。有尿潴留者可放置导尿管引流。对黏液性水肿昏迷的患者需做好护理,保持呼吸道通畅,防止窒息。有呼吸暂停者,应加强观察,必要时行气管插管,呼吸机辅助呼吸。要定时翻身,保持皮肤清洁,防止褥疮发生。

6. 预后 最初48小时的救治对本病至关重要。呼吸衰竭是主要的死亡原因。过去本病死亡率高达80%,目前已降至50%~60%。许多因素如体温明显降低、昏迷时间延长、低血压、恶病质及未能识别和未及时处理等均会影响预后。实验室检查结果,对判断预后的价值不大。

7. 黏液性水肿昏迷的预防 黏液性水肿昏迷一旦发生,死亡率较高;尤其在老年人,伴有高血压、冠心病、心肾功能不全的患者,其死亡率更高,所以关键在于预防。防止黏液性水肿昏迷发生的预防措施如下:

(1) 出现乏力、心动过缓、怕冷、食欲缺乏、大便干燥、体重增加等表现时,应及时就诊,得到早期诊治。

(2) 已经诊断为甲减的患者,应在专业医生指导下进行规律的有效治疗,及时调整甲状腺激素的用量,尽早控制病情。

(3) 永久性甲减患者应按时服药和随诊,不能随意停药,防止甲减病情加重,导致黏液性水肿昏迷的发生。

(4) 甲减患者在发生感染、创伤、施行手术、应激等情况时,要及时监控甲减病情,根据病情程度调整甲状腺激素的用量,防止病情加重。

(5) 在寒冷天气、室外作业、长途旅行等情况时,要注意甲状腺激素剂量的调整,防止药物剂量不足。

(三) 亚临床甲减 根据各文献报道,亚临床甲减的患病率随年龄增长而增高,女性多见。亚临床甲减时多数无明显的临床症状和体征,有些妇女随增龄而体重逐渐增加,多不被患者所察觉,所以在中老年妇女定期测定甲状腺功能有助于亚临床甲减的早期发现。

1. 亚临床甲减的危害

(1) 血脂异常：主要表现为低密度脂蛋白胆固醇、血清总胆固醇升高、高密度脂蛋白胆固醇降低。亚临床甲减时血脂代谢异常，导致动脉硬化，是缺血性心脏病发生的危险因素。

(2) 发展为临床甲减：英国 Whickham 前瞻性研究证实，单纯甲状腺自身抗体阳性、单纯亚临床甲减、甲状腺自身抗体阳性合并亚临床甲减每年发展为临床甲减的发生率分别为 2%、3% 和 5%。

(3) 妊娠期亚临床甲减：能影响胎儿的脑发育及神经智力发育。

2. 亚临床甲减的自然转归　我国学者随访 100 例未接受甲状腺激素治疗的亚临床甲减患者 5 年，约 29% 的患者仍维持亚临床甲减状态；约 5% 发展为临床甲减；其余 66% 的患者甲状腺功能恢复正常。

3. 亚临床甲减患者甲状腺功能不易恢复正常的影响因素　Logistic 回归分析显示，初访时 TSH>6mIU/L，甲状腺自身抗体阳性，以及碘缺乏、补碘至碘超足量，是亚临床甲减患者甲状腺功能不易恢复正常的影响因素。

4. 亚临床甲减的治疗　关于亚临床甲减的治疗有不同的认识，一直存在争论。2004 年，美国甲状腺学会（ATA）、美国临床内分泌医师学会（AACE）和美国内分泌学会（ASE）召开会议，达成以下共识：①TSH>10mIU/L，主张给予 L-T_4 替代治疗；治疗过程中监测 TSH 浓度，防止用药过量。②TSH 处于 4.0~10mIU/L 之间，不主张给予 L-T_4 治疗，但是要定期监测 TSH 的变化。对于 TSH4.0~10mIU/L 伴 TPOAb 阳性的患者，应密切观察 TSH 的变化，如继续升高，适合应用 L-T_4 进行替代治疗。

(四) 妊娠与甲减　妊娠妇女合并甲减，包括两种情况：①在妊娠前就已经确诊甲减；②在妊娠期间诊断了甲减。

1. 母体甲状腺激素水平降低对胎儿的影响　临床甲减的

患者生育能力降低;在妊娠早期存在甲减,对胎儿脑发育第一阶段有明显影响。在妊娠的4~5个月内,胎儿的甲状腺功能尚未完全建立,胎儿的初期脑发育所需的甲状腺激素主要来源于母体,直接依赖于母体循环中的 T_4 水平。如果此时母体的甲状腺激素缺乏,可以影响胎儿的脑发育,导致后代的智力发育障碍。美国学者发现,妊娠17周患甲减的母亲,未给予 L-T_4 治疗组母亲的后代在7~9岁时的智商(IQ)较正常对照组母亲的后代降低7分;而给予 L-T_4 治疗组的后代的IQ与正常对照组后代无明显差别。

2. 妊娠期甲减的诊断及甲状腺功能评估

(1) 妊娠期甲减的诊断:妊娠期间由于受多种因素的影响,TSH和甲状腺激素的参考范围与普通人群不同。一般认为在妊娠早期TSH参考范围应该低于非妊娠人群30%~50%,目前国际上部分学者提出2.5mIU/L作为妊娠早期TSH正常范围的上限,超过这个上限可以诊断为妊娠期甲减。

(2) 妊娠期甲状腺功能评估:由于妊娠期 FT_4 波动较大,国际上推荐应用 TT_4 评估孕妇的甲状腺功能。妊娠期间 TT_4 浓度增加,大约为非妊娠时正常值的1.5倍。如妊娠期间TSH正常(0.3~2.5mIU/L),仅 TT_4 低于100nmol/L,可以诊断为低 T_4 血症。

3. 治疗

(1) 妊娠前已诊断为甲减者,需要调整 L-T_4 的量,使血清TSH在2.5mIU/L以下,再考虑怀孕。

(2) 在妊娠期一旦诊断甲减,需立即进行 L-T_4 治疗,使升高的TSH降低,维持在0.3~2.5mIU/L之间为宜。每2~4周需测定一次甲状腺功能,及时调整 L-T_4 剂量,使甲状腺功能始终维持正常。

4. 对妊娠妇女甲减的筛查　由于甲减对后代的不良影响,主张对可能患甲减的高危人群做妊娠前的筛查,测定甲状腺功能、TSH。甲减的高危人群包括:有甲状腺疾病个人史和家族史者;有甲状腺肿大;有甲状腺手术和 ^{131}I 治疗史者;有自身免疫性疾病个人史和家族史者，如系统性红斑狼疮、1 型糖尿病、类风湿性关节炎等。美国临床内分泌医师学会主张对妊娠妇女进行 TSH 常规检查，以及时发现和治疗临床甲减和亚临床甲减。

（五）新生儿甲减　其发生率是 1/4000，主要原因有甲状腺发育不良、甲状腺激素合成异常、下丘脑 - 垂体性 TSH 缺乏、一过性甲减。一过性甲减的原因有药物性、高碘、母体甲状腺刺激阻断性抗体（TSBAb）通过胎盘，抑制胎儿的甲状腺功能。

1. 新生儿甲减的筛查　我国对新生儿实行甲减的常规筛查制度，测定新生儿足跟血 TSH（试纸法）是最可靠的筛查方法。新生儿足跟血 TSH 的正常值 <9.2mIU/L，如果测定值偏高，需要进一步测定血清 TSH 及甲状腺激素。新生儿甲减的诊断标准：新生儿 1~4 周期间，TSH>7mIU/L，TT_4<84nmol/L。采集标本时间应当在产后 3~5 天内。

2. 治疗　宜早期诊断，早期治疗。应选用 L-T_4，每日 6~8μg/kg。应用过程中监测甲状腺功能，使 TT_4 恢复正常。甲状腺激素水平维持正常一段时间后，TSH 可逐渐降至正常。根据甲状腺功能情况决定患者维持用药的时间，一般需服药 2~3 年。但是如果是由于甲状腺发育异常所致者，则需要长期服药。

八、甲减的个体化治疗方案

甲状腺功能减退一旦诊断，需要应用甲状腺激素治疗。除了一过性甲减外，大部分甲减患者需要长期应用甲状腺激素替代治疗。仅应用甲状腺激素，看似比较简单，但是需要在治疗中找到每位患者合适的替代量，在不同的生理时期还需要调整剂量，以满足机体的需要。

（一）甲状腺切除后所致的甲减　因甲状腺肿瘤或结节或甲状腺癌行甲状腺大部分切除或全部切除者，甲状腺功能出现明显减低，在术后就需要应用甲状腺激素替代治疗，而且应用剂量较大，如左甲状腺素每日 100~200μg 不等，要长期服用。

（二）桥本病所致的甲减　桥本病病程短者，甲状腺功能多在正常范围，开始一般不需要应用甲状腺激素。随着病情发展，逐渐出现TSH的升高，由亚临床甲减逐渐发展至临床甲减，所以甲状腺激素的量也是由小剂量开始应用，如L-T_4每日25~50μg，随着病程延长、甲状腺功能的下降，需要逐渐增加甲状腺激素的剂量。

（三）呆小症、幼年型甲减 因自幼甲状腺功能就明显减退，所以初始治疗甲状腺激素的量就偏大，而且一直需要维持较大剂量的甲状腺激素替代治疗。

（四）下丘脑-垂体性甲减 在有甲状腺功能减退的同时，还存在肾上腺皮质功能及性腺功能的减退，需要同时补充甲状腺激素及糖皮质激素，生育期患者还需要补充性激素。需要甲状腺激素的量多为中等剂量，如L-T_4每日100~150μg，要长期服用。

（五）女性甲减患者需要妊娠时 当甲减的女性患者需要生育时，在妊娠前需应用甲状腺素替代治疗，使甲状腺激素的水平保持正常，以满足机体代谢的需要，甲状腺性甲减患者的TSH以保持在正常水平（TSH<2.5mIU/L）后再考虑妊娠。

（六）根据季节变换及生理需要调整甲状腺激素的剂量 在天冷季节，人体的代谢减慢，对于甲减患者，有的则表现出原来服用甲状腺激素剂量的不足，需要适当增加小剂量；在各种应激状态时，甲减患者由于其甲状腺的储备功能差，有可能需要增加剂量。

（七）应用放射性^{131}I治疗后的甲减 如甲亢或甲状腺肿瘤应用放射性^{131}I治疗后发生甲减，开始甲状腺素替代治疗的量不大，如L-T_4每日25~50μg；但是随着病程延长，甲状腺滤泡破坏，储备功能下降，甲状腺激素的治疗量有可能要随之逐渐增加，如L-T_4每日100~150μg。

（张有涛）

第十三章 甲状腺炎

甲状腺炎(thyroiditis)是以炎症为主要表现的甲状腺病,可由细菌、病毒或真菌感染引起,也可为自身免疫性甲状腺炎,或因甲状腺慢性硬化、放射损伤、肉芽肿、药物、创伤等多种因素所致甲状腺滤泡结构破坏。由于病因不同,其临床表现及预后差异较大。有的患者甲状腺功能正常,有的可出现一过性甲亢或甲减。

根据甲状腺炎发病的缓急分为急性、亚急性甲状腺炎;按组织病理学可分为化脓性、肉芽肿性、淋巴细胞性、纤维性甲状腺炎;按病因可分为感染性、自身免疫性、放射性甲状腺炎。

第一节 急性甲状腺炎

急性甲状腺炎(acute thyroiditis)是甲状腺发生的急性化脓性感染,它是由细菌或真菌感染所致,细菌或真菌经血液循环、淋巴道或邻近化脓病变蔓延侵犯甲状腺引起急性化脓性炎症,使甲状腺组织发生变性、渗出、坏死、增生等炎症病理改变而导致的一系列临床病征。由于甲状腺血运极为丰富,淋巴回流良好,有完整的包膜,且甲状腺组织内碘浓度高,故其抗感染力强,因而受感染形成甲状腺炎的概率不高。

一、病因

常见的病原菌为金黄葡萄球菌、溶血性链球菌、肺炎链球菌、革兰阴性菌等。细菌可经血道、淋巴道、邻近组织器官感染蔓延或穿刺操作进入甲状腺。大部分病例继发于上呼吸道、口腔或颈部软组织化脓性感染的直接扩散，如急性咽炎、化脓性扁桃体炎等。少部分病例继发于败血症或颈部开放性创伤。营养不良的婴儿、糖尿病患者、身体虚弱的老人或免疫缺陷的患者易发。梨状窝瘘是引起儿童急性甲状腺炎的主要原因。Walfish等报道1例癌性食管-甲状腺瘘并甲状腺需氧菌和厌氧菌混合感染的甲状腺炎。病毒感染非常罕见，但已有数例AIDS患者患甲状腺巨细胞病毒感染的报道。

二、病理

(一) 肉眼所见 甲状腺呈弥漫性或局限性肿大，如发病前甲状腺正常，多呈弥漫型；如原有甲状腺腺瘤或结节，则多为局限型。炎症可累及单侧甲状腺或双侧甲状腺，有的仅限于峡部。炎症的后期可表现局部脓肿。

(二) 镜检 典型的急性甲状腺炎的组织学变化是在甲状腺内有大量中性粒细胞浸润及组织坏死，呈急性化脓性炎或非化脓性炎改变，化脓性炎常见微脓肿形成，甲状腺滤泡破坏，血管扩张充血，有时可见细菌菌落。

三、临床表现

急性甲状腺炎多见于中年女性。发病前1~2周多有咽痛、鼻塞、头痛、全身酸痛等上呼吸道感染史。

(一) 症状 突然发病，患者出现寒战高热、出汗及全身不适，甲状腺部位出现疼痛，疼痛可波及耳后、枕部，颈部后伸、吞咽时甲状腺疼痛加剧，疼痛可向两颊、两耳或枕部放射，若化脓则出现胀痛、跳痛。严重者可有声嘶、气促、吞咽困难等，并有邻近器官或组织感染的征象。

(二) 体征 体温可在38~39℃或以上，急性病容，甲状腺肿大并出现局部肿块，局部皮肤发红、发热，甲状腺区有明显触痛，呈现红肿热痛的典型的炎症表现。成脓后局部可出现波动感。少数病例可发生搏动性肿物。患者可有心动过速等。

（三）急性甲状腺炎的并发症　较为罕见。

1. 甲状腺功能减退　腺体组织的坏死和脓肿形成可引起甲状腺功能减退。主要因感染导致腺体的破坏，临床可出现暂时性甲状腺功能减退。

2. 脓肿压迫症　甲状腺脓肿压迫神经和气管，可出现声带麻痹、气管阻塞、局部交感神经功能紊乱等表现。

3. 感染局部蔓延　甲状腺脓肿破裂向周围组织和器官（如前纵隔、气管及食管）穿破及扩散，可引致颈内静脉血栓形成和气管穿孔等。

4. 感染全身扩散　感染经血路全身扩散，患者可并发肺炎、纵隔炎、心包炎、脓毒血症等。若延误治疗常可导致死亡。

5. 急性甲状腺炎复发　在复发性急性甲状腺炎中，80% 是因为持续存在梨状窦 - 甲状腺瘘，其中的 92% 发生在甲状腺左叶，6% 发生在右叶，2% 为双侧甲状腺发生。

四、相关辅助检查

（一）实验室检查

1. 血常规　周围血白细胞计数和中性粒细胞升高。

2. 红细胞沉降率加快；C 反应蛋白增高。

3. 甲状腺的功能检查　细菌感染的急性甲状腺炎患者，其甲状腺的功能大都正常；但在真菌感染的病例中，甲状腺功能大多偏低，而分枝杆菌感染的甲状腺激素水平常偏高。

4. 细菌学检查　甲状腺局部穿刺抽吸脓液进行细菌培养、革兰染色有助于确定感染细菌；做药物敏感试验有助于抗菌药物的选择。

（二）甲状腺扫描　90% 以上的细菌感染患者和 78% 的分枝杆菌感染的患者，可发现凉结节或冷结节。有甲状腺包块的部位呈放射性分布缺损。

（三）甲状腺 B 超检查 可发现甲状腺单叶肿胀或脓肿形成。

（四）影像学检查

1. X 线检查 可了解气管偏移或受压情况，有时可发现甲状腺及甲状腺周围组织中由产气杆菌产生的游离气体。

2. CT 或 MRI 检查 有助于纵隔脓肿的诊断。

五、治疗

对于急性甲状腺炎患者，由于有感染、高热、甲状腺局部的红肿热痛，治疗以控制感染为主，并给予甲状腺局部对症处理，补足液体和能量。

（一）抗菌药物应用 在甲状腺局部穿刺脓液细菌培养及药敏试验未出结果前，宜选用广谱抗生素。通常针对链球菌和金黄色葡萄球菌感染选用抗生素。病情轻者可采用口服耐青霉素酶的抗生素，如邻氯青霉素、双氯青霉素或联合青霉素及β内酰胺酶抑制剂。但是大多数患者有高热及甲状腺局部的红肿热痛，症状较重，应采用静脉给药。常用青霉素类、第二代头孢菌素类；对青霉素过敏者，可选用大环内酯类药物或氯霉素，有效抗生素的使用至少持续 14 天。如果伴有血行感染，有败血症、脓毒血症时，宜联合两种抗菌药物应用，如针对 G^+ 菌和 G^- 菌的抗生素如红霉素或阿奇霉素与第三代头孢菌素联用。对于病情重者，要结合细菌培养和药敏结果选择抗菌药物，及时、有效地控制感染，防止炎症进一步发展和脓肿形成，防止病情恶化。

（二）局部处理 早期宜用冷敷，晚期宜用热敷。有脓肿形成时应早期行切开引流；或行 B 型超声或 CT 检查，可发现局部脓肿，或发现游离气体时，需切开引流，以免脓肿破入气管、食管、纵隔内。如有广泛组织坏死、或持续不愈的感染时，应行甲状腺切除手术，清除坏死组织，敞开伤口。

（三）营养支持疗法 对于感染性疾病有高热者，应补足液体量，输入葡萄糖盐水等液体。由于甲状腺部位的疼痛，可能影响患者的进食。根据患者每日的所需热量，如果通过进食不能达到的，可以经静脉补充能量。

（四）甲状腺激素替代治疗 在严重、广泛的急性甲状腺炎，或组织坏死导致暂时性或长期性甲减时，应行甲状腺激素替代治疗。如 L-T_4 每日 25~50μg 口服，根据甲状腺功能调整用量。

六、预后

本病的预后良好，可以自然缓解。一些患者在病情缓解后，数月内还可能再次或多次复发，反复发作虽不常见，而在临床上可能遇到，但最终甲状腺功能会正常。然而，甲状腺局部不适可持续存在几个月。通常，在病后数周或数月以后，大多数患者的甲状腺功能指标均恢复正常，而滤泡贮碘功能的恢复却很慢，可以长至临床完全缓解以后的 1 年以上。永久性甲状腺功能减低的发生率不到 10%，极少数病例可发展为慢性淋巴细胞性甲状腺炎或毒性弥漫性甲状腺肿。

第二节　亚急性甲状腺炎

亚急性甲状腺炎（subacute thyroiditis）又称为亚急性肉芽肿性甲状腺炎、非感染性甲状腺炎、巨细胞甲状腺炎、移行性甲状腺炎、De Quervain 甲状腺炎等。本病 1904 年由 De Quervain 首先报告。可因季节或病毒流行而有人群发病的特点。本病呈自限性，是最常见的甲状腺疼痛疾病。

一、病因与发病机制

其病因尚未完全阐明，一般认为和病毒感染有关。本病多见于 HLA-B35 的妇女。发病前 1~3 周患者常有上呼吸道感染史，发病常随季节变动、且具有一定的流行性。患者血中有病毒抗体存在（抗体的效价高度和病期相一致），最常见的是柯萨奇病毒抗体，其次是腺病毒抗体、流感病毒抗体、腮腺病毒抗体等。

虽然已有报告,从亚急性甲状腺炎患者的甲状腺组织中分离出腮腺炎病毒,但亚急性甲状腺炎的原因是病毒的确实证据尚未找到。另外,中国人、日本人的亚急性甲状腺炎与 HLA-Bw35 有关联,提示对病毒的易感性具有遗传因素,但也有患者与上述 HLA-Bw35 无关。

有人认为本病属于自身免疫性疾病,因为有报道发现在 35.1%~42.0% 的亚急性甲状腺炎患者血循环中存在直接针对 TSH 受体抗体及甲状腺过氧化物酶抗体(TPOAb)和甲状腺球蛋白抗体(TgAb),这些为多克隆抗体,很可能继发于病毒感染致甲状腺滤泡破坏后的抗原释放。

二、病理改变

甲状腺通常为双侧肿大,但是不对称,质地较实。切面仍可见到透明的胶质,其中有散在的灰色病灶。显微镜下见病变甲状腺腺泡为肉芽肿组织替代,其中有大量慢性炎症细胞、组织细胞和吞噬胶性颗粒的巨细胞形成,病变与结核结节相似,故有肉芽肿性或巨细胞性甲状腺炎之称。

肉眼观:甲状腺呈不均匀结节状轻 - 中度增大,质实,橡皮样。切面病变呈灰白或淡黄色,可见坏死或瘢痕,常与周围组织有粘连。

光镜下:病变呈灶性分布,范围大小不一,发展不一致,部分滤泡被破坏,胶质外溢,引起类似结核结节的肉芽肿形成,并有多量的中性粒细胞及不等量的嗜酸性粒细胞、淋巴细胞和浆细胞浸润,可形成微小脓肿,伴异物巨细胞反应,但无干酪样坏死。愈复期巨噬细胞消失,滤泡上皮细胞再生、间质纤维化、瘢痕形成。

三、临床表现

多见于中年妇女,发病有季节性,如夏季是其发病的高峰期。起病时患者常有上呼吸道感染的症状。典型者整个病期可分为早期伴甲亢,中期伴甲减以及恢复期三期。

(一)早期 起病多急骤,有上呼吸道感染的前驱症状,呈发热,伴以怕冷、寒战、疲乏无力和食欲缺乏等。随之出现最为特征性的表现:甲状腺部位的疼痛和压痛。疼痛常向颌下、耳后或颈部等处放射,咀嚼和吞咽时疼痛加重。甲状腺病变范围不一,可先从一叶开始,以后扩大或转移到另一叶,或始终限于一叶。病变腺体肿大,坚硬,压痛显著。病变广泛时,泡内甲状腺激素以及碘化蛋白质一时性大量释放入血,因而除感染的一般表现外,尚可伴有甲亢的常见表现,如心慌、多汗等,但通常不超过2~4周。

(二)中期 当甲状腺腺泡的储备功能由于感染破坏而发生耗竭,甲状腺实质细胞尚未修复前,血清甲状腺激素浓度可降至甲状腺功能减退水平,临床上也可转变为甲减表现。本病临床上大部分患者不出现甲减期,经历甲亢期后,由过渡期直接进入恢复期。

(三)恢复期 症状渐好转,甲状腺肿及结节渐消失,也有不少病例遗留小结节,以后缓慢吸收。如果治疗及时,患者大多可得到完全恢复,只有极少数变成永久性甲状腺功能减退。

在轻症或不典型病例中,患者无明显发热或有低热,甲状腺略增大,有轻微疼痛和压痛,全身症状轻微,临床上也未必有甲亢或甲减的表现。本病病程长短不一,可自数星期至半年以上,一般约为2~3个月,故称亚急性甲状腺炎。病情缓解后,尚可能复发。

四、实验室及相关辅助检查

1. 血沉明显增快,血白细胞计数一般正常或轻中度增高。

2. 甲状腺功能 在亚急性甲状腺炎早期,血清TT_3、TT_4、FT_3、FT_4可升高,TSH降低;TgAb、TPOAb部分患者可呈阳性。后期少数患者因甲状腺组织破坏,血清甲状腺激素水平可降低,TSH升高。

3. 甲状腺摄 ^{131}I 率明显降低，与早期血清甲状腺激素水平增高呈现"分离"现象。甲状腺核素扫描示甲状腺显影不均匀或呈放射稀疏区，也可甲状腺不显影。

4. 彩色多普勒超声检查　在急性阶段，受累增大的甲状腺组织没有血运增加，超声示低回声区；而在恢复阶段，超声显示为伴轻微血运增加的等回声区。

5. 甲状腺细针穿刺和细胞学（FNAC）检查　可见特征性多核巨细胞或肉芽肿样改变。FNAC 检查不作为诊断本病的常规检查。

五、诊断与鉴别诊断

1. 诊断　患者如有发热并伴有上呼吸道感染史，短期内出现甲状腺部位的疼痛，查体示甲状腺肿大，或伴单个或多个结节，触之坚硬而有显著压痛，临床上可初步拟诊为本病。实验室检查早期血沉增快，血白细胞正常或增高。血 T_3、T_4、FT_3、FT_4 可增高，TSH 降低，而甲状腺摄 ^{131}I 率可降至 5% ~10% 以下，甲状腺扫描甲状腺部位呈放射稀疏区或不显影，这一特征对诊断本病有重要意义。血甲状腺免疫球蛋白初期也可升高，其恢复正常也比甲状腺激素为晚。超声波检查在诊断和判断其活动期时是一个较好的检查方法。超声波显像压痛部位常呈低密度病灶。细胞穿刺或组织活检可证明巨核细胞的存在。

2. 鉴别诊断　诊断亚急性甲状腺炎时需要与下列疾病相鉴别。

(1) 甲状腺囊肿或腺瘤样结节急性出血：常见于用力活动后骤然出现甲状腺部位的疼痛，甲状腺在短时间内肿大，查体示甲状腺不均匀性肿大，局部有包块且有波动感，有的伴有压痛。查血沉正常，血象正常，甲状腺功能正常，甲状腺超声检查示包块内有液性暗区。

(2) 慢性淋巴细胞性甲状腺炎：多数有多年甲状腺肿大的病史，甲状腺肿大，质地韧或偏硬，有橡皮样感，无压痛；病程长者呈结节样肿大。急性发病可伴有甲状腺疼痛及触痛。但腺体多是广泛受累，甲状腺功能正常或降低，血中TGA、TMA及TPOAb大多升高。病程长者可逐渐出现甲状腺功能减退。

(3) Graves病：亚急性甲状腺炎伴有甲亢表现时，需要与Graves病相鉴别。Graves病时甲状腺多呈弥漫性肿大，无压痛。甲状腺激素水平升高，甲状腺摄^{131}I率也升高。

(4) 急性化脓性甲状腺炎可见到身体其他部位有脓毒病灶，甲状腺的邻近组织存在明显的感染反应，白细胞明显升高，并有发热反应。急性化脓性甲状腺炎的放射性碘摄取功能仍然存在。

六、治疗

亚急性甲状腺炎属于自限性疾病，预后良好。对本病无特殊治疗，主要治疗包括两方面：减轻局部症状和针对甲状腺功能异常。一般来说，大多数患者仅行对症处理即可。

1. 轻症病例不需特殊处理，可适当休息，应用非甾体抗炎药，如阿司匹林、吲哚美辛、布洛芬等，疗程一般不超过2周。

2. 全身症状重，甲状腺肿大、压痛明显者及非甾体类消炎药治疗无效者可应用糖皮质激素治疗，可迅速缓解疼痛，减轻甲状腺毒症症状。一般初始给予泼尼松每日20~40mg，分2~3次服用，1~2周后根据病情改善逐渐减量至停用，总疗程6~8周。停药后部分患者可能反复，再次用药仍然有效；过快减量、过早停药可使病情反复。也可以合用非甾体类消炎药，不但可以消除疼痛，还可以减少病情反复。在治疗中监测血沉改变，可指导用药。糖皮质激素并不会影响本病的自然过程，如果糖皮质激素用后撤减药量过多、过快，反而会使病情加重。也有人提出，如果糖皮质激素连续使用，所用剂量可使患者不出现症状直至其放射性碘摄取率恢复正常，可能避免病情复发。

3. 因本病伴甲亢是暂时的且甲状腺摄碘率低，不是放射性碘治疗的指征。硫脲类药物可破坏甲状腺激素的合成，但亚急性甲状腺炎血中过多的甲状腺激素是来源于被破坏了的滤泡释出的 T_4 和 T_3，而不是由于合成和分泌增多所致，大多数的病例无需使用抗甲状腺药物。如患者的心率快可给予小剂量普萘洛尔缓解症状，少数患者的甲亢症状明显，且有明显的高代谢综合征，也可以给予小剂量的抗甲状腺药物如丙硫氧嘧啶(100~150mg/d)或甲巯咪唑(10~15mg/d)治疗，但是疗程要短，及时监测甲状腺功能，防止出现甲减。

本病如出现甲减期也常是暂时的，通常甲减症状较轻，所以不需应用甲状腺激素替代治疗；除非患者的甲减症状明显，TSH 升高，可用甲状腺制剂如 L-$T_4$50~100μg/d，可防止由 TSH 升高引起的病情再度加重。病情较重者，可用甲状腺激素替代一段时间。约有 10% 的患者可发生永久性甲状腺功能低减，需要长期应用甲状腺素替代治疗。有报道称中药对本病的急性期有较好的治疗效果。

七、预后及预防

本病的预后良好，可以自然缓解。一些患者在病情缓解后，数月内还可能再次或多次复发，反复发作虽不常见，而在临床上可能遇到，但最终甲状腺功能恢复至正常。然而，甲状腺局部不适可持续存在几个月。通常，在病后数周或数月以后，大多数患者甲状腺功能指标均恢复正常，而滤泡贮碘功能的恢复却很慢，可以长至临床完全缓解以后的 1 年以上。永久性甲状腺功能低减的发生率不到 10%。

防止亚急性甲状腺炎的发生，主要在于增强机体抵抗力，避免感冒、上呼吸道感染、咽炎等细菌或病毒感染，对预防本病的发生有重要意义。

第三节 慢性淋巴细胞性甲状腺炎

慢性淋巴细胞性甲状腺炎(chronic lymphocytic thyroiditis)

又称自身免疫性甲状腺炎，为自身免疫性疾病。包括两种类型：①甲状腺肿型，即桥本甲状腺炎（Hashimoto thyroiditis，HT）；②甲状腺萎缩型，即萎缩性甲状腺炎。两者有相同的甲状腺自身抗体和变化的甲状腺功能，而部分萎缩性甲状腺炎伴有阻滞性的 TSH 受体抗体，后者可能为前者的终末期。桥本甲状腺炎多见于 30~50 岁女性，起病隐匿，发展缓慢病程较长，主要表现为甲状腺肿大，多数为弥漫性，少数可为局限性，部分以颜面、四肢肿胀感起病。

一、病因与发病机制

本病为遗传因素和多种内外环境因素影响的自身免疫性甲状腺病。其病因和发病机制没有完全清楚，目前认为与下列因素有关：

（一）遗传因素 本病的发生与自身免疫的发病机制密切相关。本病有家族簇集现象，约 10% 的患者有家族史，且女性多发。国外在 HLA 遗传因子研究中发现，欧美白人与 HLA-DR3 和 HLA-DR5 有关；中国人 HLA 与桥本甲状腺炎关联的研究发现 HLA-DR9 与 HLA-BW64 抗原频率都显著高于正常；而日本人则是 DBW53 出现频率较高。临床上常见到桥本甲状腺炎的多发家系，可见遗传因素在其发病中起了重要作用。

（二）自身免疫反应 本病为自身免疫病的佐证包括：在本病患者的血清中抗甲状腺抗体明显升高，如甲状腺球蛋白抗体（TgAb）与甲状腺过氧化物酶抗体（TPOAb）常明显升高。部分患者血清甲状腺刺激阻断抗体值升高。

（三）细胞免疫 细胞免疫的证据是甲状腺组织中有大量浆细胞和淋巴细胞浸润和淋巴滤泡形成。有母细胞形成，移动抑制因子和淋巴毒素的产生，本病患者的 T 淋巴细胞是有致敏活性的，相应的抗原主要是甲状腺细胞膜。

（四）与其他自身免疫性病并存 有的患者同时伴随其他自身免疫疾病如恶性贫血、播散性红斑狼疮、类风湿性关节炎、干燥综合征、1 型糖尿病、慢性活动性肝炎等。

本病后期甲状腺功能明显低下时，临床上呈黏液性水肿。患者的抑制性 T 淋巴细胞遗传性缺陷导致甲状腺自身抗体产生。结合本病中尚有 K 细胞介导免疫，释放出包括淋巴毒素在内的可溶细胞，导致甲状腺细胞损害。

二、病理表现

甲状腺腺体大多呈弥漫性肿大，质地坚实，表面苍白，切面均匀呈分叶状，无坏死或钙化。初期甲状腺腺泡上皮呈炎症性破坏、基膜断裂，胞浆呈现不同程度的伊红着色，表示细胞功能正常，并有甲状腺腺泡增生等变化，为本病的特征性病理。后期甲状腺明显萎缩，腺泡变小和数目减少，空腔中含极少胶样物质。残余的滤泡上皮细胞增大，胞浆嗜酸性染色，称为 Askanazy 细胞，这些细胞代表损伤性上皮细胞的一种特征。最具特征的改变为间质各处有大量浆细胞和淋巴细胞浸润及淋巴滤泡形成，其中偶可找到异物巨细胞。此外尚有中等度的结缔组织增生。

三、临床表现

本病多见于中年女性，表现为甲状腺肿，起病缓慢，常在无意中发现，甲状腺体积约为正常甲状腺的 2~3 倍，表面光滑，质地坚韧有弹性如橡皮样感，明显结节则少见，无压痛，与四周无粘连，可随吞咽运动活动。晚期少数可出现轻度局部压迫症状。萎缩性甲状腺炎患者的甲状腺缩小、萎缩，并可出现甲减。

本病发展缓慢，有时甲状腺肿在几年内似无明显变化。初期时甲状腺功能正常。病程中有时与甲亢并存，称为桥本甲状腺毒症（Hashitoxicosis），甲亢症状较轻，需正规抗甲状腺治疗，但是在治疗中易发生甲减。也可逐渐出现甲减，或甲状腺功能再正常；其过程类似于亚急性甲状腺炎，但不伴疼痛、发热等，故称此状态为无痛性甲状腺炎，产后发病则称为产后甲状腺炎。

但当甲状腺破坏到一定程度，许多患者逐渐出现甲状腺功能减退，少数呈黏液性水肿。

本病有时可合并恶性贫血，此因患者体内存在胃壁细胞的自身抗体。桥本甲状腺炎和萎缩性甲状腺炎也可同时伴有其他自身免疫性疾病，可成为内分泌多腺体自身免疫综合征Ⅱ型的一个组成成分，即甲减、1 型糖尿病、肾上腺皮质功能减退症。近年来还发现与本病相关的自身免疫性甲状腺炎相关性脑炎（桥本脑病）、甲状腺淀粉样变和淋巴细胞性间质性肺炎。

四、实验室及相关辅助检查

（一）甲状腺功能 检查结果取决于疾病阶段，少数患者在起病初期可有一过性甲状腺功能亢进表现时，血 T_3、T_4、FT_3、FT_4 可增高。大部分患者早期甲状腺功能可完全正常。以后可有 T_3、T_4 正常，但促甲状腺激素（TSH）升高，或促甲状腺激素释放激素（TRH）兴奋试验 TSH 呈高反应，此时甲状腺 ^{131}I 摄取率也可升高，但可被 T_3 抑制试验所抑制，此点可与 Graves 病鉴别。本病后期出现甲减时，FT_4、T_4、FT_3、T_3 降低，TSH 升高，甲状腺 ^{131}I 摄取率减低。

（二）甲状腺自身抗体测定 患者血中的抗甲状腺球蛋白抗体（TgAb）、甲状腺过氧化物酶抗体（TPOAb）滴度明显升高，两者均大于 50%（放射免疫双抗法）时有诊断意义，可持续数年或十余年。这两项抗体是诊断本病的唯一依据。有文献报道，本病 TgAb 阳性率为 80%，TPOAb 阳性率 97%。

（三）甲状腺超声检查 桥本甲状腺炎显示甲状腺肿，回声不均，可伴多发性低回声区域或甲状腺结节。萎缩性甲状腺炎则呈现甲状腺萎缩的特征。

（四）甲状腺核素扫描 显示甲状腺部位分布均匀或不均匀，可表现为“冷结节”。

（五）病理学检查 对于临床表现不典型，抗体滴度不高或阴性者，可做细针穿刺细胞学检查或组织活检以确诊。

五、诊断与鉴别诊断

(一) 诊断 中年女性,甲状腺呈弥漫性肿大,质地坚韧有橡皮样感,不论甲状腺功能如何均应考虑本病。血清 TgAb、TPOAb 滴度明显升高(>50%),可基本确诊。如临床表现不典型者,需抗体滴度连续二次 >60%,同时有甲亢表现者需抗体滴度 >60% 持续半年以上。本病时甲状腺放射性核素显像有不规则浓集或稀疏区,少数表现为"冷结节"。甲状腺穿刺示有大量淋巴细胞浸润。

本病可伴有以下情况:

(1) 桥本甲亢:患者有典型甲亢症状及阳性实验室检查结果,甲亢与桥本病可同时存在或先后发生,相互并存,相互转化。

(2) 假性甲亢:少数患者可有甲亢的症状,但甲状腺功能检查无甲亢证据,甲状腺自身抗体阳性。

(3) 突眼型:眼球突出,甲状腺功能可正常、亢进或减退。

(4) 类亚急性甲状腺炎型:发病较急,甲状腺肿痛,伴发热,血沉加快,但摄 ^{131}I 率正常或增高,甲状腺抗体滴度阳性。

(5) 青少年型:占青少年甲状腺肿约 40%,甲状腺功能正常,抗体滴度较低。

(6) 纤维化型:病程较长,可出现甲状腺广泛或部分纤维化,甲状腺萎缩,甲状腺功能减退。

(7) 伴甲状腺腺瘤或癌:常为孤立性结节,抗体滴度较高。

(8) 伴发其他自身免疫性疾病。

(二) 鉴别诊断 慢性淋巴细胞性甲状腺炎需要与下列一些疾病相鉴别:

1. Graves 病或突眼性甲状腺肿 是涉及多系统的自身免疫性疾病,其特点为弥漫性甲状腺肿伴甲亢、浸润性突眼及胫前黏液性水肿,多见于女性,也可有甲状腺抗体阳性,它与慢性淋巴细胞性甲状腺炎甲亢型类似,但 Graves 病主要由甲状腺刺激免疫球蛋白(thyroid-stimulating immunoglobulin,TSI)所引起,TSI

封闭抗体阻止甲状腺对增加的垂体TSH起反应，而慢性淋巴细胞性甲状腺炎除了足量的免疫细胞浸润甲状腺外，其甲状腺增生的主要刺激物是TSH本身，而没有TSI封闭抗体。本病与Graves病两者是密切相关的。

2. 变型性慢性淋巴细胞性甲状腺炎　这可能是本病的另一种不同类型，如原发性萎缩性甲状腺炎、不对称性自身免疫性甲状腺炎、青少年型淋巴细胞性甲状腺炎、纤维化型甲状腺炎和产后桥本甲状腺炎，这些甲状腺炎多见于女性，组织学上见到腺体被淋巴细胞浸润，有不同程度的纤维化和萎缩，使甲状腺功能减退。产后甲状腺炎多发生在产后3~5个月，多数在几个月内好转。

3. 其他自身免疫性疾病　在同一患者身上可以发生甲状腺炎、重症肌无力、原发性胆管硬化、红斑狼疮、“自身免疫性”肝病或干燥综合征。极少数慢性淋巴细胞性甲状腺炎可类同De Quervain甲状腺炎，表现有发热、颈部疼痛和甲状腺肿大，甲状腺抗体阳性，这可能是本病的亚急性发作。

六、治疗

目前无特殊治疗方法，原则上一般不宜手术治疗，临床确诊后，应视甲状腺大小及有无压迫症状及甲状腺功能而决定是否治疗。如甲状腺较小，又无明显压迫症状者，甲状腺功能正常者，可暂不治疗而随访观察；甲状腺肿大明显并伴有压迫症状时，采用L-T_4制剂治疗可减轻甲状腺肿；如有甲减者，则需采用甲状腺素替代治疗。

（一）甲状腺激素治疗　甲状腺肿大明显或伴有甲减时，可给予甲状腺素治疗，可用L-T_4，一般从小剂量开始，L-$T_4$25~50μg/d，根据病情逐渐增加剂量，一般剂量50~100μg/d，直至腺体开始缩小，TSH水平降至正常。此后，因人而异逐渐调整剂量，根据甲状腺功能和TSH水平减少剂量至维持量，疗程一般1~2年。甲状腺肿大情况好转，甲状腺功能恢复正常后可停药。一般而言，甲状腺肿大越明显时，治疗效果越显著。部分患者停药后几年内，又有可能复发，可再次给予甲状腺素治疗。患者大多有发展为甲减趋势，因而应注意随访复查，发生甲减时，应予治疗。

（二）桥本甲亢的治疗 桥本甲亢时应给予抗甲状腺药物治疗，可用甲巯咪唑或丙硫氧嘧啶治疗，但剂量应小于治疗 Graves 病时的剂量，而且服药时间不宜过长，如甲巯咪唑 10~20mg/d 或丙硫氧嘧啶 100~200mg/d。如为一过性甲亢，甲亢为症状性，可仅用 β 受体阻滞药，如普萘洛尔或美托洛尔进行对症治疗。

（三）类亚急性甲状腺炎的治疗 有些桥本甲状腺炎亚急性起病，甲状腺肿大并伴有疼痛时，如有血沉快、甲状腺激素水平偏高、甲状腺吸 ^{131}I 率降低，有类似亚急性甲状腺炎的表现时，可用泼尼松 15~30mg/d 治疗，待症状好转后逐渐减量，用药 1~2 个月。糖皮质激素可通过抑制自身免疫反应而提高 T_3、T_4 水平。但泼尼松疗效不持久，停药后常易复发，如复发疼痛可再次使用泼尼松。

多数患者经非手术治疗后，肿大的甲状腺可逐渐恢复正常，原来体检时触及的甲状腺结节可消失和缩小，质韧的甲状腺可能变软，但甲状腺抗体滴度却可能长期保持较高的水平。

（四）手术治疗 慢性淋巴细胞性甲状腺炎确诊后，很少需要手术治疗。许多手术都是临床误诊为其他甲状腺疾患而进行的。有报道研究手术治疗的效果，发现手术组临床甲减和亚临床甲减发生率为 93.6%，而非手术组的发生率为 30.8%，表明手术加重了甲状腺组织破坏，促进了甲减发生，因此，应严格掌握手术指征。

1. 手术指征 ①甲状腺弥漫性肿大，合并单发结节，且有压迫症状者；②单发结节为冷结节，可疑恶性变者；③颈部淋巴结肿大并有粘连，FNAC 或组织活检证实为恶性病变者；④甲状腺明显肿大，病史长，药物治疗效果不佳，本人要求手术者；⑤甲状腺素治疗 2~3 个月无效，甲状腺缩小不明显并有压迫者。

2. 术式选择　术中应常规行冷冻切片组织活检，如证实为本病，应只行甲状腺叶部分切除或峡部切除手术，主要目的是去除较大的单发结节，以解除压迫。应尽量保留可修复性的甲状腺组织。如经病理确诊合并了恶性肿瘤时，应按甲状腺癌的处理原则治疗，行全甲状腺切除或近全甲状腺切除。近年许多人主张慢性淋巴细胞性甲状腺炎合并甲状腺癌时，可行甲状腺次全切除术，即甲状腺癌患侧叶全切除，加对侧叶次全切除和峡部切除术。如发现并证实有颈部淋巴结转移时，可行改良式颈部淋巴结清扫术。如无颈部淋巴结转移，不必行预防性颈部淋巴结清扫术。由于慢性淋巴细胞性甲状腺炎的冷冻切片易发生误诊，如术中冷冻切片未发现恶性肿瘤，应结束手术等待石蜡切片结果。如石蜡切片报道为甲状腺癌，可二期再行范围更大的手术。术后应常规用甲状腺素继续治疗，防止甲减发生。

七、预后与预防

慢性淋巴细胞性甲状腺炎的大多数患者预后良好，本病有自然发展为甲状腺功能减退的趋势，其演变过程很缓慢。发生甲减以后，可用甲状腺制剂替代得到很好的矫正。有文献介绍，慢性淋巴细胞性甲状腺炎患者有发展为甲状腺癌的危险。这虽不常见，但在用 L-T_4 治疗时，甲状腺仍在增大，要排除恶性病变。

第四节　产后甲状腺炎

产后甲状腺炎（postpartum thyroiditis，PPT）是自身免疫性甲状腺炎的一个类型，为产后一年内出现一过性或永久性甲状腺功能异常。产后甲状腺炎患病率 1.1%~21.1%。患本症再次妊娠分娩后及 2 次妊娠之间，均可复发，复发率达 25%~40%。本病偶可发生于 Sheehan 综合征产后。其病理基础是甲状腺自身免疫性炎症，是最常见而又最具有特征的产后自身免疫性甲状腺炎。妊娠 5~20 周流产后也可发生该病。产后甲状腺炎与产后甲状腺综合征是两种不同的概念。后者指原有或正在发生甲状腺疾病而在产后出现的甲状腺功能紊乱。产后甲状腺炎曾有多种命名，这是与该病具有多种甲状腺疾病的特征有关。例如：产后无痛性甲状腺炎、寂静性甲状腺炎，即无疼痛甲状腺炎、甲亢性甲状腺炎、无痛性亚急性甲状腺炎或不典型亚急性甲状腺炎、淋巴细胞性甲状腺炎伴自发缓解的甲亢等。目前倾向于使用亚急性淋巴细胞性甲状腺炎。亚急性淋巴细胞性甲状腺炎有两种发病形式：散发型和产后发病型。

一、病因及发病机制

（一）自身免疫反应 产后甲状腺炎的发生与自身免疫关系密切。妊娠早期（前 3 个月）TPOAb 阳性者，产后甲状腺炎发病率高达 30%~50%。产后 TPOAb 水平高者往往提示其产后免疫反弹现象及免疫介导的甲状腺破坏程度严重。近些年也有人注意到妊娠早期自然流产或择期流产（包括异位妊娠）后 1 年内可发生甲状腺炎，类似于产后甲状腺炎，且在妊娠前抗体阳性者较抗体阴性者发生流产危险性高 2 倍。非足月妊娠的体内免疫学变化足以使患者发生产后甲状腺炎。

（二）遗传因素 研究表明，本病具有 HLA 抗原多态性。大量的临床及实验室研究也提示 Hashimoto 甲状腺炎与本病可能存在共同病因。HLA 抗原与产后甲状腺炎发病相关性的解释可能为：

1. 该病位点与 HLA 位点连锁不平衡。HLA 在疾病过程中也可能起直接作用。

2. HLA 的多态性可能是对抗原呈递细胞呈递特殊系列抗原肽能力的一种影响因素，因而可调节疾病的易感性。

3. 碘过量可诱发产后甲状腺炎。甲状腺功能减退最容易发生在日摄碘量高于其日需要量的有本病病史的妇女。

孕妇在产后发生甲状腺炎的原因,一般认为,在妊娠期,母体出现免疫耐受(CD_4 阳性细胞比例下降,NK 细胞活动受抑制等),允许接受胎儿移植。而产后母体免疫减弱的有关问题,包括胎盘因子及胎儿抑制性 T 细胞活性等问题尚未了解。产后这种抑制作用的减弱使免疫反应加剧,即产后出现的体液及细胞免疫的反弹介导了产后甲状腺炎的发生。患者在妊娠期多有甲状腺抗体的检出,表明先前存在有亚临床型自身免疫性甲状腺炎,产后恶化了这种异常。

在甲状腺毒症阶段,推测由于自身免疫性抗体抗体破坏机制致甲状腺碘蛋白漏入循环而引起。所释放的激素可能是大分子复合物,这需要酶催化使之裂解为激素的活化形式进入循环。血中甲状腺球蛋白在此阶段明显增高及碘排泄率增加支持这一解释。或可能解释为补体攻击甲状腺滤泡的结果。

既往有 Graves 病病史的妇女,产后无症状甲状腺炎尤为多见。研究表明,产前有 Graves 病病史,产后甲状腺功能亢进再发时吸碘率检查结果或高或低,提示可能合并无症状甲状腺炎,但是,后者存在时间一般较短,易于忽略。同时,后者又可推迟或掩盖 Graves 病的发生发展。产后甲状腺炎的合并存在,或许是其 Graves 病加重或复发的主要原因。这些患者中,一部分因产后甲状腺炎使 TSAB 致高摄碘率降低,另一部分又可能只存在甲状腺轻度损害而对抗体的刺激有反应,造成不同的临床病象。有作者认为本病的存在及 Graves 病激活可能发生在伴有正常碘摄取的产后妇女。

二、病理

甲状腺病理检查显示:局限性或广泛淋巴细胞及浆细胞浸润甲状腺组织,有时可见中央透明的滤泡存在。无生发中心及淋巴滤泡。有人认为本病是慢性淋巴细胞性甲状腺炎的变异。

三、临床表现

根据产后甲状腺炎发生甲状腺功能异常的类型,可分为3个亚型,即甲亢甲减双相型、甲亢单相型和甲减单相型。甲亢甲减双相型是产后甲状腺炎典型的临床过程。

(一)甲状腺毒症 约50%发生,产后1~3个月出现,可持续1~2个月。其中只表现这一临床过程者为22.2%。食欲增加、体重下降、神经质等往往缺乏特异性,但心慌及乏力可能较为突出而成为就诊之主诉。如甲状腺毒症阶段超过2个月以上,往往症状较为明显,可伴有精神神经症状。51%甲状腺增大。表现为甲状腺肿出现或在原有基础上增大。多为轻度弥漫性肿大,质地均匀,偶尔仅有单个孤立结节,无触压疼痛。多无血管杂音。永久性甲状腺功能减退时可无甲状腺肿大。

(二)短暂性甲状腺功能减退 25%~42.3%只有这一阶段表现。35.5%先后经历以上2个不同阶段。一般于产后3~6个月出现症状:水肿、体重增加、畏寒、食欲减退等。有时表现精神障碍,可误为抑郁症。本病循环甲状腺抗体阳性妇女抑郁症发生率增加达8.8%~30%。

有人停经或子宫出血,或出现伴有PRL增高的停经-溢乳综合征而误认为垂体病变。多数患者可于产后5~10个月内恢复正常。

(三)永久性甲状腺功能减退 发生于10%~23%的患者。TPOAb阳性的本病妇女约有50%在日后发生甲状腺功能减退,年发生率约为3%~5%。疾病早期发生一过性甲状腺功能减退者约有25%~30%发生永久性甲状腺功能减退症。而发生永久性甲状腺功能减退症者有92%在疾病早期出现一过性甲状腺功能减退。产后早期功能减退阶段TSH>20mIU/L者,是日后长期甲状腺功能失调的预测指标。妊娠早期TPOAb滴度测定是预示本病发作后长期甲状腺功能减退的较可靠指标。

多次妊娠与产后甲状腺炎后持久性甲状腺功能减退有相关关系。自然流产发生率与永久性甲状腺功能减退具有相关性；推测这些患者在妊娠期间具有轻度甲状腺功能不足而影响胎儿的生存能力。对于甲状腺功能减退症状明显，诊断后症状持续1年者应考虑永久性甲状腺功能减退症。产后第6个月，82%本病妇女发生激素异常，有些人无典型临床经过，就诊时已进入甲状腺功能减退阶段。也有患者产后甲状腺功能亢进及功能减退期均不出现或出现不明显，体检时只有甲状腺肿大。本病一般于1年之内自行缓解。

四、实验室及其他辅助检查

（一）白细胞正常，红细胞沉降率（ESR）正常或轻度升高。

（二）**甲状腺功能**　甲亢期间血清 T_3、T_4 增高，TSH 减低。TSH 抑制到可检出的最低限范围，TSH 刺激也不能使其增加。

（三）**甲状腺自身抗体测定**　血清 TgAb 升高。血清 TPOAb 水平升高，但是其滴度相对于桥本甲状腺炎来说较低。约2/3患者甲状腺抗体阳性，TPOAb 阳性率明显高于 TgAb。极少数患者血清中存在 TSAb，但出现的效价及时间与甲状腺病毒症发作及严重性无关。甲状腺球蛋白（Tg）可增高，与甲状腺淋巴细胞浸润及腺体破坏相关；对诊断本病的敏感性为0.81，特异性0.98。

（四）甲状腺摄 ^{131}I 率　甲状腺毒症阶段明显降低。在功能低下阶段有所恢复。

（五）过氯酸盐释放试验　对产后甲状腺炎过后2~4年，甲状腺功能保持正常的妇女进行过氯酸盐释放试验证明，大部分患者过氯酸盐释放实验阳性，提示这些妇女存在持久性甲状腺碘有机化缺陷。这种缺陷与实验前甲状腺自身抗体阳性的滴度呈相关性。

（六）甲状腺超声波检查　可表现低回声。持续低回声可能预示甲状腺自身免疫破坏过程持续存在。

(七) 甲状腺穿刺活检 由于产后甲状腺炎时甲状腺仅轻度增大,穿刺操作有困难,一般不做甲状腺穿刺活检。必要时做出的结果有利于诊断和鉴别诊断。

五、诊断与鉴别诊断

(一) 诊断 本病很易漏诊。对于产后甲状腺肿或加重,以往多归因于单纯性甲状腺肿。分娩后1年内出现疲乏、心动过速、神经质、甲状腺肿大或持续闭经者,应考虑本症。特别是妊娠期甲状腺肿及伴有高滴度甲状腺抗体的患者、有自身免疫甲状腺病家族史者,产后发生本病的危险性增加,需提高对本病的警惕性。产后出现甲状腺肿或甲状腺进行性增大,即使无功能改变也可能是产后甲状腺炎。前瞻性研究表明,甲状腺功能正常的产后甲状腺炎占4%。

具备以下表现即可诊断产后甲状腺炎:产前无甲状腺功能异常史;产后1年内发生甲状腺功能异常,可表现为甲亢甲减双相型、甲亢单相型和甲减单相型三种形式;排除产后Graves病。

(二) 鉴别诊断

1. 产后出现甲亢的鉴别 应与Graves病相鉴别。有些患者在产前患Graves病,在产后甲亢可加重或复发;有些患者产前无甲亢病史,而在产后发生Graves病,具有弥漫性甲状腺肿、突眼、甲状腺杂音或胫骨前黏液性水肿、甲状腺摄碘率增高而不同于本病。但可与本病同存,如合并存在,则碘摄取率不能作为鉴别诊断的依据,需测定TSAb,必要时行甲状腺针吸细胞学检查加以鉴别。

2. 产后出现甲减的鉴别 如患者产前具有甲状腺自身抗体高、存在亚临床甲减或甲减,产后表现为甲减,多考虑为桥本病所致的甲减,可为持续性甲减;产后甲状腺炎所致的甲减大多数在产后6~12个月甲状腺功能逐渐恢复正常。但是也有少数患者在产后甲状腺炎恢复3~10年发生甲减,甲状腺轻中度肿大,无触痛,超声检查显示低回声或有低回声结节。

六、治疗

多数产后甲状腺炎病例呈自限性过程。甲亢期一般不需用应用抗甲状腺药物治疗，心率过快者可应用β受体阻滞剂控制症状，如普萘洛尔 20~40mg/d 分次服用。甲减期 TSH<10mIU/L 时不需用甲状腺激素替代治疗，以后 TSH 可逐渐恢复正常。永久性甲状腺功能减退须终身替代治疗，L-T_4 50~150μg/d。

七、预后

大多数产后甲状腺炎患者甲状腺功能可在数月内恢复正常，对其自然病程的观察发现约有 11% 的患者可复发。TPOAb 滴度持续升高者，有形成持续性甲减的倾向。TPOAb 阳性者，持续性甲减发病率 12%~30%。TPOAb 阴性者，约有 1.4% 发展为持续性甲减。曾患产后甲状腺炎的妇女在产后 5~10 年内发生永久性甲减的危险性明显增加。

八、预防

应避免给予有本病病史的妇女使用含碘药物，以避免诱发甲减。妊娠妇女产前定期测定 TPOAb 对于预测该病的发生具有重要意义，特别对阳性抗体者应进行产后甲状腺功能的严密随访。由于在产后 6 个月 82.2% 的本病患者发生激素异常，故有研究者建议，对曾患产后甲状腺炎的患者及高危人群应于 6 个月及以后进行随访，建议每年监测 TSH，一旦发生甲减，应及时治疗。如果计划再次妊娠，首先要确定甲状腺功能是否正常。

第五节 慢性侵袭性纤维性甲状腺炎

慢性侵袭性纤维性甲状腺炎（chronic invasive fibrous thyroiditis）

又称慢性纤维性甲状腺炎、慢性硬化性甲状腺炎、纤维性甲状腺肿(struma fibrosa)、木样甲状腺炎(Riedel' s thyroiditis)或木样甲状腺肿。1896年,首先由Riedel描述与报告而得名。慢性侵袭性纤维性甲状腺炎甲状腺可呈纤维化硬块,并可侵犯周围组织,造成压迫症状,故多进行手术治疗。慢性侵袭性纤维性甲状腺炎较罕见,Lindsay等在7263例甲状腺手术中,仅发现慢性侵袭性纤维性甲状腺炎占0.027%,中国也仅有少数散在报告,以成人发病为主,并以女性居多。各种年龄均可见到,多见于30~60岁,中年或老人。男女之比约1:(3~4)。

一、病因

病因尚不明确。曾有学者视慢性侵袭性纤维性甲状腺炎为慢性淋巴细胞性甲状腺炎的晚期表现,临床上也发现患者有某些组织学及血清学特征,如在纤维硬化过程中,存在单核细胞发生显微镜下血管炎。在多数患者中存在甲状腺自身抗体(但滴度较低)等。近年组织学发现嗜酸性变的存在,也可能是对纤维组织的自身免疫反应,说明自身免疫机制可能起着一定的致病作用。但更多的研究难以找到两病之间的必然联系,且无论从组织形态学、临床表现、甲状腺功能、免疫特征及预后转归等方面,两者均存在着本质的区别,故认为,慢性侵袭性纤维性甲状腺炎与慢性淋巴细胞性甲状腺炎是两个相互独立的疾病。患慢性侵袭性纤维性甲状腺炎患者常常患纤维性胆管炎、腹膜后纤维化、纵隔、肺和眼眶周围纤维化等,所以可能与自身免疫病有关。

二、病理改变

(一)组织病理学检查 大体见病变组织呈灰白色,质地坚硬坚韧,或呈木样改变,包膜不完整。镜下正常结构破坏,由致密的纤维化组织代之。胶原沉积有淋巴细胞单核细胞、浆细胞及多核细胞浸润,退行性变的甲状腺滤泡细胞可散在于纤维组织中,公认的诊断标准为:①肉眼见受累区域呈坚韧纤维化及木样纤维化过程累及整个甲状腺组织或局限于一叶或部分腺叶。②炎症纤维化过程进入或代替周围肌肉组织。③镜下:正常甲状腺结构几乎完全被纤维化所破坏,缺乏亚急性甲状腺炎所见到的巨细胞反应。

(二)细胞学检查 也可见到大量纤维,北大医院针吸细胞学诊断1例慢性侵袭性纤维性甲状腺炎,镜下可见大量纤维组织,呈现类似组织学所见的玻璃样变。该患者确诊数月后,自发缓解,甲状腺肿块消退。

病程中呈现侵袭性纤维化过程,可部分地破坏甲状腺腺体,并扩展到邻近颈部组织,甲状腺组织可单一受累,也可以是全身多灶性纤维硬化的一部分(如伴随后腹膜、纵隔、眶后组织胆管、眼等部位纤维化)或为硬纤维瘤。

三、临床表现

慢性侵袭性纤维性甲状腺炎进展缓慢,可长达十多年,患者一般没有不适感觉,甲状腺也不觉疼痛,开始表现单侧甲状腺肿大,以后逐渐发展为甲状腺双侧肿大伴多结节状,不对称,质地坚硬,纤维化与气管粘连可以造成压迫症状,如颈部不适、吞咽有异物感、严重者表现气短、呼吸困难、心悸或胸闷,喉返神经受累者有声音嘶哑。血管受累者表现颈部及头部血管的静脉怒张。纤维化进展时表现甲状腺功能低减,有水肿、动作迟钝、怕冷、便秘等症状。体检时甲状腺质地坚硬,与周围组织界限不清。

临床上有亚急性甲状腺炎表现者,较无伴发者病史短,糖皮质激素缓解症状迅速,但与一般亚急性甲状腺炎所不同的是,其质地坚硬的甲状腺肿块仍然存在。

甲状腺功能减退偶见。甲状旁腺受累可发生功能低下。个别有颈部淋巴结肿大。少数情况下可与侵袭性癌伴存。

Riedel甲状腺炎大多见于成年女性。病情进展缓慢,呈慢性进行性纤维性硬化。病变广泛,纤维化十分严重时,可由于甲状腺两叶组织破坏出现甲减。

四、实验室检查

实验室检查无特异性表现，甲状腺功能多数正常，也可低减。白细胞正常或轻度升高 ESR 可增快，尤当伴有亚急性甲状腺炎时明显。一般甲状腺功能正常，病变广泛者可发生功能低下。甲状腺抗体多为阴性，少数出现低滴度抗体。甲状腺摄碘率正常或降低。甲状腺扫描示腺体增大，受累区域摄碘减少，可表现为冷结节。颈部 X 线摄片可显示甲状腺钙化。

五、病理

行甲状腺穿刺活检，进行病理定性是诊断本病的主要依据。镜下甲状腺组织均被硬化纤维组织浸润，可有炎性细胞积聚，也可见到淋巴细胞浸润，但数量较少。滤泡细胞内有组织细胞，上皮细胞和巨细胞存在，有的细胞已透明变性。甲状腺血管较少，血管有内膜炎或少量出血。纤维组织伸向血管、肌肉、气管和食管。

六、诊断与鉴别诊断

成人患者甲状腺肿大，质地坚硬无疼痛或压痛，与周围组织粘连，不随吞咽上下活动。有明显的压迫症状，无颈部淋巴结肿大，T_3、T_4、TSH、^{131}I 摄取率正常，即可诊断慢性侵袭性纤维性甲状腺炎。确诊依赖甲状腺活检。由于甲状腺质地极硬，穿刺活检效果往往不好。

慢性侵袭性纤维性甲状腺炎临床需要与甲状腺癌、慢性淋巴细胞性甲状腺炎、结节性甲状腺肿相鉴别：慢性淋巴细胞性甲状腺炎只限于甲状腺本身肿大，不向周围组织侵犯；而慢性侵袭性纤维性甲状腺炎不仅向甲状腺侵犯，而且向周围组织侵犯，包括气管、食管，甚至纵隔等。压迫症状明显；最难鉴别的是与甲状腺癌相鉴别，甲状腺癌的甲状腺结节或肿块生长迅速，常伴随颈部淋巴结肿大,血中甲状腺球蛋白往往明显增高。病理检查是唯一可靠的鉴别诊断方法。

七、治疗

慢性侵袭性纤维性甲状腺炎目前西医没有有效的治疗方法,用糖皮质激素和(或)免疫抑制剂(硫唑嘌呤及环磷酰胺)治疗,可使甲状腺变软,血沉变慢,但不能阻止其向甲减发展。患者出现甲减时,应服用甲状腺激素制剂替代治疗。对纤维化侵犯严重者,有压迫表现的,如X线显示气管压迫移位、变形、狭窄者,应进行手术切除甲状腺。如果粘连明显,甲状腺次全切除有困难者,可以行峡部切除术。注意长期压迫气管可以引起气管软化,术后可能出现气管塌陷、窒息,应加强对术后的观察。

八、预后

慢性侵袭性纤维性甲状腺炎为自限性疾病,有些病例可自发缓解。手术后病变多数可解除,基本不继续发展,一般不必进行第2次手术。

(董利平)

第十四章 甲状腺结节与甲状腺肿瘤

第一节 甲状腺结节

甲状腺结节(thyroid nodule)是指各种原因导致甲状腺内出现一个或多个组织结构异常的团块,可随吞咽动作随甲状腺而上下移动,是临床常见的病症。流行病学调查显示,在碘充足地区,通过触诊发现甲状腺结节者男性约占 1%,女性约占 5%;而在缺碘地区,在甲状腺肿的基础上发生甲状腺结节者也不少见。随着人们健康保健意识的逐渐增强,每年进行体检发现甲状腺结节者也为数不少。应用高分辨率的甲状腺 B 型超声检查,可以发现通过触诊未发现的甲状腺结节,甲状腺结节的检出率高达 19%~67%。女性患病率高于男性,从 1∶1.2 到 1∶4.3 不等。特别是在中年女性、老年人群中多见,如甲状腺退行性变、炎症、自身免疫等都可以表现为结节。甲状腺结节的大小、位置、质地、功能及其临床意义各有不同,良性结节占绝大多数。甲状腺结节可以单发,也可以多发,多发结节比单发结节的发病率高,但单发结节甲状腺癌的发生率较高。检查甲状腺结节的目的是发现或排除甲状腺癌。甲状腺癌在甲状腺结节中的发现率是 5%~10%。根据年龄、性别、放射线接触史、家族史和其他因素发现率各异。

一、病因及发病机制

导致甲状腺发生结节的病因有多种。单纯性甲状腺肿和地方性甲状腺肿在多年甲状腺肿的基础上可伴发结节；多结节性甲状腺肿时就呈结节样肿大，结节大小不等；局灶性甲状腺炎时病变部位甲状腺可呈结节样改变；单叶甲状腺发育不全可导致对侧叶增生形成结节样变；甲状腺腺瘤为甲状腺单一结节。

（一）地方性甲状腺肿　多见于碘缺乏所致。由于长期饮食中和饮用水中碘的含量不足，使甲状腺激素合成减少，使甲状腺出现代偿性肿大，开始可为弥漫性肿大，但是如果未及时干预和治疗，使患者长期处于缺碘状态，甲状腺功能减退，TSH 长期处于高水平，可以致甲状腺继续增大，有的则表现为巨大甲状腺肿。甲状腺在增大过程中，可以出现不规则增大，在弥漫性甲状腺肿的基础上伴有结节。碘过多时也可致甲状腺肿，称为高碘性甲状腺肿；环境和饮食中有致甲状腺肿物质、放射线照射等也可使甲状腺肿大，并可伴有结节。

（二）散发性甲状腺肿　在人群中散发，无甲状腺肿的流行病学特征，原因复杂。外源性因素包括食物中的碘化物、致甲状腺肿物质和药物等。内源性因素包括儿童先天性甲状腺激素合成障碍，导致甲状腺激素合成减少，使 TSH 反馈性增高，刺激甲状腺增生肿大。如未进行干预和治疗，可导致甲状腺不规则肿大，出现结节。

（三）Graves 病　开始为弥漫性甲状腺肿伴甲亢。如治疗时间长，病情反复发作者，或在治疗甲亢过程中出现甲减者，甲状腺可进一步肿大，并出现结节。

（四）桥本病　可有甲状腺肿大史多年，病史较长。如未及时监测甲状腺功能，发生甲减后在 TSH 的作用下，使甲状腺进一步肿大，尤其是伴有甲减者可发生甲状腺结节。

（五）甲状腺炎　如亚急性甲状腺炎、产后甲状腺炎和无痛性甲状腺炎等，在出现甲状腺炎的同时，甲状腺可呈结节样肿大。

(六) 先天性甲状腺激素合成障碍 如甲状腺内的碘转运障碍、过氧化物酶活性缺乏、碘化酪氨酸耦联障碍、异常甲状腺球蛋白形成、甲状腺球蛋白水解障碍、脱碘酶缺乏等。这些障碍导致甲状腺激素合成减少,反馈刺激 TSH 分泌增多,导致甲状腺肿大,长期甲状腺肿多半都伴有甲状腺结节。

(七) 其他 甲状腺激素抵抗综合征、某些药物致甲状腺肿(如抗甲状腺药物)、遗传性疾病、浸润性病变(淀粉样变、结节病)、继发性甲亢(TSH 分泌瘤)等可致甲状腺肿,并伴有结节。

二、病理类型

甲状腺结节分为良性及恶性两大类,良性者占绝大多数,恶性者不足1%。依据结节的病理可分为:结节性甲状腺肿、炎性结节、毒性结节性甲状腺肿、甲状腺囊肿、甲状腺肿瘤等。本病早期甲状腺多呈弥漫性肿大。镜下观察,滤泡上皮细胞增生,但细胞大小不等,大的滤泡腔内充满胶质;同时可见到结缔组织增生。后期可见到甲状腺有单个或多个结节。镜下为充满胶质的胶性甲状腺肿,滤泡上皮细胞呈扁平状,结节内常发生退行性变如出血、坏死、纤维组织增生、结痂、钙化、囊性变等。

三、临床表现类型

甲状腺结节患者多数常年无不适感觉,在查体或检查其他疾病时可偶尔发现,但是还有些甲状腺结节逐渐增大或影响到甲状腺功能或发生恶变,出现症状使患者就诊。

(一) 增生性结节性甲状腺肿 其病因可由碘摄入量过高或过低、食用致甲状腺肿的物质、服用致甲状腺肿的药物或甲状腺激素合成酶缺陷等。临床上以青少年、女性多见,表现为甲状腺弥漫性肿大,质地软或韧,较大的结节在查体时可触及,边缘清楚,无压痛,活动度好;多结节者触诊甲状腺有结节样感。甲状腺功能多正常，结节是腺体在增生代偿过程中发展而成的，大多数是多结节甲状腺肿，滤泡充满胶质，少数为单结节，约有5%~8% 出现毒性症状。

（二）结节性毒性甲状腺肿　本症起病缓慢，常发生于已有多年结节性甲状腺肿的患者，年龄多在 40~50 岁以上，以女性多见，可伴有甲亢症状及体征，但甲亢的症状一般较轻，常不典型，且一般不发生浸润性突眼。查体示甲状腺肿大，触诊时可扪及光滑的圆形或椭圆形结节，边界清楚，质地较硬，随吞咽上下活动，甲状腺部位无血管杂音。甲状腺功能检查示血中甲状腺激素水平升高；由功能自主性结节引起者，核素扫描可显示“热结节”。

（三）炎症性结节　可分为感染性和非感染性两类。前者主要是由病毒感染引起的亚急性甲状腺炎，其他感染如急性化脓性甲状腺炎较少见。亚急性甲状腺炎临床上除有甲状腺结节外，还伴有发热和甲状腺局部疼痛，早期可伴或不伴有甲状腺毒性症状，结节大小视病变范围而定，质地较坚韧，甲状腺核素扫描示甲状腺摄碘率降低；非感染性炎性结节主要是由自身免疫性甲状腺炎引起，多见于中、青年妇女，患者的自觉症状较少，检查时可扪及多个或单个结节，质地硬韧，少有压痛，甲状腺功能检查时示甲状腺球蛋白抗体和甲状腺微粒体抗体常呈强阳性。

（四）甲状腺囊肿　绝大多数是由甲状腺肿的结节或腺瘤的退行性变形成的，囊肿内含有血液或微混液体，与周围边界清楚，质地较硬，一般无压痛，患者多数甲状腺激素水平正常，核素扫描可示“冷结节”。甲状腺癌囊性变者也可表现为甲状腺囊肿；少数患者是由先天的甲状腺舌骨囊肿或第四鳃裂的残余所致。

（五）肿瘤性结节　多表现为甲状腺单一结节，包括甲状腺良性肿瘤、甲状腺乳头状癌、滤泡状癌、甲状腺髓样癌、未分化癌、淋巴瘤等甲状腺滤泡细胞和非滤泡细胞恶性肿瘤及转移癌等。甲状腺良性肿瘤、甲状腺腺瘤时甲状腺触诊可发现孤立的、在一侧甲状腺的肿瘤，边缘及表面光滑，质地韧或偏硬，随吞咽活动度好，无压痛，无周围淋巴结肿大。而甲状腺的恶性肿瘤，肿块表面不光滑，与周围组织有粘连，吞咽时活动度差；有转移者甲状腺部位可触及多结节，或有周围淋巴结肿大。

四、实验室及相关辅助检查

（一）甲状腺超声检查 高清晰甲状腺超声检查是评价甲状腺结节最敏感的方法。可显示结节为实性、囊性或混合性病变，单个的实性结节，恶性的可能性较高，混合性结节同样也有恶性的可能，而单纯的囊性结节则恶性的概率较少；伴有钙化灶，尤其点状钙化灶的结节恶性程度较高，结节为囊性且不伴有钙化灶的恶性度较低。根据超声波显示甲状腺结节的特点，将其表现分为五级，Ⅰ、Ⅱ级多为良性，见表 14-1。

表 14-1 甲状腺结节超声波检查分级

分级	超声波所见	主要的肿瘤
Ⅰ	圆形或椭圆形的无回声区域	囊肿，腺瘤样结节
Ⅱ	伴有囊性变的形状规整的肿瘤（实性部分的回声水平与正常甲状腺相似，常为多发）	滤泡腺瘤，腺瘤性结节
Ⅲ	实性的形状规整的肿瘤（内部回声均一，常在被膜或结节内见到钙化灶）	滤泡腺瘤，腺瘤性结节，分化癌
Ⅳ	实性的形状不规整的肿瘤（内部回声低下，常在内部可见沙砾状的强回声光点）	分化癌（PTC）
Ⅴ	伴有甲状腺外浸润的实性形状不整的肿瘤	分化癌（PTC）

提示结节恶性病变的特征有：①结节缺乏晕环征，结节边缘不规则，有腺体外延伸。②结节呈实体或低回声，回声异质性。③有微小钙化。④结节内血流紊乱。具有这些特征时提示恶性病变的可能性大，约达 80% 以上，但是敏感性低，在 20%~77% 之间。如果仅存在以上一项特征，还不足以诊断恶性病变，但

是如果存在两种以上特征，或低回声结节再合并其他一项特征时，诊断恶性病变的敏感性就提高至87%~93%。如果低回声结节侵犯至甲状腺包膜外或甲状腺周围的肌肉中，或伴有颈部淋巴结肿大，或淋巴结内出现微小钙化，血流信号紊乱时提示恶性结节。

（二）甲状腺核素显像 甲状腺核素显像能够评价结节的功能。根据结节对放射性核素的摄取能力分为“热结节”、“温结节”和“冷结节”。“热结节”是功能自主性甲状腺结节，几乎多为良性；“温结节”无自主功能，良性可能性较大；“冷结节”中则有癌变的可能，但多个“冷结节”多为良性腺瘤或结节。此外，若结节内有出血或囊性变，也可表现为“冷结节”。

（三）颈部X线检查 结节上有细小或砂粒样钙化者，可能为乳头状癌的砂粒体。大而不规则的钙化可见于退行性变的结节性甲状腺肿或甲状腺癌。如在气管像中见有浸润或变形，则提示有恶性病变。

（四）甲状腺细针穿刺细胞学（FNAC）检查 该方法是鉴别良性、恶性结节最可靠、最有价值的诊断方法。FNAC的广泛应用大大减少了不必要的甲状腺手术，提高了术中恶性肿瘤的发现率，减少了甲状腺结节的处理费用。FNAC的准确率达80%~95%，怀疑结节有恶性病变时均应进行FNAC检查。术前FNAC检查有助于明确癌症的细胞学类型，有助于正确的手术方案的确定。进行FNAC检查的可靠性与穿刺及细胞学诊断的经验有关。该检查操作简单、安全，对鉴别良恶性结节帮助很大。

（五）甲状腺功能测定 功能自主的毒性结节多为甲状腺功能亢进，亚急性甲状腺炎的早期也可有功能亢进，慢性淋巴细胞性甲状腺炎的甲状腺功能可以是正常、亢进或减低。其余病变引起的甲状腺结节功能大多正常。

（六）甲状腺球蛋白及降钙素测定 遇到甲状腺有结节时，可检测血甲状腺球蛋白和降钙素，有助于排除甲状腺恶性肿瘤。甲状腺癌复发时甲状腺球蛋白可升高；降钙素升高提示有甲状腺髓样癌的可能。

五、甲状腺结节的诊断流程

对临床发现的甲状腺结节，在诊断及鉴别诊断中要进行下列检查及诊断流程，首先进行临床评估，通过病史及查体对甲状腺结节作出初步评估，然后根据结节情况，进行甲状腺超声、甲状腺功能、核素扫描等检查，并进行全面评估，必要时需做甲状腺针吸活检，以弄清结节的性质，明确诊断。

(一) 临床评估

1. 病史 要记录以下信息：年龄；MTC、MEN2 或 PTC 家族史；头部或颈部放射史；颈部肿块的生长速度；是否有持续性发音困难、吞咽困难、呼吸困难；甲状腺功能亢进或甲状腺功能减退的症状；使用含碘药物或营养补充剂。

绝大部分甲状腺结节是无症状的，因此无症状不能排除恶性可能。

2. 体格检查 包括甲状腺肿大的分度，左、右叶甲状腺肿大是否呈对称性，或表现为一侧叶的肿大；甲状腺结节是呈单一结节，还是多结节，结节的位置、质地及大小，吞咽时结节的活动度，结节与周围组织是否有粘连，是否有触痛；是否伴有颈部淋巴结肿大。

(二) 甲状腺超声检查 发现甲状腺肿大或结节均可行超声检查，尤其是有以下情况时建议进行超声检查：①有患甲状腺癌风险的患者；②有可触及的甲状腺结节或多结节性甲状腺肿的患者；③淋巴结肿大提示为恶性病变的患者。

超声报告应侧重恶性肿瘤的危险分层，描述内容包括：结节的位置、形状、大小、边界、内容、回声类型及血管分布特点。对于多发性甲状腺结节，应详细描述含有恶性肿瘤超声特点的结节[包括：低回声和(或)边界不规则，形状不规则且见微小钙化，结节内血管分布紊乱]，而不是描述最大的(或“占优势的”)

结节。

(三) 实验室检查

1. 甲状腺功能 对于甲状腺结节患者,均需测定血清促甲状腺素(TSH),若TSH水平降低,测定FT_4及TT_3或FT_3。若TSH水平升高,测定FT_4及甲状腺过氧化物酶抗体(TPOAb)。抗甲状腺球蛋白抗体(TgAb)检测仅用于超声及临床信息提示为慢性淋巴细胞性甲状腺炎;而TPOAb正常者,血清甲状腺球蛋白(Tg)检测不推荐用于甲状腺结节的诊断。对于有恶性肿瘤手术史的患者,检测血清Tg有利于发现潜在的假阴性结果。TSH水平低于参考范围的患者,应进行TSH受体抗体检测。

2. 降钙素 血清基础降钙素水平的检测可用于甲状腺结节的初始评估。结节性甲状腺肿患者甲状腺手术前可考虑检测血清降钙素水平。有MTC或MEN2家族史,或临床上怀疑存在上述两种疾病的患者,必须进行降钙素测定。若降钙素水平升高,应进行重复测定,如果要确定不存在干扰所致假象,五肽胃泌素或钙刺激试验可提高诊断的准确性。

3. 如果超声检查怀疑结节为甲状腺内甲状旁腺腺瘤,应检测血清降钙素、甲状旁腺激素,或两者同时检测。

(四) 放射性核素扫描

1. 以下情况时,需要进行核素扫描 TSH水平低于正常参考范围下限的甲状腺结节及多结节性甲状腺肿,或怀疑为异位甲状腺组织或胸骨后甲状腺肿,甲状腺核素扫描是必需的。在碘缺乏地区,即使TSH正常,也应考虑进行核素扫描,以排除自主性甲状腺结节或多结节性甲状腺肿。

2. ^{123}I或$^{99m}TcO_4^-$(高锝酸钠)均可用于甲状腺核素扫描。除怀疑为低碘摄取率的甲状腺毒症外,不推荐甲状腺摄^{131}I率用于常规诊断。

(五) 其他影像学诊断技术 MRI和CT不作为常规甲状腺结节的评估检查。MRI和CT检查有助于评估结节的大小、气道压迫状况或胸骨后结节性甲状腺肿的范围。

（六）甲状腺细针穿刺活检（FNAC） 甲状腺结节的临床处理应结合超声评估及细针穿刺活检的结果。细胞学诊断更加可靠，采用超声引导下细针穿刺活检，结节的无法诊断率较低。

甲状腺涂片或吸取液的细胞学检查，应由在甲状腺疾病方面有特殊专长的细胞病理学家进行审核。送检细胞学标本及其申请表应包括所有相关的临床及超声信息。细胞学报告应是描述性的，只要可能，应该作出诊断。

细胞学诊断：FNAC 活检结果可能确定诊断（令人满意的）或不能确诊（令人不满意的）。即使评估难以标准化，但如果标本包含最少 6 组保存良好的甲状腺上皮细胞，且每组细胞包含至少 10 个细胞，则该标本即具有诊断性。

细胞学诊断共分为 5 级：

级别 1：无法诊断（不充分或不足够）：样本处理错误或滤泡细胞数量不足。

级别 2：良性（或对恶性而言为阴性）：包括胶质或增生性结节，桥本或肉芽肿性甲状腺炎，囊肿。

级别 3：滤泡病变，包括滤泡性增生，Hurthle 细胞损伤及 PTC 的滤泡改变等所有类型的滤泡病变。在甲状腺细胞病理中心，滤泡细胞病理可再被细分为“不确定意义的滤泡病变或不典型改变”以及“滤泡肿瘤”。该 2 个细胞学分组是基于甲状腺恶性肿瘤风险度不同，但它们的治疗方法相同。

级别 4：可疑恶性，标本提示恶性病变，但并不完全符合恶性肿瘤的诊断标准。

级别 5：恶性（或阳性），由细胞病理学专家鉴定标本具有可靠的恶性肿瘤的细胞学特征，并作出原发性或转移性肿瘤的诊断。

细针穿刺活检的缺陷：假阴性结果通常由于标本不够或目标选择不适当。假阳性结果通常由于标本有可疑发现。细胞学报告不确定是由于有提示 PTC 的滤泡改变及细胞学发现，但无法确定诊断。滤泡损害中低恶性风险者，需考虑进行甲状腺核素扫描以排除热结节可能。

减少假阴性率的方法：使用超声指引下的细针穿刺活检(ultrasound guided fine needle aspiration biopsy，UGFNAB)，结节多位点穿刺。对多发结节，根据超声发现对重点结节进行穿刺活检。对囊性结节的实性区域行UGFNAB活检，其囊液部分也应送检。由经验丰富的细胞病理学专家阅片鉴定。对细胞学诊断为良性的结节进行随访。对良性结节考虑重复UGFNAB活检检查。

六、治疗方案选择

甲状腺结节的治疗方法的确定，主要在于是否能确定甲状腺结节的性质。诊断明确有恶变者，应及时进行手术治疗；确诊为良性者，应随诊观察，或根据患者的具体情况决定治疗方法；经细针穿刺活检未能明确诊断的甲状腺结节，如果最初细针穿刺活检未能确定诊断，应在超声指引下重复细针穿刺活检。大多数长期不能确定诊断的实质性结节应手术切除。对FNAB无法提供充足细胞学结果的甲状腺区域，芯针穿刺活检可以提供更多的信息。

（一）FNAB诊断为良性的甲状腺结节

1. 随访　细胞学良性的甲状腺结节需定期随访；6~18个月重复临床体检、超声检查及血清TSH测定；如果出现临床或超声可疑恶性的特征，必须重复超声引导下FNAB；如果结节体积增大50%，必须重复超声引导下FNAB；即使最初细胞学诊断为良性结节的患者，6~18个月内也应考虑重复超声引导下FNAB。

2. 良性结节的左甲状腺素治疗　不推荐常规左甲状腺素治疗；年轻患者伴有的小结节性甲状腺肿，如果没有自主功能依据，可考虑左甲状腺素治疗或补碘治疗；甲状腺叶切除术后，如果TSH仍维持正常，不建议采用左甲状腺素抑制性治疗来预防结节再发。

3. 良性结节的手术指征 具有以下情况时可考虑手术治疗:有与结节明显相关的局部压迫症状;有体外放射史;结节进行性增长;有可疑恶性的超声特点;美容需求。

良性单结节性甲状腺肿的最佳手术切除范围是叶切除+峡部切除,而多结节性甲状腺肿则为甲状腺(接近)全切除。

4. 超声引导下经皮乙醇注射 经皮乙醇注射对甲状腺良性囊肿及含有大量液体的复杂性甲状腺结节有效;而单发实质性结节,无论是否为高功能结节,或多结节性甲状腺肿,均不宜使用经皮乙醇注射治疗。

5. 影像学指引下的热消融 对引起压迫症状或影响美观的甲状腺结节,若患者拒绝手术或存在手术风险,可考虑激光消融治疗,但必须在专业医学中心治疗;射频治疗(RFA)不推荐用于常规甲状腺结节的治疗。

(二) 良性结节性甲状腺肿的放射性治疗

1. 适应证 为高功能和(或)有症状的甲状腺肿,有甲状腺手术史,或有手术风险者。

建议非毒性多结节性甲状腺肿在治疗前进行 UGFNAB 检查;在放射性碘治疗前,应避免使用碘造影剂或含碘药物;治疗前应停用抗甲状腺药物至少 1 周;放射性碘治疗后 1 周可恢复药物治疗。

2. 禁忌证 孕妇及哺乳期妇女禁用放射性碘治疗;育龄期妇女在放射性碘治疗前均需进行妊娠试验。

3. 治疗后随访 必须常规监测甲状腺功能;如果发生持续性或复发性甲状腺功能亢进,或甲状腺体积未充分缩小,应考虑重复放射性碘治疗。

(三) 滤泡性甲状腺病变

1. 注意事项 不推荐对滤泡病变重复进行 FNAB,因为不能提供更多信息;不推荐对滤泡病变重复进行芯片穿刺活检,因其与 FNAB 相比并不能提供更多的信息;目前不推荐常规使用分子或组化标记物;但可用于某些选择的病例。

2. 治疗　大多数滤泡性甲状腺病变建议手术治疗,并进行组织切片病理检查。对少数具有良好的临床、超声、细胞学及免疫细胞化学特征的病例考虑临床随访。

(四) FNAB 疑似恶性结节的临床处理　推荐手术治疗;术中冷冻组织切片是有用的。

(五) FNAB 诊断为恶性结节的临床处理　经 FNAB 证实为分化型甲状腺癌的结节,推荐手术治疗;对未分化型甲状腺癌、转移性病灶和淋巴瘤,建议手术前进一步诊断检查。

术前评估:回顾患者的超声及细胞学检查的结果,请经验丰富的外科医师会诊并讨论治疗方案。

术前检查:颈部超声检查;任何可疑结节或淋巴结的 UGFNAB;声带的检查评估;如果出现可疑的超声表现,测定 UGFNAB 所用细针的冲洗液中的甲状腺球蛋白或降钙素水平,可确定淋巴结转移灶的性质。MRI 和(或)CT 检查对选择病例的诊断可能有帮助。

(六) 特殊人群甲状腺结节的临床处理

1. 孕妇甲状腺结节的处理　妊娠妇女甲状腺结节的处理与非妊娠者相同,临床或超声检查怀疑恶性的结节需要行 FNAC;诊断和治疗中避免使用放射性药物;妊娠期间,甲状腺结节的治疗不推荐使用甲状腺素抑制性治疗;对妊娠期间仍在生长的甲状腺结节,随访内容应包括超声及 FNAC。FNAC 检查可在妊娠期间进行,也可推迟在产后进行。如果结节为恶性,在妊娠的 3~6 个月做手术较为安全,或在产后择期进行。

如果 FNAB 提示恶性结节:妊娠早期或中期确诊的甲状腺癌,建议在妊娠中期进行甲状腺手术,无进展性甲状腺癌依据的孕妇,分娩后立即手术治疗不会对预后产生不良影响;妊娠后期确诊的甲状腺癌,手术应推迟至产后立即进行。

2. 儿童甲状腺结节的处理　儿童甲状腺结节的临床处理与成年人相似;儿童甲状腺结节相对少见,恶性率高于成年人,癌肿占 15% 左右。因此,对儿童甲状腺结节患者同样应行

FNAC 检查。当细胞学检查提示结节为恶性病变或可疑恶性病变时，应采取手术治疗。

第二节 甲状腺腺瘤

甲状腺腺瘤（thyroid adenoma）是起源于甲状腺滤泡细胞的良性肿瘤，目前认为本病多为单克隆性，是由与甲状腺癌相似的刺激所致。临床分滤泡状和乳头状实性腺瘤两种，前者多见。常为甲状腺囊内单个边界清楚的结节，有完整的包膜。

一、病因及发病机制

甲状腺腺瘤的病因未明，可能与性别、遗传因素、射线照射、TSH 过度刺激有关，也可能与地方性甲状腺肿疾病有关。

（一）性别 甲状腺腺瘤在女性的发病率为男性的 5~6 倍，提示可能性别因素与发病有关，但目前没有发现雌激素刺激肿瘤细胞生长的证据。

（二）癌基因 甲状腺腺瘤中可发现癌基因 *c-myc* 的表达。腺瘤中还可发现癌基因 *H-ras* 第 12、13、61 密码子的活化突变和过度表达。高功能腺瘤中还可发现 TSH-G 蛋白腺嘌呤环化酶信号传导通路所涉及蛋白的突变，包括 TSH 受体跨膜功能区的胞外和跨膜段的突变和刺激型 GTP 结合蛋白的突变。上述发现均表明腺瘤的发病可能与癌基因有关，但上述基因突变仅见于少部分腺瘤中。

（三）家族性肿瘤 甲状腺腺瘤可见于一些家族性肿瘤综合征中，包括 Cowden 病和 Catney 联合体病等。

（四）外部射线照射 幼年时期头、颈、胸部曾经进行过 X 线照射治疗的人群，其甲状腺癌发病率约增高 100 倍，而甲状腺腺瘤的发病率也明显增高。

（五）TSH 过度刺激 在部分甲状腺腺瘤患者可发现其血 TSH 水平增高，可能与其发病有关。实验发现，TSH 可刺激正常甲状腺细胞表达前癌基因 *c-myc*，从而促使细胞增生。

二、病理类型

（一）**滤泡状腺瘤** 是最常见的一种甲状腺良性肿瘤，根据其腺瘤实质组织的构成分为：

1. 胚胎型腺瘤 由实体性细胞巢和细胞条索构成，无明显的滤泡和胶体形成。瘤细胞多为立方形，体积不大，细胞大小一致。胞浆少，嗜碱性，边界不甚清；胞核大，染色质多，位于细胞中央。间质很少，多有水肿。包膜和血管不受侵犯。

2. 胎儿型腺瘤 主要由体积较小而均匀一致的小滤泡构成。滤泡可含或不含胶质。滤泡细胞较小，呈立方形，胞核染色深，其形态、大小和染色可有变异。滤泡分散于疏松水肿的结缔组织中，间质内有丰富的薄壁血管，常见出血和囊性变。

3. 胶性腺瘤 又称巨滤泡性腺瘤，最多见，瘤组织由成熟滤泡构成，其细胞形态和胶质含量皆和正常甲状腺相似。但滤泡大小悬殊，排列紧密，亦可融合成囊。

4. 单纯性腺瘤 滤泡形态和胶质含量与正常甲状腺相似。但滤泡排列较紧密，呈多角形，间质很少。

5. 嗜酸性腺瘤 又称 Hurthle 细胞瘤。瘤细胞大，呈多角形，胞浆内含嗜酸颗粒，排列成条或成簇，偶成滤泡或乳头状。

（二）**乳头状腺瘤** 良性乳头状腺瘤少见，多呈囊性，故又称乳头状囊腺病。甲状腺腺瘤中，具有乳头状结构者有较大的恶性倾向，良性乳头状腺瘤少见，多呈囊性，故又称乳头状囊腺瘤。乳头由单层立方或低柱状细胞覆于血管及结缔组织来构成，细胞形态和正常静止期的甲状腺上皮相似，乳头较短，分支较少，有时见乳头中含有胶质细胞。乳头突入大小不等的囊腔内，腔内有丰富的胶质。瘤细胞较小，形态一致，无明显多形性和核分裂象。甲状腺腺瘤中，具有乳头状结构者有较大的恶性倾向。

（三）**不典型腺瘤** 比较少见，腺瘤包膜完整，质地坚韧，切面细腻而无胶质光泽。镜下细胞丰富，密集，常呈片块状、巢状排列，结构不规则，多不形成滤泡。间质甚少。细胞具有明显的异形性，形状、大小不一致，可呈长方形、梭形；胞核也不规则，染色较深，亦可见有丝分裂象，故常疑为癌变，但无包膜、血管及淋巴管浸润。

（四）甲状腺囊肿 根据内容物不同可分为胶性囊肿、浆液性囊肿、坏死性囊肿、出血性囊肿。

（五）功能自主性甲状腺腺瘤 瘤实质区可见陈旧性出血、坏死、囊性变、玻璃样变、纤维化、钙化。瘤组织边界清楚，周围甲状腺组织常萎缩。

三、临床表现

甲状腺腺瘤可发生于任何年龄，但以青年女性多见；多数无自觉症状，往往在无意中发现颈前区肿块；大多为单个，无痛；包膜感明显，可随吞咽移动。肿瘤增长缓慢，一旦肿瘤内出血或囊变，体积可突然增大，且伴有疼痛和压痛，但过一时期又会缩小，甚至消失。少数增大的肿瘤逐渐压迫周围组织，引起气管移位，但气管狭窄罕见；患者会感到呼吸不畅，特别是平卧时为甚。胸骨后的甲状腺腺瘤压迫气管和大血管后可引起呼吸困难和上腔静脉压迫症。少数腺瘤可因钙化斑块使瘤体变得坚硬。典型的甲状腺腺瘤很容易作出临床诊断，甲状腺功能检查一般正常；核素扫描常显示温结节，但如有囊变或出血就显示冷结节。自主性高功能甲状腺腺瘤可表现不同程度的甲亢症状。

四、实验室及相关辅助检查

（一）甲状腺功能检查 血清 TT_3、FT_3、TT_4、FT_4、TSH 均正常。自主性高功能甲状腺腺瘤患者血清 TT_3、FT_3、TT_4、FT_4 增高，TSH 降低。

（二）X 线检查 如腺瘤较大，颈胸部 X 线检查可见气管受压移位，部分患者可见瘤体内钙化等。

（三）核素扫描 90%的腺瘤不能聚集放射性锝或碘，核素扫描多显示为“冷结节”，少数腺瘤有聚集放射性碘的能力，核素扫描示“温结节”；自主性高功能腺瘤表现为放射性浓聚的“热结节”；腺瘤发生出血、坏死等囊性变时则均呈“冷结节”。

(四) B型超声检查　对诊断甲状腺腺瘤有较大价值，超声波下腺瘤和周围组织有明显界限，有助于辨别单发或多发，囊性或实性。

(五) 甲状腺穿刺活检　有助于诊断，特别在区分良恶性病变时有较大价值，但属创伤性检查，不易常规进行。

五、诊断与鉴别诊断

甲状腺腺瘤的诊断可参考以下要点：①颈前单发结节，少数亦可为多发的圆形或椭圆形结节，表面光滑、质韧，随吞咽活动，多无自觉症状；②甲状腺功能检查正常；③颈部淋巴结无肿大；④服用甲状腺激素3~6个月后，肿块不缩小或更明显突出。

甲状腺腺瘤需要与以下疾病相鉴别：

(1) 结节性甲状腺肿：甲状腺腺瘤主要与结节性甲状腺肿相鉴别。后者虽有单发结节，但甲状腺多呈普遍肿大，在此情况下易于鉴别。一般来说，腺瘤的单发结节长期病程之间仍属单发，而结节性甲状腺肿经长期病程之后多成为多发结节。另外，甲状腺肿流行地区多诊断为结节性甲状腺肿，非流行地区多诊断为甲状腺腺瘤。在病理上，甲状腺腺瘤的单发结节有完整包膜，界限清楚。而结节性甲状腺肿的单发结节无完整包膜，界限也不清楚。

(2) 甲状腺癌：甲状腺腺瘤还应与甲状腺癌相鉴别，后者可表现为甲状腺质硬，结节表面凹凸不平，边界不清，颈淋巴结肿大，并可伴有声嘶、霍纳综合征等。

六、治疗

(一) 甲状腺激素治疗　能抑制垂体TSH的分泌，减少TSH对甲状腺腺瘤的刺激，从而使腺瘤逐渐缩小，甚至消失。从小剂量开始，逐渐加量。可用左甲状腺素50~150μg/d或干甲状腺片40~120mg/d，治疗3~4个月。适于多发性结节或温结节、热结节等单结节患者。如效果不佳，应考虑手术治疗。

（二）**手术治疗** 甲状腺腺瘤有癌变可能的患者、或引起甲亢者，应行手术切除腺瘤。伴有甲亢的高功能腺瘤，需要先用抗甲状腺药物控制甲亢，待甲状腺功能正常后，行腺瘤切除术，可使甲亢得到治愈。

对于甲状腺腺瘤，手术切除是最有效的治疗方法，无论肿瘤大小，目前多主张做患侧腺叶切除或腺叶次全切除而不宜行腺瘤摘除术。其原因是临床上甲状腺腺瘤和某些甲状腺癌特别是早期甲状腺癌难以区别。另外约25%的甲状腺腺瘤为多发，临床上往往仅能查到较大的腺瘤，单纯腺瘤摘除会遗留小的腺瘤，日后造成复发。因甲状腺腺瘤有引起甲亢（发生率约为20%）和恶变（发生率约为10%）的可能，故应早期行包括腺瘤的患侧，甲状腺大部或部分（腺瘤小）切除。切除标本必须立即行冷冻切片检查，以判定有无恶变。

第三节 甲状腺癌

甲状腺癌（thyroid carcinoma）是甲状腺的恶性肿瘤，近年来随着诊断技术的不断提高，高分辨率的超声检查、CT、MRI、甲状腺针吸活检等检查，使许多甲状腺癌得到早期诊断和治疗。

甲状腺癌大约占所有癌症的1%，在地方性结节性甲状腺肿流行区，甲状腺癌特别是低分化甲状腺癌的发病率也很高。据国际癌症学会资料统计，各国甲状腺癌的发病率逐年增加。我国上海市1960年发病率为1.02/10万，1972年为2.39/10万，1978年已升高至3.80/10万。据上海医科大学附属中山、华山医院统计，两院于1975—1985年共收治甲状腺疾患6432例，其中甲状腺肿瘤4363例，甲状腺癌占435例，为甲状腺全部肿瘤的10.1%。甲状腺癌以女性发病较多，男女之比为1∶2.58。以年龄计，从儿童到老年人均可发生，但与一般癌肿好发于老年人的特点不同，甲状腺癌较多发生于青壮年，其平均发病年龄约为40岁。

各种类型的甲状腺癌年龄分布亦异，在甲状腺恶性肿瘤中，腺癌占绝大多数，而源自甲状腺间质的恶性肿瘤仅占1%。乳头状腺癌分布最广，可发生于10岁以下儿童至百岁老人，滤泡状癌多见于20~100岁，髓样癌多见于40~80岁，未分化癌多见于40~90岁。

一、甲状腺癌的患病趋势及影响因素

甲状腺癌包括起源于滤泡上皮细胞的乳头状癌(PTC)、滤泡性癌、未分化癌以及起源于滤泡旁细胞的髓样癌，大量资料显示甲状腺癌患病率呈逐年增加趋势。统计青岛大学医学院附属医院近14年来外科手术确诊的1250例甲状腺癌患者，其中PTC占81.74%，滤泡性癌占11.16%，髓样癌占4.78%，未分化癌占2.32%；其中PTC平均年龄均低于其他三种癌，男女之比为1∶3.7，且PTC患病率呈明显增加趋势(1993—1994年PTC占6.91%，2005—2006年占36.35%)。临床上甲状腺PTC多见，约占各种甲状腺癌的80%。美国每年2万新发PTC病例，其中死亡率约占10%。PTC多呈非连续性多病灶，容易发生淋巴转移和肿瘤复发。甲状腺滤泡状癌是较常见的甲状腺恶性肿瘤，占甲状腺癌总数的5%~20%，常通过血液途径转移，也侵犯淋巴管，一旦发生淋巴转移，往往预后较差。因此，这种危害人类健康的常见的内分泌疾病，已引起各国政府的关注。

与内陆地区相比，沿海城市的甲状腺癌的患病率明显增高，分析其最主要原因可能在于碘营养的不同。碘是人体必需的微量元素之一，是合成甲状腺激素的必需成分，在维持人体的正常生长发育中起着重要的作用。人体中的碘80%~90%来自食物，10%~20%来自水，5%来自空气。饮用水碘差别并不大，沿海居民尿碘高的主要原因是饮食中的碘增多，当然海洋空气碘的影响也不容忽视。1995 年我国实施普遍食盐碘化(USI),但碘摄入量并非与甲状腺疾病发生率呈反比关系。国际公认的碘研究成果也发现,碘的摄入量与甲状腺疾病发生率成“U”字形关系,即碘的摄入量过高或过低都会导致甲状腺疾病的增加。经过多年对山东沿海地区碘营养状况及甲状腺疾病的患病率进行调查研究发现,居民离海越近,含碘食物摄入增加,尿碘的排泄越高。2000 年青岛市尿碘中位数为 289.52μg/L,明显高于省内内陆地区;2004 年调查结果显示沿海地区饮食碘为(365.05 ± 62.08)μg/L,尿碘中位数为 356.06μg/L,均明显高于内陆地区。且随碘营养的提高,甲状腺乳头状癌的患病率也明显增高。长期足量碘暴露可能与甲状腺癌的发生和发展密切相关。

二、病因及发病机制

甲状腺癌的病因与发病机制尚不十分清楚,与其有关的病因可分为细胞生长、分化的刺激因素和突变因素,这两种因素单独或共同作用于甲状腺细胞,使其由正常的细胞转型为肿瘤细胞。从流行病学调查、肿瘤实验性研究和临床观察看,甲状腺癌的发生可能与下列因素有关。

(一) 遗传因素 约 5%~10% 甲状腺髓样癌有明显的家族史,而且往往合并有嗜铬细胞瘤等,推测这类癌的发生可能与染色体遗传因素有关。

(二) 碘和 TSH 摄碘过量或缺碘均可使甲状腺的结构和功能发生改变。如瑞士地方性甲状腺肿流行区的甲状腺癌发病率较柏林等非流行地区约高出 20 倍。相反,高碘饮食也易诱发甲状腺癌,冰岛和日本是摄碘量最高的国家,其甲状腺癌的发现率较其他国家高,这可能与 TSH 刺激甲状腺增生的因素有关。实验证明,长期的 TSH 刺激能促使甲状腺增生,形成结节和癌变。

(三) 放射性损伤 用 X 线照射实验鼠的甲状腺,能促使动物发生甲状腺癌。实验证明 ^{131}I 能使甲状腺细胞的代谢发生变化,细胞核变形,甲状腺素的合成大为减少。放射线一方面引起甲状腺细胞的异常分裂,导致癌变;另一方面使甲状腺破坏而不能产生甲状腺激素,由此引起的 TSH 大量分泌也能促发甲状腺细胞癌变。

在临床上,很多事实说明甲状腺癌的发生与放射线的作用有关。特别令人注意的是,在婴幼期曾因胸腺肿大或淋巴腺样增殖而接受上纵隔或颈部放射治疗的儿童尤易发生甲状腺癌,这是因为儿童和青少年的细胞增殖旺盛,放射线是一种附加刺激,易促发其肿瘤的形成。成人接受颈部放射治疗后发生甲状腺癌的机会则不多见。

(四) 基因突变

1. *BRAF* 基因突变在甲状腺乳头状癌中的致病机制　随着分子生物学技术的迅猛发展和人类对甲状腺癌发病机制认识的不断深入,了解到信号传导通路异常在甲状腺癌中起了重要作用。RAS-RAF-MAPK 通路异常在 PTC 发病中起重要作用,目前国际上许多报道认为 *BRAF* 基因突变与 PTC 密切相关。

2002 年,Davies 等在对 530 个肿瘤细胞株基因组 DNA 进行了突变筛选后发现,*BRAF* 基因在甲状腺癌的突变率仅次于黑色素瘤。*BRAF* 基因位于 7 号染色体,隶属 RAF 家族,是 Ret 和 Ras 的下游信号分子,编码 B 型有丝分裂原激活的蛋白激酶依赖性激酶的激酶(BRAF),参与 RAS-RAF- 有丝分裂原活化蛋白 / 细胞外信号调节激酶(MEK)- 细胞外信号调节激酶(ERK)- 丝裂原活化蛋白激酶(MAPK)途径的信号传导。*BRAF* 基因突变中,80% 以上是由于基因的 11 和 15 外显子上第 1799 个核苷酸中胸腺嘧啶到腺嘌呤的转化,即第 600 位上的谷氨酸代替了缬氨酸。缬氨酸是疏水性氨基酸,而突变型谷氨酸属亲水性氨基酸。正常情况下,BRAF 疏水性氨基酸聚集在蛋白的表层,亲水性的谷氨酸因为在带电荷的侧链在突变氨基酸和其他氨基酸或者水之间有氢键,因此提高了激活状态的 BRAF 的稳定性,使异常 BRAF 蛋白不容易失活。BRAF 残基 G596-V600 是以未激活的形式处于一个靠疏水性相互作用维持的环状结构中，使它不能够与ATP以及底物结合。突变后环状结构被破坏，使其转化为具有催化作用的构象，从而导致了下游信号途径的持续激活。BRAF作为丝氨酸/苏氨酸激酶信号旁路的RAF家族成员，通过与RAS结合被激活，从而诱发MAPK级联反应。

PTC患者*BRAF*基因突变的患病率存在地域和种族的差别，其发生率为29%~83%。Xing等对2003—2005年间不同地区不同种族背景的29项研究进行了总结得出，BRAF在PTC中的突变率为44%(810/1856，其中高柱状PTC77%、传统型PTC60%、滤泡样变PTC12%)，在ATC中的突变率为24%(23/94)，而在甲状腺滤泡状癌、甲状腺髓样癌及良性肿瘤中都为零(0/165、0/65、0/542)。

2. PI3K/Akt信号通路异常与甲状腺滤泡状癌发生发展的关系 研究表明，磷脂酰肌醇3激酶/蛋白激酶B(PI3K/Akt)信号途径是一条与生长、增殖密切相关的信号转导途径，在促进细胞生长、抑制细胞凋亡、维持细胞生存等机制中具有重要作用。Akt的活化与肿瘤的发生发展密切相关，多种生长因子、激素、细胞因子、PTEN的失活和Ras的激活等均可刺激Akt的活化。

多数*PIK3CA*突变位于20号外显子(激酶区域)和9号外显子(螺旋区域)。*PIK3CA*拷贝数目的增加与该PI3K/AKT信号通路中的基因突变相排斥，但*PIK3CA*拷贝数增加仍有较强的致癌趋势。PI3K/AKT信号转导通路受抑癌基因*PTEN*的调节。*PTEN*能够使PIP3去磷酸化，从而抑制Akt的活化，抑制cyclin E-CDK_2复合物的形成，使细胞阻滞在G_1期。抑癌基因*PTEN*突变或缺失的细胞由于不能将PIP3去磷酸化，从而导致Akt活化，细胞发生癌变。

RAS有活性的点突变常见于滤泡性腺瘤、滤泡癌、滤泡型乳头状癌。如在高分化肿瘤中一样，突变常发生在NRAS第61位密码子及HRAS第61位密码子，也偶见其他突变热点(如NRAS、KRAS、HRAS的第12/13位密码子)。突变的RAS主要的致癌效应包括 MAPK 及 PI3K/AKT 信号通路的激活。

三、病理类型

由于甲状腺癌有多种不同的病理类型和生物学特性，其临床表现也因此各不相同。它可与多发性甲状腺结节同时存在，多数无症状，偶尔发现颈前区有一结节或肿块，有的肿块已存在多年而在近期才迅速增大或发生转移。有的患者长期来无不适，到后期出现颈淋巴结转移、病理性骨折、声音嘶哑、呼吸障碍、吞咽困难，甚至出现 Horner 综合征才引起注意。局部体征也不尽相同，有的呈甲状腺不对称结节或肿块，肿块或在腺体内，随吞咽而上下活动。待周围组织或气管受侵时，肿块即固定。

（一）乳头状腺癌　是一种分化好的甲状腺癌，也是最常见的一种，约占甲状腺癌总数的 3/4。病灶一般为单发，体积大小不等，最小的直径在 0.5cm 以下，称之微癌；直径在 1cm 以下的称之为隐癌，大的病灶直径可大于 10cm。小肿瘤常常是实质性病灶，而大肿瘤往往伴有囊性变。囊变者可见囊壁有葡萄簇样结节突出囊腔，腔内存有陈旧性血水。该型癌肿一般无包膜，仅 5% 有不完整包膜。在显微镜下，有些肿瘤细胞排列成乳头状，乳头大小不等，长短不一，常见三级以上分支，乳头中心为纤维血管囊，细胞大小均匀；核小、分裂少见。乳头状癌常伴有滤泡状癌的成分，但肿瘤的命名仍为乳头状癌，而不称为滤泡状癌或者混合型。如果乳头状癌中含有未分化癌的成分，而命名应为未分化癌，也意味着这一种未分化癌可能是乳头状癌的进一步恶化。有时肿块很小，而见有颈部淋巴结转移。本癌恶性程度较低，10 年存活率可达 88%。乳头状癌在临床上常有甲状腺区孤立性结节，直径多在 1cm 以上。隐伏性癌多见于尸检，或在已发生颈区淋巴结转移时发现肿块。

（二）滤泡状腺癌　占甲状腺癌总数的 10%~15%，仅次于乳头状癌而居第二位，肉眼检查时看到滤泡状癌是一种实质的具有包膜的肿瘤，包膜上常密布着丰富的血管网，其较小的癌肿和甲状腺腺瘤很相似。切面呈红褐色，常可见到纤维化、钙化出血和坏死。组织学上，由不同分化程度的滤泡所构成。分化良好者，滤泡结构较典型，细胞异型性亦较小。这时与腺瘤不易区别，需依靠包膜或血管浸润来确定病理诊断。分化不良者滤泡结构较少，细胞异型较大，核分裂象亦多见，可呈条索状实性的巢状排列。有时癌细胞穿出包膜进入多处静脉中形成癌栓，常常成为远处转移的起点，所以滤泡状癌多见于血道转移，文献报道占19%~25%。滤泡状癌多见于40~60岁的中老年妇女，临床表现与乳头状癌相类似，但癌块一般较大，较少局部淋巴结转移，而较多远处转移。少数滤泡状癌浸润和破坏邻近组织，可以出现呼吸道阻塞等症状。有些滤泡状腺癌可在手术切除后相隔很长时间才见复发，但其预后不及乳头状腺癌好。

（三）**甲状腺髓样癌** 在1951年由Horn首先描述，1959年Hazard等进一步阐明了这种特殊类型的癌，并命名为髓样癌。占甲状腺癌总数的3%~10%，瘤体一般呈圆形或卵圆形，边界清楚，质硬或呈不规则形，伴周围甲状腺实质浸润，切面灰白色或淡红色，可伴有出血坏死及钙化，肿瘤直径平均约2~3cm。显微镜下，癌细胞呈卵圆形、多边形或梭形，核分裂少至中等；细胞排列呈巢状束带状或腺腔状。间质中含有数量不等的淀粉样物，癌细胞多时，淀粉样物较少，反之淀粉样物就多；转移灶中也如此。甲状腺髓样癌是一种中度恶性的癌肿，可发生于任何年龄，男女发病率无明显差异，大多数是散发性，约10%为家族性。临床上除了和其他甲状腺癌一样有甲状腺肿块和颈淋巴结转移外，还有其特有的症状。约30%患者有慢性腹泻史并伴有面部潮红似类癌综合征，或Cushing综合征，与肿瘤细胞产物有关。

家族性髓样癌的特征如下：

1）发病年龄较轻，诊断时平均年龄33岁，散发性髓样癌诊断时平均年龄超过55岁。

2）均为双侧性癌腺叶和多中心病变，肿瘤分布和形态不对称，可能一侧有巨大肿物而对侧仅有组织学征象，但无一例外地均为双侧病变。散发性者多为单侧肿物。

3）家族性髓样癌癌块较小，由于筛查，也有隐性发现。散发性者癌块直径多超过 4cm。

4）家族性者较少见淋巴转移，远处转移更少见，可能因发现较早之故。

5）家族性髓样癌多位于滤泡旁细胞集中处，即腺叶上中三分之一交界处。

6）家族性髓样癌常伴有嗜铬细胞瘤或甲状旁腺功能亢进。

（四）甲状腺未分化癌　占甲状腺癌的 5%，常见于 60~70 岁的老年患者，男性多见。肿块质硬而不规则，固定，生长迅速，很快弥漫累及甲状腺，一般在短期内就可浸润气管、肌肉、神经和血管，引起吞咽和呼吸困难。肿瘤局部可有触痛。显微镜下见癌组织主要由分化不良的上皮细胞组成，细胞呈多形性，常见核分裂象。颈部可出现淋巴结肿大，也可有肺转移。该病预后差，对放射性碘治疗无效，外照射仅控制局部症状。

四、甲状腺癌的临床分期

甲状腺癌的分期取决于肿瘤的范围、病变的组织类型和患者的年龄，美国癌症联合会推荐的分期系统包括了所有这些因素。使用这个分期系统统计，3 年生存率分别为Ⅰ期 95% 以上，Ⅱ期 50%~95%，Ⅲ期 35%，Ⅳ期的少于 15%。

肿瘤的解剖范围由肿瘤、淋巴结、远处转移（即 TNM）等三方面来决定：

1. 原发肿瘤（T）分期　Tx：肿瘤无法估计；T_0：未见原发瘤；T_1：肿瘤最大直径≤3cm；T_2：肿瘤最大直径 >3cm；T_3：腺体内多个原发肿瘤病灶；T_4：肿瘤固定；肿瘤穿出甲状腺包膜直接侵犯周围组织。

2. 淋巴结受累（N）分期　Nx：淋巴结无法估计；N_0：临床或组织检查未见淋巴结受累；N_1：临床或组织学检查有淋巴结转移。

3. 远处转移(M)分期 Mx:远处转移无法估计;M_0:无远处转移;M_1:有远处转移。

五、诊断及鉴别诊断

甲状腺癌的诊断贵在早期。凡发现孤立性甲状腺结节,临床上都要排除甲状腺癌的可能。如结节坚硬而不平整,伴颈淋巴结肿大、喉返神经麻痹或以往有颈部放射史者,癌肿的可能性很大。同样,如在甲状腺的多发性结节中发现一个结节特别突出而且较硬,也应疑有甲状腺癌的可能。此外,如甲状腺本身出现不对称的肿大或硬结,且增大迅速,或已固定,都应考虑甲状腺癌的可能。

在诊断时,不要过分依赖肿块表面不平和质地坚硬作为甲状腺癌的特征。有些甲状腺癌的肿块可以很柔软,光滑,活动度也大,这在乳头状腺癌中并不少见。相反,钙化严重的甲状腺瘤、结节性甲状腺以及硬化性甲状腺炎质地较硬,表面有颗粒感,易误诊为甲状腺癌。认为甲状腺结节囊性病变都属良性,这显然是不全面的。有报道囊性病灶恶变率为1.4%,甲状腺癌的囊变率也随其结节长大而增高。

^{131}I 或 ^{99m}Tc 甲状腺扫描只能反映出结节的形态及其摄取放射性核素的功能,不能确定其性质。但从临床资料表明,在热结节、温结节、凉结节和冷结节的扫描图像中,甲状腺癌的可能性循序依次递增。此外,放射性核素分布的缺损与肿瘤的大小有关,有时功能减损的肿瘤图像可被正常甲状腺组织所掩盖。少数甲状腺癌显示为热结节。

(一) 甲状腺癌术前诊断

1. 超声检查 是术前诊断甲状腺癌最好的手段,2009年最新的美国ATA和NCCN指南中均把超声检查作为甲状腺癌诊断的首选方法(推荐级别是A级),指南不推荐用CT、磁共振和PET来作为甲状腺癌的常规检查方法。核素检查在诊断甲状腺癌方面的作用也极其有限。超声检查提示甲状腺癌的特征包括:

①结节边界不清和没有晕环；②结节内血流丰富；③超声提示结节有微小钙化点；④超声提示为低回声结节，低回声结节比中、高回声结节恶性可能性大；⑤实性结节比囊性或囊实性结节危险大；⑥结节的横纵比大于1等。

2. 甲状腺核素扫描　不能发现小于10mm的结节，对癌症诊断的敏感性是89%~93%，特异性仅有5%。主要适应于高功能腺瘤（良性居多）的诊断，并有助于检查甲状腺癌的颈部转移。根据结节对放射性核素的摄取能力分为“热结节”、“温结节”和“冷结节”。“热结节”是功能自主性甲状腺结节，几乎多为良性；“温结节”无自主功能，良性可能性较大；“冷结节”则有癌变的可能，但多个“冷结节”多为良性腺瘤或结节，此外，若结节内有出血或囊性变，也可表现为“冷结节”。

3. 颈部X线检查　结节上有细小或砂粒样钙化者，可能为乳头状癌的砂粒体。大而不规则的钙化可见于退行性变的结节性甲状腺肿或甲状腺癌。如在气管像中见有浸润或变形，则提示有恶性病变。

4. 甲状腺针吸活检　上述检查不能确诊时，可行甲状腺针吸活检进行病理学检查，宜在手术前1日进行，诊断符合率高。在10%病例中不能作出进一步的细胞分类，仍需手术探查，作组织学检查。

5. 对甲状腺髓样癌，可应用血清降钙素测定或五肽胃泌素刺激试验来作出诊断。

个别患者所患的甲状腺癌恶性度较高，首先表现为转移癌和肿大的颈淋巴结，原发甲状腺癌反而未被察觉。一般说来，甲状腺单发结节较多发结节或结节性甲状腺肿更有可能为恶性。

（二）患者有下列表现者应警惕甲状腺癌的可能

1. 在地方性甲状腺肿非流行区，14岁以下儿童的甲状腺单个结节，其中10%~50%是恶性，但都是分化好的甲状腺癌。

2. 成年男性甲状腺内的单发结节。

3. 多年存在的甲状腺结节，短期内明显增大。

4. 在滨海居住的患者,单发结节为癌的机会远比来自地方性甲状腺肿流行区的患者为高。

5. 儿童期头颈部曾接受过放射治疗的患者,甲状腺单个结节更可疑。

6. 查体表现甲状腺结节质地坚硬,固定不规则或伴同侧颈部淋巴结肿大。声带麻痹。

7. 颈部X线片示甲状腺内的钙化阴影为云雾状或颗粒状。边界不规则,甲状腺癌导致的气管狭窄常常是左右径、前后径可以正常。

8. 甲状腺超声检查显示甲状腺内有实性或囊实性结节,内部回声不均匀,边界不清楚和不规则。

9. 甲状腺穿刺检查 可发现肿瘤细胞,对囊性肿物抽出液可能逐渐变为暗红色,这是甲状腺乳头腺癌转移灶的一种特征。

10. 甲状腺扫描 用 ^{131}I 或 ^{99m}TC 进行甲状腺扫描,癌肿多为冷结节,可显示放射性核素分布的缺损征象。

11. 甲状腺癌时血清Tg常增高,切除分化的肿瘤后恢复正常。血清Tg测定主要用于分化良好的甲状腺癌的复发判断。血降钙素升高,提示有甲状腺髓样癌的可能。

六、治疗方案选择

对甲状腺癌或可疑为甲状腺癌的甲状腺结节的治疗主要涉及两个问题,一是对可疑为癌的甲状腺结节如何正确处理,二是对已确诊的甲状腺癌应该采用何种最佳治疗方案。

(一) 对可疑甲状腺癌性结节的处理 比较合理的方案是进行筛选,对所有甲状腺结节常规做 ^{131}I 扫描。除了 ^{131}I 扫描显示为功能性或炎性结节外,都需采用手术探查。

尤其有下列情况者更应早期手术治疗:①不除外癌性结节;②对于直径大于3~5cm的囊性结节,经甲状腺穿刺检查找到癌细胞或经2~3次穿刺后囊性结节仍不消失者;③甲状腺超声检查为实质性肿物。

对单发结节的术式选择：由于单发结节癌的发生率高，可达 5%~35%，至今又无可靠方法判断，甚至术中冷冻切片检查也有个别漏诊者，而且单纯结节摘除后，术后复发率较高，可达 16.7%。因此，我们常规对甲状腺单发实性结节、囊实性结节及囊性结节 >4cm 者均行患侧腺叶切除加峡部切除术，术中未发现淋巴结肿大者，可不施行颈部淋巴结清扫术。

（二）甲状腺癌手术治疗中的规范化处理 对确诊的甲状腺癌首次手术是否规范对癌复发或残留有很大影响。规范的甲状腺癌手术，重点在以下四个方面：

1. 要熟悉甲状腺癌的危险因素 甲状腺癌的高危因素有：年龄 >45 岁、男性、肿瘤较大、侵犯甲状腺外膜以及有淋巴结转移等。

2. 要规范甲状腺切除的术式 根据目前美国、英国和日本的手术指南，乳头状癌和滤泡状癌的甲状腺切除术术式有四种：①甲状腺全切术；②甲状腺近全切术；③患侧全切＋峡部＋对侧大部切除术；④患侧全切＋峡部切除术。所谓甲状腺近全切术是指为了比较有把握地保留甲状旁腺的血运和喉返神经，将甲状腺背侧或上极少许腺体留下而将甲状腺组织几乎全部切除。患侧全切＋峡部切除术仅适合某些低危患者，即肿瘤 <1.5cm（英国是 1.0cm）、位于包膜内且没有淋巴结转移的单发癌，其被认为是最小可接受的手术。其他术式，如部分切除术、一侧或双侧大部切除术等均为不规范手术。

根据美国和英国的手术指南，只要有以下情况之一就应行甲状腺全切术：肿瘤侵出甲状腺外膜、远处转移、多癌灶、有颈淋巴结转移、年龄 <15 岁或 >45 岁（美国指南）和肿瘤 >1cm（英国指南）等。

3. 要重视淋巴结的清扫及清扫范围 甲状腺颈淋巴结分为中央区和侧方区，中央区主要是气管前、气管旁和喉返神经周围（第Ⅵ组），侧方区主要是颈内静脉周围（第Ⅱ、Ⅲ和Ⅳ组）和副神经区(第Ⅴ组)。对于早期和中期的甲状腺癌,可以采用“选择性/区域性颈清扫”,其中,中央区淋巴结清扫的重要性要大于侧方区。

(三) 甲状腺癌的手术方式选择 对于甲状腺癌患者,要根据其具体病情合理选择治疗方式。对已确诊为甲状腺癌者应采用何种处理规则,要取决于患者的体质情况、癌肿的病理类型和临床分期;根据甲状腺癌的治疗原则、结合不同类型的甲状腺癌的特点选择符合患者病情的手术方式及处理方法。

1. 甲状腺乳头状癌 临床上具有恶性程度低,颈淋巴结转移率高,好发于中青年妇女等特点,所以手术治疗必须考虑以上这些因素,因主要是淋巴结转移,其清扫淋巴结的意义要大于滤泡状癌。如果癌肿局限在一侧的腺体内,可将患侧腺体连同峡部全部切除,同时行对侧腺体大部切除。但如果癌肿已侵及左右两叶,则需将两侧腺体连同峡部全部切除。手术后5年治愈率可达80%以上。临床实践证明,对没有颈淋巴结转移的乳头状腺癌不需同时清除患侧颈淋巴结,预防性颈淋巴结清除不能提高治愈率。但应强调术后随访有重要性,然而对边远山区或农村的患者缺乏随访条件应区别对待。对颈部有淋巴结肿大的患者,进行包括颈淋巴结清扫术在内的甲状腺癌联合根治术,国内外的方案都是一致的。

2. 甲状腺滤泡状癌 虽是低度恶性甲状腺癌,但它的转移方式主要是血道转移,淋巴结转移约占20%,全切甲状腺有利于后期可能需要的^{131}I治疗。根据有无颈部淋巴结转移,进行颈淋巴结清扫术。

3. 甲状腺髓样癌 恶性程度中等,常沿淋巴道及血道转移,一旦颈部淋巴结转移,即可较快浸润到包膜外,累及周围组织。髓样癌的常规术式是:无论肿瘤大小、个数和包膜等,均采用“甲状腺全切+中央组淋巴结清扫术”,在怀疑有侧方淋巴结转移时还要进行侧方淋巴结清扫。伴有嗜铬细胞瘤者,在甲状腺手术以前首先要处理嗜铬细胞瘤,否则术中会激发高血压,影响手术顺利进行。

4. 未分化癌 由于本病病程短，进展快，首诊时大多数已失去根治机会，预后恶劣，不宜手术治疗或仅能做活检以明确诊断。但偶尔有病灶较小，适宜手术的还应积极争取做根治性手术。

七、甲状腺癌术后处理

甲状腺癌术后主要的治疗手段是TSH抑制治疗和部分患者需要^{131}I治疗。

(一) 术后TSH抑制治疗 术后均需要应用甲状腺激素治疗。在手术切除甲状腺后，甲状腺激素水平明显降低，可反馈地兴奋垂体促甲状腺激素(TSH)的分泌。应用甲状腺激素治疗一方面补充了体内缺乏的甲状腺激素，另一方面是抑制垂体TSH的分泌，从而对甲状腺组织的增生和分化好的癌有抑制作用，对乳头状癌和滤泡状癌有较好的治疗效果。因此，在上述类型甲状腺癌手术后，常规给予抑制TSH剂量的甲状腺素，从而实现减少癌肿相关的复发、转移，降低癌肿相关的死亡率。一般用干甲状腺片每日80~120mg，或左甲状腺素每日100~150μg，以维持高水准的甲状腺激素的水平。

对于低危患者，术后的TSH控制在0.1~0.5mU/L，时间可以是5~10年，然后如果肿瘤仍无复发可将TSH调整到0.3~2mU/L；对于高危或者带瘤患者，则需要将TSH控制在0.1mU/L以下。

(二) 关于术后^{131}I治疗 对于肿瘤小于1cm(即便是多灶性癌)，且肿瘤位于甲状腺内的患者，术后不需要进行^{131}I治疗。美国Mayo Clinic的大宗资料亦表明，对于MACIS评分小于6分者(多数患者小于6分)术后采用^{131}I治疗并不能明显增加疗效。对于肿瘤1~4cm，且有高危因素的患者，可以选择性地使用^{131}I治疗。对于有远处转移、肿瘤明显侵犯甲状腺外组织或者肿瘤大于4cm的患者推荐术后^{131}I治疗。术后的^{131}I治疗去除残余甲状腺组织，可摧毁难以探测的微观甲状腺癌，减少局部复发和转移的概率。

此外，在 PTC 的临床治疗中，Chow 等认为如有不良预后因素存在，考虑甲状腺完全切除手术加放射性碘和(或)外照射治疗。FTC 易血行转移，较常见于肺转移，其次是骨、脑、肝转移等。对于肺转移的 FTC，主张在全甲状腺切除后行放射性 ^{131}I 治疗；对于 45 岁以上患者或肿瘤较大及已侵犯周围器官及组织的高危人群，也主张行放射性 ^{131}I 治疗。放射性 ^{131}I 主要适用于手术未能完全切除的残存甲状腺组织、肿瘤复发或有转移且具有摄 ^{131}I 功能的甲状腺癌。少数不能耐受手术者可以直接选用。

(三) 术后随诊 术后随诊的手段，主要包括：

1. 甲状腺癌复发和转移标志物的测定 血清甲状腺球蛋白是甲状腺癌复发和转移的标志物，血清甲状腺球蛋白的水平受体内存留甲状腺组织量多少的影响，存留的甲状腺组织越多，监测甲状腺癌复发和转移的作用越低，敏感性和特异性也就越差。对进行了甲状腺全切和放射性碘除残的患者，血清甲状腺球蛋白测定对监测肿瘤复发和转移的敏感性和特异性最高。

2. 甲状腺癌复发和转移的定位监测 进行甲状腺 B 超检查对甲状腺癌部分复发检测的敏感性优于甲状腺 CT 或 MRI。

3. 甲状腺癌全身转移的定位检查 可进行放射性 ^{131}I 全身扫描、PET/CT 等。

(四) 化学治疗 分化型甲状腺癌对化疗反应差，化疗仅用于某些病例或与其他治疗方法联用于一些晚期局部无法切除或远处转移的患者。以阿霉素最有效，反应率可达 30%～45%，可延长生命，甚至在癌灶无缩小时长期生存。相比而言，未分化癌对化疗则较敏感，多采用联合化疗，常用药物有阿霉素(ADM)、环磷酰胺(CTX)、丝裂霉素(MMC)、长春新碱(VCR)，如 COA 方案：CTX0.8gd1，VCR1.4mg/m^{2}d1、d8，ADM30～40mg/m^{2}dl。每 21 天为 1 周期。

(五) 放射治疗 各种类型的甲状腺癌对放射线的敏感性差异很大，几乎与甲状腺癌的分化程度成正比，分化越好，敏感性越差,分化越差,敏感性越高。因此,未分化癌的治疗主要是放射治疗。

八、甲状腺癌风险分级和预后评估

对于甲状腺癌的疾病分期、病情严重程度和预后评估标准,目前最常应用的甲状腺癌风险分级和预后评估系统包括AGES系统、AMES系统和MACIS系统。

(一)AGES系统 得分=0.05×年龄(≥40岁);

+1(2期);+3(3、4期);+1(包膜外受侵);+3(远处转移);+0.2×肿瘤大小(厘米,最大径线)。

20年生存率:≤3.99=99%;4~4.99=80%;5~5.99=67%;≥6=13%。

(二)AMES系统(适用于乳头状和滤泡状甲状腺癌)

1. 低危 ①年轻(男≤40岁,女≤50岁):无远处转移。②年老(男>40岁,女>50岁):腺内乳头状癌;包膜微小浸润型滤泡状癌;原发肿瘤直径<5cm。

2. 高危 ①远处转移(无论年龄多大)。②年老(男>40岁,女>50岁):甲状腺外浸润型乳头状癌;包膜广泛浸润型滤泡状癌;原发肿瘤直径>5cm。

20年生存率:低危=99%;高危=61%。

(三)MACIS系统(适用于乳头状甲状腺癌)

得分=3.1(年龄<40岁)或0.08×年龄(年龄≥40岁);

+0.3×肿瘤大小(厘米,最大径线);+1(肿瘤未完全切除);+1(局部侵犯);+3(远处转移)。

20年生存率:<6=99%;6~6.99=89%;7~7.99=56%;≥8=24%。

通过甲状腺癌风险分级和预后评估系统看出,影响甲状腺癌预后的主要因素有年龄、肿瘤大小、有无局部侵犯、是否存在远处转移、肿瘤切除的完整性等。在年轻患者,早期发现甲状腺的结节或肿瘤,早期明确诊断并进行治疗,其生存率是很高的;

在老年患者，早期发现甲状腺癌，在无远处转移时能完整切除肿瘤，也有较高的生存率。在临床上，对绝大多数甲状腺癌患者病情评估属于低级别类型，经过规范的治疗：手术切除肿瘤、必要的放射性 ^{131}I 治疗以及术后补充足够量的甲状腺激素抑制 TSH，可获得良好的疗效，预后良好，在恶性肿瘤中的生存率较高。

（王颜刚）

第十五章 甲状腺相关性眼病

甲状腺相关性眼病(thyroid-associated ophthalmopathy,TAO)是临床眼科常见的眼眶疾病病因之一,患病率在眼眶疾病中居首位。至今命名仍不统一,曾称之为甲状腺毒性眼球突出、甲状腺功能异常眼病变、内分泌性突眼和 Graves 病眼病变等。目前开始应用 TAO 这一名称,表示眼病与甲状腺有关。其中最常见的是甲状腺功能亢进症(甲亢)所致的眼病称为 Graves 眼病(Graves ophthalmopathy,GO),可与甲亢同时发生,也可发生在甲亢之后;少数患者为单眼受累出现突眼,查血 TSH 降低,为亚临床甲亢所致;还有少数患者出现突眼而无甲亢症状,查甲状腺功能正常,称之为甲状腺功能正常的 Graves 眼病(euthyroid Graves ophthalmopathy,EGO)。

一、病因和发病机制

本病影响因素较多,确切的病因尚不了解,一般认为是一种自身免疫性疾病,有以下几种可能性:①甲状腺球蛋白抗体与甲状腺球蛋白作用于眼外肌;②促甲状腺激素(TSH)或其片段与免疫球蛋白在眼外肌中相互作用引起的炎性反应;③眼眶软组织和甲状腺存在共同抗原,眼眶病变和甲状腺功能亢进是同一种疾病的两种表现;④眼外肌等眶内软组织(如泪腺和结缔组织)作为抗原,引起的自身免疫反应,这些组织是致敏淋巴细胞的靶组织。

Graves 眼病是甲状腺功能亢进的表现之一。由于自身免疫反应,血循环中针对甲状腺滤泡上皮细胞抗原的 T 细胞识别球后成纤维细胞或眼外肌细胞上的抗原,浸润眶部。在眶后组织有淋巴细胞浸润;被激活的 T 细胞与局部成纤维细胞或眼肌细胞作用,释放出淋巴因子,如 IFN-γ、IL-1α、TNF-β 等,刺激球后成纤维细胞或眼肌细胞表达免疫调节蛋白(如热休克蛋白及细胞间黏附分子等),增强眶部结缔组织的自身免疫反应,刺激成纤维细胞增殖,分泌黏多糖,堆积在眼外肌和眶后组织,导致突眼和眼外肌纤维化,是形成 Graves 眼病的病理基础。此外,TRAb 或其他自身抗体亦可作用于成纤维细胞或肌细胞,可使结缔组织容量增加,导致眼外肌功能障碍而引起眼病的表现。

二、病理

本病的眶后组织中有脂肪细胞浸润,纤维组织增生,大量的黏多糖和糖胺聚糖(glycosaminoglycan,GAG)沉积,透明质酸增多,有淋巴细胞和浆细胞浸润。眼外肌出现增粗,纹理模糊不清,肌纤维呈透明变性,肌纤维断裂、破坏。

三、临床表现

TAO 可波及眶内各种软组织结构,由于侵犯范围和程度不同,出现的临床表现也不同。

(一) 症状 轻者只有眼睑退缩、迟落,症状明显者有眼内异物感,眼部胀痛,出现畏光、流泪,有的还出现复视、斜视、视力下降等;严重突眼在睡眠时眼睑不能闭合,使眼结膜长期暴露,出现慢性结膜炎。严重的还可出现急性高眶压的症状和体征,患者出现明显眼痛、眼胀、头痛、恶心、呕吐、视物不清等,查眼压可升高,称恶性眼球突出症。

(二) 体征 双眼球突出,眼球突出度超过正常上线 4mm。眼睑肿胀,结膜充血水肿,有上眼睑挛缩,睑裂增宽,瞬目减少;双眼向上看时,前额皮肤不能皱起,双眼向下看时,上眼睑不能随眼球下落。眼球活动受限，严重者眼球固定，眼睑闭合不全，角膜外露而发生角膜溃疡。严重者导致全眼球炎，角膜溃疡面大，结膜充血水肿，甚至眼部有脓性分泌物。长期眶压升高，或视神经受牵拉，或眶尖部肌肉肥厚均可继发视神经萎缩，出现视野缺损，色觉障碍，视觉电生理异常等表现；严重者视力下降，甚至丧失。长期眶内静脉回流障碍还可继发开角型青光眼，出现视力下降、视野缺损等。

四、诊断及鉴别诊断

（一）诊断 具有明显眼征的TAO诊断并不困难，但部分患者临床表现不典型，影像学是TAO诊断和鉴别诊断的主要方法。根据患者的临床表现，选择相应的辅助检查：

1. 超声检查 对眼球周围及球后组织进行超声检查，能显示眼外肌的厚度，呈梭形的中低回声。并能显示眶后组织的异常等。

2. 视网膜血管彩色多普勒检查 可提供视网膜中央动静脉及后睫状动静脉的血流速度和阻力指数，能更早提示视神经损害的可能性及损害程度，有时可以作为早期TAO的诊断指标。

3. CT扫描 冠状扫描可显示各条眼外肌增粗，甚至少数患者可累及上、下斜肌。轴位CT可较好地显示内、外直肌增粗，眶内壁骨质菲薄，长期眶压升高，致骨质向筛窦弧形凹陷，双侧对称，名“可乐瓶”征。眼球突出严重者，视神经受到牵拉失去生理弯曲，呈直线状。经CT检查可明确眼外肌增粗的程度，并排除球后占位性病变。

4. MRI检查 在TAO早期显示眼外肌水肿、变性、肥大，晚期显示出眼外肌的纤维化和脂肪变性。通过T2弛豫时间可显示纤维化的程度，并提示球后软组织和泪腺的病理改变。MRI特别还能观察到提上睑肌的变化。对可疑的TAO视神经病变，MRI具有重要的诊断作用。除显示形态改变外，眼外肌的信号变化与治疗有一定相关性。病变的眼外肌在T1WI呈中或低信号，T2WI如呈中或低信号，提示肌肉纤维化严重，对激素冲击疗法、化疗或放疗不明感；T2WI如呈高信号，说明肌肉处于炎性水肿期，对上述治疗相对敏感。

根据患者有不同程度的突眼，结合患者的甲状腺功能及相关的影像学检查等，可以进行诊断。诊断时，还要注意突眼与甲状腺功能的关系，甲亢合并突眼时即诊断为Graves眼病；甲状腺功能正常时则诊断为甲状腺功能正常的Graves眼病。甲状腺功能正常的突眼患者较少见，为单侧或双侧突眼，也可能在数月或数年后出现甲亢症状，其中大多数患者有甲状腺功能紊乱，如TRH兴奋试验或T_3抑制试验异常，或TSH降低，或TSAb、TGAb、TPOAb升高等。

（二）鉴别诊断 在诊断突眼时，要排除其他原因及疾病引起的突眼（与甲状腺无关）：

1. 眶内肿瘤 多种眶内肿瘤可致眼球突出，但是多为一侧眼球突出，并且发展较快，逐渐出现视力障碍；影像学检查可显示眶内类圆形或梭形占位，与单条肌肉肥厚的甲状腺相关眼病极易混淆。但后者多累及双眼，具有典型的眼征并多数患者伴甲状腺功能紊乱。

2. 重症肌无力 少数甲状腺相关眼病患者出现上睑下垂时，应检查是否合并重症肌无力，两者均属自身免疫性疾病，可伴随发生，糖皮质激素和免疫抑制剂对两者均有效。

3. 肌炎型炎性假瘤 急性起病，疼痛明显，眼睑、结膜充血水肿严重，可伴上睑下垂，眼球运动受限，对激素冲击疗法或放疗较敏感。影像学检查可显示眼外肌不规则肿大，肌腹肌腱同时受累，眼环增厚等。

（三）Graves眼病的分级标准 Graves眼病可发生在部分甲亢患者，有不同程度的突眼度，部分病情较重的患者还有由突眼所致的不同程度的视力障碍。2006年Graves眼病欧洲研究组（EUGOGO）根据患者的突眼度、复视和视神经损伤三个指标评估病情的程度，提出了 Graves 眼病病情的分级标准，见表 15-1。

表 15-1 Graves 眼病病情分级标准（EUGOGO，2006）

级别	突眼度（mm）	复视	视神经受累
轻度	19~20	间歇发生	视神经诱发电位异常，视力 >9/10
中度	21~23	非持续性存在	视力 8/10~5/10
重度	>23	持续性存在	视力 <5/10

注：间歇性复视：仅在劳累或行走时发生；非持续性存在复视：眨眼时发生复视；持续性存在复视：阅读时发生复视

（四）判断 Graves 眼病活动的评分方法 Graves 眼病有的患者突眼相对较轻，较稳定；但有的则有逐渐加重的趋势，仅根据突眼度的严重程度也不能全面代表 Graves 眼病是否活动。美国甲状腺学会等国际四个甲状腺学会联合提出了判断 Graves 眼病活动的评分方法（clinical activity score，CAS），即以下 7 项表现各为 1 分：①自发性球后疼痛；②眼球运动时疼痛；③结膜充血；④结膜水肿；⑤肉阜肿胀；⑥眼睑水肿；⑦眼睑红斑。CAS 积分达到 3 分，判断为疾病活动。积分越多，说明活动度越高。

五、治疗

对于 TAO，目前有糖激素治疗、放射治疗、手术治疗、免疫抑制剂等多种治疗方法，在决定采用何种治疗方式时，应充分考虑患者病情的程度及活动性，以达最佳治疗效果。对于轻度患者多采用对症治疗，如避免辛辣刺激性食物，戒烟，防止用眼疲劳，遇强光须戴墨镜，避免情绪激动。睡眠时头高位，睑裂闭合不全者须涂眼膏或应用人工泪液等角膜保护剂等。

（一）Graves 眼病（GO） 也称为甲状腺毒症性眼病，在患甲亢的基础上出现眼球突出。首先应用抗甲状腺药物控制甲亢，如应用甲巯咪唑或丙硫氧嘧啶口服。在甲亢控制后，多数患者的突眼有明显好转，但是部分患者的突眼无明显好转或较前加重。出现突眼加重多由于以下原因:①甲亢一直未得到控制;②在甲亢治疗过程中出现甲减,TSH分泌增高,导致突眼加重。

针对突眼的原因,要很好地控制甲亢,在TSH开始上升时,加用甲状腺素,防止甲状腺进一步肿大及突眼加重。应用抗甲状腺药物及甲状腺素同时治疗,对甲亢伴有突眼者有较好疗效。

1. 轻度Graves眼病　一般无明显眼征,突眼较轻,在治疗甲亢后多数患者的突眼可逐渐好转。一般不需要针对突眼的局部治疗,让患者注意避免强光刺激,外出时可以戴有色眼镜;有眼干涩感者,可以应用有润滑作用的眼药水或用人工泪液;戴棱镜矫正轻度复视等。控制甲亢是基础性治疗。注意抗甲状腺药物剂量的调整,甲状腺功能过高或过低都可使突眼加重。

2. 中度和重度Graves眼病　在治疗甲亢的同时,对于活动期的患者(CAS>3分)、有视神经受累的患者,需要应用糖皮质激素口服治疗。泼尼松每日30~60mg,分次口服,应用1~2周后根据病情控制情况逐渐减量,一般需要持续3~6个月。对于视神经受累严重的患者,为挽救患者的视力,防止失明,需要静滴糖皮质激素,常用甲泼尼龙500~1000mg加入生理盐水中静滴,隔日1次,连用2~3次。但应注意糖皮质激素的不良反应及禁忌证。还可以根据病情选择放射治疗、手术治疗等(适应证基本与自身免疫性疾病所致的突眼相同)。

(二)自身免疫反应所致的突眼　此类患者的甲状腺功能正常,但是有不同程度的突眼。治疗时对轻度突眼一般不需要强化治疗,仅需要以局部施行保护眼睛及角膜的措施,如有畏光者可戴有色眼镜;进行角膜保护,防止角膜干燥;有轻度复视者可应用棱镜矫正;要戒烟、限酒等。

1. 糖皮质激素的治疗　糖皮质激素可以通过抗炎和免疫调节作用来治疗TAO,疗效快、确切,Rajendram等报道,其疗效为63%~77%。由于激素具有较多的副作用,使其疗程往往局限于3~5个月,停药后疾病复发是很常见的。处于炎症活动期的严重 TAO 患者主要通过口服或静脉两种途径大剂量冲击治疗。Marcocci 在对严重 TAO 的治疗过程中观察了静脉和口服用药的疗效及并发症,研究显示静脉用药组视神经病变改善更加明显,尽管累积用药量较少,口服组发生较多的并发症。这说明静脉用药能取得更好的临床效果,同时并发症较少。

疾病处于急性进展期或活动性分值 CAS≥4 者,可行糖皮质激素冲击治疗,具体方案:根据患者耐受情况给予静脉甲泼尼龙 500~1000mg/d,冲击 3~5 天,停 7 天后可给予第二次冲击,效果较好。或口服大剂量泼尼松 60~80mg/d,逐渐减量,症状反复时需加量。治疗中需严密观察糖皮质激素的不良反应:继发性高血压、糖尿病、应激性溃疡、电解质紊乱、肝肾损害、骨质疏松、病理性骨折、精神失常等。全身应用糖皮质激素有禁忌证者,可给予眶内局部注射曲安奈德,每次 40mg,注射于眼外肌及其周围组织,可反复多次注射,但要注意避免引起眶压升高或眶内出血等并发症。

2. 云克治疗　云克由 ^{99}Tc 和 MDP 组成,^{99}Tc 为 +4 价放射性核素,化学性质活泼,容易得失 1 个电子,通过电子得失可清除体内自由基,保护人体 SOD 活力,从而抑制免疫反应中的病理复合物产生,促进损伤组织恢复。MDP 能抑制前列腺素 E 及组胺的产生和释放,抑制白细胞游走,从而抑制急性炎症反应。动物实验也发现云克可以降低免疫调节因子白细胞介素 -1(IL-1)的水平及提高 SOD 活力,因此可被用于治疗与自身免疫功能失调有关的疾病。临床研究也显示其可能是通过改善免疫功能从而达到治疗目的。

3. 免疫抑制剂的应用　有学者报道环孢素 A 治疗效果远远不如糖皮质激素。但是,高剂量糖皮质激素不能取得良好效果时,可以尝试环孢素 A 与糖皮质激素的联合治疗。一些新的免疫抑制剂的应用也在临床观察中:依那西普(etanercept),在细胞外有 TNF-α 的结合位点,它可以降低 TNF-α 的生物活性,是一类炎症细胞因子。但其副作用包括感染、恶性肿瘤,以及可能引发更多的自身免疫性疾病。利妥昔单抗（rituximab）是一种单克隆抗体，它与B淋巴细胞表面抗原CD20相结合，减弱TAO患者B细胞在炎症反应中的作用。可能会产生的不良反应包括：输液反应、血清病、增加感染的概率。西罗莫司（rapamycin）是大环内酯类抗生素中的一类，可抑制细胞因子和生长因子介导的成纤维细胞和免疫细胞的增殖。可能产生的不良反应包括骨髓抑制（最常见的为血小板减少症）与高脂血症。

（三）眶周放射治疗 眶周放射治疗用于那些对激素治疗无效、部分有效或停药复发者。因其单独用于TAO治疗效果不如激素，所以常与激素全身治疗联合应用。放射治疗初期可能有一过性水肿加重，同时使用糖皮质激素可以减轻放射治疗引起的暂时性组织水肿，降低此并发症的发生率。同时放射治疗效果可维持较长时间，可以降低激素的用量导致疾病复发的危险，所以两者联合使用比单独使用更为安全有效。糖尿病和高血压视网膜病变者禁用。

（四）TAO的手术治疗 TAO的手术治疗目的是切除眶壁和（或）球后纤维脂肪组织，增加眶容积，可以缓解急性期由于眶压过高导致的急性视神经病变；或缓解慢性期由于肌肉纤维化导致的斜视和高眼压症。适用于：视神经病变可能引起视力丧失；复发性眼球半脱位导致牵拉视神经可能引起视力丧失；严重眼球突出引起角膜损伤。选择合适时机进行手术，可改善和恢复眼球运动、复视和视功能。

1. 眼睑退缩矫正术 适合于眼睑退缩严重，睑裂过大，继发暴露性角膜炎或影响外观患者。手术方式包括：Müller肌切除术、提上睑肌延长术、提上睑肌缘切开术、下睑缩肌及囊睑筋膜后徙术、睑裂缝合术及睑裂缩短术等。

2. 眼肌病的手术治疗 限制性眼外肌病是TAO最常见的临床表现之一，眼外肌的炎症、水肿和纤维化是导致肌肉丧失运动功能的原因。手术时机应在眼肌病稳定3~6个月后，合并眼球高度突出者，应先行眶减压手术。该类手术宜将病变肌肉后徙,不宜将拮抗肌缩短。严重的肌肉纤维化应将 Tenon 囊和肌肉周围组织充分分离。

3. 眼眶减压术 眼眶减压是治疗严重病例较有效的方法,适合于甲亢控制稳定、继发视神经病变需解除眶间压力者,或严重眼球突出继发暴露性角膜炎者。对于外观因眼球突出而损毁严重者,病情不再进展后也可行该术式。根据病情,可选择一壁、两壁和三壁减压。为减少眼球移位等并发症,优先选择眼眶内、外壁平衡减压。手术需切除眼眶骨壁和骨膜,分离肌间膜,使眶内尤其是肌内脂肪疝出,达到缓解眼球突出并提高视力的目的。根据眼球突出的程度,决定是否联合脂肪切除术。

4. 脂肪切除术 眼球突出程度较轻者,可经球结膜切口,切除眶内脂肪,尤其是肌锥内脂肪,达到缓解症状的目的。具有切口隐蔽,手术创伤小等优点,但要注意避免眶内出血等并发症。可与眼眶减压术联合使用。

5. 手术常见的并发症 手术可能引起复视、或加重复视,尤其在手术切除范围扩大者;还可有眼球移位、眶内出血等。

虽然人们从多方面已对 TAO 有了认识,不论是其发病机制、炎症活动度的评估,还是新的免疫治疗方法,都有了新的突破,并且在传统的治疗方法上也有进一步的研究。但仍有大量的工作需要我们去做,以便了解并明确 TAO 疾病的危险因子、遗传因素所起的作用,病变的启动部位、触发因素,并寻找到有效且临床可行的治疗新方法。

（陈 栋 段文若）

第十六章 甲状腺疾病的放射性 ^{131}I 治疗

第一节 ^{131}I 治疗甲状腺功能亢进症

甲状腺功能亢进症(hyperthyroidism),简称甲亢,是由于甲状腺腺体组织功能亢进,合成和分泌甲状腺激素增加所导致的甲状腺毒症。Graves 病(GD)是甲亢中最常见的一种类型。

碘[^{131}I]化钠口服溶液(简称 ^{131}I)是甲亢治疗的主要方法。^{131}I 治疗甲亢具有简便安全、疗效确切、复发率低、并发症少和费用较低等优点,是放射性核素治疗学最成熟和应用最广泛的方法。^{131}I 用于甲亢治疗已达六十多年,是效益成本比最高的治疗方法。^{131}I 治疗甲亢被越来越多的临床医生和甲亢患者所认同,在甲亢的治疗中起着越来越重要的作用。

一、原理

碘是合成甲状腺激素的物质之一,甲状腺细胞通过钠/碘共转运子(Na^+/I^- symporter,NIS)克服电化学梯度从血循环中浓聚 ^{131}I。甲亢患者甲状腺滤泡细胞的 NIS 过度表达,对 ^{131}I 的摄取明显高于正常甲状腺组织。利用甲状腺有浓集碘的能力和 ^{131}I 能放出 β 射线生物学效应,使甲状腺滤泡上皮细胞破坏、萎缩,分泌减少,达到治疗目的。

^{131}I 衰变发射的 β 射线在组织内平均射程为 1mm,所以β

粒子的能量几乎全部释放在甲状腺组织内，对甲状腺周围的组织和器官影响较小。由于 β 射线在组织内有一定的射程，可产生“交叉火力”(crossfire)效应，使甲状腺中心部位接受的辐射剂量大于腺体边缘部分，如给予适当剂量的 ^{131}I，则可利用放射性“切除”部分甲状腺组织而又保留一定量的甲状腺组织，使甲状腺功能恢复正常。

口服 ^{131}I 后 2~4 周，甲状腺组织可见水肿、变性、上皮肿胀并有空泡形成和滤泡破坏等病理改变，腺体中心部分的损害更加明显。2~3 个月，甲状腺内有淋巴细胞浸润、滤泡上皮脱落、纤维组织增生等改变。^{131}I 治疗甲亢疗效约 2 周后出现，其治疗作用可持续 2~3 个月，甚至更长时间，所以一般应在 3~6 个月后才能对疗效作出评价。

二、适应证和禁忌证

(一) 适应证

1. 甲状腺中度肿大，年龄在 25 岁以上的 Graves 病患者。

2. 对抗甲状腺药物过敏、或抗甲状腺药物疗效差、或用抗甲状腺药物治疗后多次复发、或手术后复发的 Graves 病患者。

3. Graves 病伴白细胞或血小板减少的患者；或伴慢性心房颤动的患者。

4. 合并心、肝、肾疾患不宜手术者，或手术后复发者或不愿手术治疗的甲亢患者。

5. 某些高功能结节性甲亢。

(二) 禁忌证 妊娠和哺乳期患者；急性心肌梗死患者；严重肾功能不全的患者。

三、治疗方法

(一) 患者的准备

1. 停止服用影响甲状腺摄取 ^{131}I 的药物和忌食含碘食物。

2. 进行常规体检和血、尿常规检查，测定甲状腺摄 ^{131}I 率，查血清甲状腺激素、TSH、TgAb、TPOAb、TRAb，必要时行肝功能及 ECG 检查。

3. 通过甲状腺显像结合扪诊估计甲状腺质量，必要时可进行 B 超检查。

4. 病情较重的甲亢患者，需先应用抗甲状腺药物控制甲亢，病情减轻后再进行 ^{131}I 治疗，以防出现甲状腺危象。心率过快和精神紧张者，可给予 β 受体阻滞剂或镇静剂控制症状。

5. 向病员讲清 ^{131}I 治疗的注意事项、疗效、可能出现的近期反应及远期并发症，病员应签署治疗知情同意书。

（二）^{131}I 治疗剂量的确定 治疗甲亢患者理想的 ^{131}I 剂量是既能迅速有效地控制甲亢，又尽可能降低甲状腺功能减退症（甲减）的发生率。确定 ^{131}I 治疗剂量的方法很多，大致可分为固定剂量法和计算剂量法两大类。国内多用计算剂量法给药。

1. 计算剂量法 计算治疗用 ^{131}I 剂量的方法很多，如按甲状腺吸收剂量计算或按每克甲状腺组织实际吸收的放射性活度计算。尽管使用的计算公式不同，但起主要作用的因素为甲状腺吸 ^{131}I 率、甲状腺质量和有效半衰期。以下公式是目前常用的：

$$^{131}\text{I 剂量（MBq 或 μCi）} = \frac{\text{计划量（MBq 或 μCi/g）} \times \text{甲状腺质量（g）}}{\text{甲状腺最高（或 24h）摄 }^{131}\text{I 率（\%）}} \times 100$$

治疗甲亢每克甲状腺组织的常用 ^{131}I 剂量为 2.96~4.44MBq（80~120μCi）。这公式是基于有效半衰期为 5 天设计，如有效半衰期差异较大可将计算结果乘以 5，然后除以有效半衰期，作为调整 ^{131}I 剂量的依据。

2. 固定剂量法 确定 ^{131}I 剂量最简单的方法是给予特定临床类型甲亢患者相同的放射性活度。一般推荐的治疗甲亢的 ^{131}I 口服剂量为 111~370MBq（3~10mCi）。多数患者服用 3~4 个月后可以缓解。10%~15% 的患者须二次治疗。甲状腺较大、病情严重者增加 ^{131}I 治疗剂量。该方法简便易行。

（三）^{131}I 治疗后的注意事项 服 ^{131}I 后，为达到充分吸收的目的，应于 2 小时以后进食；嘱病员注意休息，防止感染、劳累和精神刺激，不要挤压甲状腺，以免病情加重。病情较重的患者服 ^{131}I 后 2~3 天可给予抗甲状腺药物、β 受体阻滞剂减缓症状；服 ^{131}I 后一周内避免与婴儿密切接触；服 ^{131}I 后一个月内不用含碘的药物或食物。女患者经 ^{131}I 治疗后半年内不可怀孕；男性患者治疗后半年内应采取避孕措施。告知患者 ^{131}I 治疗的反应和随访事项，包括 ^{131}I 治疗发生疗效的时间及治疗作用可能持续的时间、定期随访。

（四）辅助治疗措施 ^{131}I 治疗甲亢是以 ^{131}I 治疗为主的综合治疗，应根据患者的具体情况采用相应的辅助治疗措施，以取得更好的疗效和降低 ^{131}I 治疗后并发症的发生率。

甲亢病情重，或已经有严重并发症，或在一些病情较重的老年甲亢患者，应先用抗甲状腺药物进行准备，使症状得到控制后再行 ^{131}I 治疗，也可于口服 ^{131}I 后 2~3 天继续用抗甲状腺药物治疗，直至 ^{131}I 发生明显疗效为止。^{131}I 治疗前后，都可用 β 受体阻滞剂减缓心率过快、肌肉震颤等症状和体征。β 受体阻滞剂非常有用，且不会干扰很多诊断性试验。在 ^{131}I 治疗前就有明显突眼的患者，应同时使用糖皮质激素类药物以防止突眼加重。在 ^{131}I 治疗后加强随访，当患者血甲状腺激素降到正常水平或偏低时，就可补充甲状腺激素，具体剂量根据患者的临床表现及甲状腺功能而定，一般应用左甲状腺素每日 25~100μg。

（五）治疗反应及处理

1. 早期反应的处理 少数病员在服 ^{131}I 后几天内出现乏力、头晕、食欲下降、恶心、呕吐、皮肤瘙痒、甲状腺局部肿痛等反应，一般比较轻微，不需特殊处理。个别症状稍重患者可给予对症处理。^{131}I 治疗甲亢对血象的影响极小，个别患者发生白细胞降低是暂时性的，能恢复正常，必要时可给予升白细胞的药物。

早期反应中最严重的是甲状腺危象，如有发生则多见于 ^{131}I 治疗后 1~2 周，虽然发生率极低，但死亡率很高(20%~30%)。

^{131}I 治疗后诱发甲状腺危象的可能原因为：患者体内组织中儿茶酚胺的受体数目增多，心脏和神经系统对血中儿茶酚胺过度敏感；放射线破坏甲状腺滤泡，使甲状腺激素大量进入血液，导致甲亢加重；甲亢病程进展中，患者已有机体重要器官的功能障碍，如心脏病、肝功能损害等，短时间内血中甲状腺激素水平升高，易出现脏器功能衰竭，如心功能不全等；^{131}I 治疗后合并感染、发生较强烈的精神刺激和过度劳累等应激状态引起儿茶酚胺释放增多，使症状加重。甲状腺危象主要表现为高热、心动过速、烦躁和大量出汗等，以及消化系统、神经系统和循环系统的功能障碍。

对 ^{131}I 治疗后发生甲状腺危象应以预防为主，可采取以下措施：严重的甲亢患者应用抗甲状腺药物进行准备，^{131}I 治疗后应用抗甲状腺药物控制症状，使患者度过危险期，甲状腺危象就很少发生；对病情较重的患者应加强支持疗法；注意休息，防止感染、劳累和精神刺激；如有危象先兆，则应及时处理，密切观察。

2. 甲状腺功能减退症（甲减） 应用 ^{131}I 治疗后常见的并发症为甲减，可能与患者对射线的个体敏感性差异和自身免疫功能紊乱有关，早发甲减与 ^{131}I 治疗剂量有关。使用较小剂量 ^{131}I 治疗，能降低早发甲减的发生率。在计算 ^{131}I 治疗剂量时应慎重，应根据患者的病情、甲状腺功能与甲状腺抗体的水平、甲状腺的大小等进行多方面因素评估，尽量使应用剂量符合患者的病情，降低早发甲减的发生率。^{131}I 治疗甲亢后发生甲减的机制还未完全阐明，经 ^{131}I 治疗甲亢后甲减的发生率每年以 2%~3% 的比例增加，且晚发甲减与 ^{131}I 剂量无明显相关。

四、疗效评价

甲亢患者口服 ^{131}I 后，一般要 2~3 周才逐渐出现疗效，症状缓解，甲状腺缩小，体重恢复。随后症状逐渐消失，甲状腺明显缩小。临床可见，部分病例 ^{131}I 的治疗作用持续到半年以上。一个疗程的治愈率 52.6%~77%，有效率 95% 以上，无效率 2%~4%，复发率 1%~4%。结节性甲状腺肿或甲状腺过大过硬患者，常需几个疗程才能治愈。^{131}I 剂量越大，一次治愈率越高，但早发甲减率也增高。

甲亢 ^{131}I 治疗没有增加患者甲状腺癌和白血病等癌症的发病率，也没有影响患者的生育能力和遗传缺陷的发生率。

^{131}I 在体内主要蓄积在甲状腺内，对甲状腺以外的脏器，例如心脏、肝脏、血液系统等不造成急性辐射损伤，可以比较安全地用于治疗有心脏、肝脏、血液系统等并发症的重度甲亢患者，并取得理想的治疗效果。

五、甲亢治疗方法的比较与选择

治疗甲亢的方法包括口服抗甲状腺药物治疗、放射性 ^{131}I 治疗及手术治疗。对于甲亢患者要选择哪种治疗方法，选择的治疗方法是否符合患者的病情需要，是甲亢能否治愈且不发生严重不良反应的关键。

(一) 三种治疗方法的比较与选择　治疗甲亢的目的就是要降低血中的甲状腺激素水平，控制甲状腺激素过高导致的甲亢症状，并使患者的甲状腺激素水平逐渐恢复正常。这三种治疗方法各有其优缺点。

1. 抗甲状腺药物治疗　自抗甲状腺药物被推荐以来，它一直被广泛应用于甲亢初期的治疗。常用的丙硫氧嘧啶(propylthiouracil，PTU)和甲巯咪唑都是抑制甲状腺素合成，丙硫氧嘧啶可抑制外周 T_4 转换为 T_3。治疗通常需 12~18 个月，持续缓解率大约 30%~50%。抗甲状腺药物对一些年轻患者和起病缓、病程短、甲状腺较小者，能较快缓解症状，使甲亢得到治愈。妊娠合并甲亢的患者由于禁用 ^{131}I 治疗，又不适宜做手术，所以应首选抗甲状腺药物——丙硫氧嘧啶治疗。抗甲状腺药物不良反应包括白细胞减少、皮疹、药疹和肝炎等，发生率约 5%~7%。在经过系统的抗甲状腺药物治疗病情没能长期缓解者，甲状腺重度肿大有压迫症状者需考虑手术治疗；甲状腺中度肿大的 Graves 病患者适宜选择放射性 ^{131}I 治疗。

2. 手术治疗 外科甲状腺切除有超过 85% 的甲亢患者达到了永久性治愈。外科手术治疗甲亢虽然对许多患者是有效的可选方式,但是具有喉返神经、甲状旁腺损伤的危险,仍可发生甲减或甲亢复发,目前甲亢患者很少采用手术治疗。对于甲状腺肿大伴甲亢的患者,如果甲状腺有结节,尤其是单一结节者,高功能腺瘤行手术治疗可以使甲亢得到治愈;如果结节为非高功能,甲状腺扫描示"凉结节"或"冷结节",应用抗甲状腺药物甲亢不宜控制者,可行手术治疗,不但治愈了甲亢,还可以明确结节的性质。对于甲亢怀疑合并癌变者应行手术治疗。

3. 放射性 ^{131}I 治疗 甲亢放射性 ^{131}I 治疗作为一种有效、实用、价廉的方法,可门诊治疗。无抗甲状腺药物的副作用和疗程长缺点,避免了潜在的一系列手术并发症。放射性 ^{131}I 是治疗成人甲亢、尤其是 Graves 病较好的治疗方式,多数患者经一次治疗可使甲亢得到治愈。由于放射性 ^{131}I 治疗后甲减的发生率较高,影响了部分患者的选择。

(二) 各种治疗方法的选择 甲亢治疗选择要考虑年龄、甲状腺肿大小、病情轻重、病程长短、有无并发症、是否存在妊娠以及治疗费用、患者意愿、医疗条件等因素慎重选择。

外科治疗因为并发症及影响美容的原因,在 Graves 病甲亢中极少考虑。只有其他治疗患者有禁忌或拒绝时才考虑。抗甲状腺药物和放射性 ^{131}I 是甲亢治疗的主要方法。应用抗甲状腺药物疗程比较长,部分患者停药后复发,少数病例可发生严重肝损害或粒细胞缺乏症。比起抗甲状腺药物和外科手术,放射性 ^{131}I 是比较安全有效的治疗方法。

美国甲状腺协会(American Thyroid Association,ATA)调查临床 Graves 病甲亢的治疗显示:首选放射性 ^{131}I 治疗者占 69%,抗甲状腺药物治疗 30%,外科治疗仅 1%。应针对每位甲亢患者的具体病情制订合适的放射性 ^{131}I 治疗剂量,尽量降低甲减的发生率,使有放射性 ^{131}I 治疗适应证的甲亢患者能接受治疗,也免去了应用口服抗甲状腺药物长期服药及复查的麻烦,减轻患者的经济负担。

第二节 ^{131}I 治疗分化型甲状腺癌

美国的统计资料显示，确诊的肿瘤患者中甲状腺癌占1.4%，甲状腺癌占因肿瘤死亡患者的0.2%。我国上海市的统计资料显示，甲状腺癌的发病率为2.39/10万，并有逐年增加的趋势。甲状腺乳头状癌和滤泡状癌又被称为分化型甲状腺癌（differentiated thyroid carcinoma，DTC），肿瘤组织中既含有乳头状癌又含有滤泡状癌的成分者为混合癌。

一、原理

（一）术后残留甲状腺组织能摄取 ^{131}I，用 ^{131}I 去除 DTC 术后残留甲状腺组织的同时，也消除了隐匿在残留甲状腺组织中微小 DTC 病灶，降低 DTC 的复发率和转移发生的可能性。残留甲状腺组织完全去除后，由于 TSH 升高可促使 DTC 转移病灶摄碘能力增强，有利于用 ^{131}I 显像发现 DTC 转移灶，同时转移灶的残留甲状腺组织被完全去除后，体内无 Tg 的正常来源，有利于通过检测血清 Tg 水平的变化，对 DTC 的复发或转移进行诊断。当残留甲状腺组织被完全去除后，血清 Tg 水平的变化是 DTC 复发或体内存在 DTC 转移病灶的敏感而特异的指标。给予去除或治疗剂量 ^{131}I 后进行的全身显像，常可发现诊断剂量 ^{131}I 全身显像未能显示的 DTC 病灶，这对制订患者随访和治疗的方案有重要意义。

（二）残留的正常甲状腺组织被完全去除后，因 DTC 细胞的分化程度较高，部分保留了摄取 ^{131}I 的功能，所以能用 ^{131}I 进行内照射治疗复发和转移 DTC 病灶。

二、适应证与禁忌证

（一）适应证

1. 所有 DTC 患者术后有残留甲状腺组织，其摄 ^{131}I 率大于

1%，甲状腺显像甲状腺床有残留甲状腺组织显影者，均应使用 ^{131}I 去除残留甲状腺组织。

2. DTC 患者经手术切除原发灶，^{131}I 去除残留甲状腺组织以后，复发灶或转移灶不能手术切除，经 ^{131}I 显像显示病灶浓聚 ^{131}I，一般状况良好的患者。

3. 残留甲状腺组织已被完全去除的 DTC 患者，如其他检查方法（X 线检查、B 超检查等）未发现体内有 DTC 病灶，^{131}I 显像阴性，但 Tg 水平升高（≥10μg/L），高度提示体内有较弥散的微小 DTC 病灶，是用 ^{131}I 治疗的指征。

（二）禁忌证 妊娠和哺乳期患者；术后创口未愈合者；白细胞在 3.0×10^9/L 以下的患者；肝、肾功能严重损害的患者。

三、治疗方法

（一）患者的准备

1. 停止服用甲状腺片（或 T_4）4~6 周，目的是使 TSH 水平升高。也可停服 T_4 后改为服用 T_3 3 周，然后停用 T_3 2 周，这一方案可缩短患者处于甲减的时间。

2. 如为近期手术的患者，可于术后 4~6 周，等手术创伤痊愈后行 ^{131}I 去除治疗。

3. 忌碘 4 周，这样可提高残留甲状腺组织对 ^{131}I 的摄取。

4. 测定甲状腺功能及抗体如 TgAb、TPOAb，测定肿瘤标志物如 Tg、降钙素，测定甲状腺摄 ^{131}I 率，拍 X 线胸片、心电图、肝功能和肾功能检查，行甲状腺显像。

（二）^{131}I 去除 DTC 术后残留甲状腺组织

1. 注意事项 准备服用去除剂量 ^{131}I 当天到服 ^{131}I 后 1 周，可给患者口服泼尼松 10mg，每日 3 次，减轻由于大量 ^{131}I 浓聚于甲状腺，其辐射作用引起的局部水肿，特别是喉头水肿。服用 ^{131}I 后，宜多饮水，及时排空小便，减少膀胱和全身的照射。嘱患者每天至少排大便一次，减少放射性对肠道的损害。服用去除剂量 ^{131}I 后，嘱患者将维生素 C 片在口中含化，促进唾液分泌，预防或减轻辐射对唾液腺的损伤。^{131}I 治疗后女性患者在 1 年内应避孕，男性患者在半年内须避孕。

2. 去除剂量　常规给予 ^{131}I3.7GBq（100mCi）。如在去除前已发现有功能性转移病灶，则 ^{131}I 剂量可达 5.55~7.40GBq（150~200mCi），起到去除残留甲状腺组织的同时治疗转移灶的作用。如术后残留的甲状腺组织过多，或残留甲状腺组织摄 ^{131}I 率较高，则可考虑适当减少去除剂量，以减轻服用 ^{131}I 后引起的局部反应。

3. 服去除剂量 ^{131}I 后 5~7 天行全身显像，这时有可能发现诊断剂量 ^{131}I 显像未发现的 DTC 转移灶。与诊断剂量 ^{131}I 全身显像相比，大剂量 ^{131}I 治疗后全身显像可额外发现 10%~26% 的转移病灶，相应改变患者诊断分期与临床治疗，为进一步随访和治疗方案的制订提供依据。

4. 经去除治疗后的患者，应常规给予甲状腺激素。一是起到替代作用，使机体处于正常的代谢状态；另一方面，外源性甲状腺激素可抑制垂体 TSH 的分泌，进而达到抑制 DTC 细胞生长的作用。如患者术后残留的甲状腺组织较多，要于服用 ^{131}I 后 1 周开始给予甲状腺激素；如去除治疗前患者已有明显的甲减症状和体征，则可于服 ^{131}I 后 24 小时开始给予甲状腺激素。剂量一般为甲状腺片 40mg 或 L-$T_4$50μg，每日 3 次。可根据血清甲状腺激素水平与 TSH 水平对剂量进行调整，使 TSH 保持正常水平低限或略低于正常水平，方可起到抑制治疗的作用。

（三）^{131}I 治疗 DTC 转移灶

1. 注意事项　同 ^{131}I 去除 DTC 术后残留甲状腺组织。

2. ^{131}I 剂量的确定　根据 DTC 转移灶的部位确定 ^{131}I 剂量，有甲状腺的复发病灶和颈部淋巴结转移者，可给予 ^{131}I3.7~5.55GBq（100~150mCi），肺转移者 5.55~7.4GBq（150~200mCi），骨转移者 7.4~9.25GBq（200~250mCi）。如发生弥漫性肺转移，为防止放射性肺炎及肺纤维化的发生，可适当减少 ^{131}I 剂量，要求给药 48 小时后体内 ^{131}I 滞留量不超过 2.96GBq（80mCi）。

3. 服用治疗剂量 ^{131}I 后 5~7 天，行全身显像，可能发现诊断剂量 ^{131}I 显像未发现的转移灶，为制订以后的随访和治疗方案提供依据。

4. DTC 转移的患者，在 ^{131}I 治疗之前停用甲状腺激素，使患者处于甲减状态，TSH 升高，从而加强转移灶的摄 ^{131}I 功能。TSH 的升高同时可促进 DTC 细胞的生长。所以在 ^{131}I 治疗后，应尽快给予患者服用甲状腺激素，一是替代作用，纠正甲减，改善患者生活质量；二是抑制体内 TSH 水平，进而起到抑制 DTC 细胞生长的作用。可于服治疗剂量 ^{131}I 后 24 小时开始给予甲状腺激素。如 L-$T_4$50μg，每日 3 次，或甲状腺片 40mg，每日 3 次。当甲减状况得到纠正后，应逐步调整甲状腺激素的剂量，以 TSH 达正常低限或略低于正常水平的基础上长期服用甲状腺激素。

四、放射防护

由于治疗 DTC 患者使用 ^{131}I 剂量大，所以放射防护应特别注意。患者应一人一间病房，这样可减少患者之间互相产生的辐射作用的损害。病房内最好有单独的专用卫生间。有实验证明，坐式马桶可有效减少患者小便时尿液放射性造成的污染。患者的衣物被褥应作一定的放置衰变处理和单独洗涤。医护人员对患者的观察，特别是服 ^{131}I 后 3 天内，应有防护设施(如铅屏)，而且应尽量事先作好准备，这样可缩短与患者接触的时间。

传统的标准是患者体内滞留 ^{131}I 量等于或低于 1.11GBq (30mCi) 就可出院。一般在服 ^{131}I3 天后体内的滞留量就可小于 1.11GBq。2002 年批准发布的《电离辐射防护与辐射源安全基本标准》(GB18871-2002，2003 年 4 月 1 日起实施)指出，患者出院时，应对其体内放射性核素活度进行估计，规定 ^{131}I 治疗患者，体内活度 <400MBq 才能出院。为防止放射性污染，对核医学检查的要求及治疗患者的管理更趋严格。

第三节　^{131}I 治疗自主功能性甲状腺结节

自主功能性甲状腺结节(autonomous function thyroid nodule，AFTN)可为单发或多发性结节。自主功能性甲状腺结节可分泌大量的甲状腺激素，使血中甲状腺激素明显升高，出现甲亢的症状和体征。对于有甲状腺结节的甲亢患者，需要做甲状腺扫描，结节有功能者可诊断为自主功能性甲状腺结节。甲状腺的自主功能性结节不受 TSH 的调节；而结节外的甲状腺组织仍能被正常的反馈机制调节。

一、原理

自主功能性甲状腺结节分泌过量的甲状腺激素，抑制垂体 TSH 的分泌，TSH 水平的降低致使正常甲状腺组织摄 ^{131}I 功能下降。当甲状腺显像时，可见自主功能性结节为“热结节”，周围被抑制的甲状腺组织显影很淡或完全不显影。给予外源性甲状腺激素只能抑制结节外的甲状腺组织，不能抑制自主功能结节的 ^{131}I 摄取。如给予外源性 TSH 后，被抑制的结节外甲状腺组织可恢复功能。当给予患者治疗剂量的 ^{131}I 时，自主功能性结节摄取大量 ^{131}I，^{131}I 发出的 β 射线发挥治疗作用；被抑制的正常甲状腺组织不摄取或极少量摄取 ^{131}I，所以接受的辐射剂量很小，滤泡功能不被损害，随后可恢复其功能。

二、适应证和禁忌证

(一) 适应证　经检查诊断为自主功能性甲状腺结节，伴发心律失常或心房纤颤者；甲亢有手术禁忌证或不愿手术治疗者。

(二) 禁忌证　妊娠和哺乳期患者；临床上不适于采用甲状腺激素作为 ^{131}I 治疗前后辅助用药的患者；怀疑甲状腺结节有恶性变的患者；自主功能性结节摄 ^{131}I 率过低的患者。

三、治疗方法

(一) 患者准备 治疗前患者的准备基本上与 ^{131}I 治疗甲亢相同。除此以外,还应采取措施保护结节外甲状腺组织。当甲状腺显像显示结节外甲状腺组织未被完全抑制时,应当用外源性甲状腺激素抑制其 ^{131}I 摄取,应用 $T_3$25μg,每日 3 次口服,共 7 天;或甲状腺片 40mg,每日 3 次,口服,共 14 天。再次显像证实结节外甲状腺组织完全不摄取 ^{131}I 才能进行治疗。治疗后应继续服用甲状腺激素制剂 1 个月,防止 ^{131}I 被结节外甲状腺组织摄取。治疗前停用抗甲状腺药物以防止 TSH 升高;如因诊断使用 TSH 的患者,^{131}I 治疗至少应在停药 2 周以后进行。

(二) ^{131}I 治疗剂量的确定 自主功能性甲状腺结节的 ^{131}I 摄取率不是明显增高,对射线的敏感性也低于 Graves 病,所以 ^{131}I 用量较治疗 Graves 病大,多主张一次口服。

1. 标准剂量的确定 较多学者认为由于结节重量不易估算,结节外甲状腺组织处于抑制状态,可一次性给予 ^{131}I 555~1110MBq(15~30mCi),并参考有效半衰期、^{131}I 摄取率及患者的其他情况酌情增减。

2. 计算法 根据结节重量、^{131}I 摄取率和有效半衰期进行计算,使结节组织的吸收剂量达 200~300Gy。

结节重量(g)=4/3 π·X·Y^2(X=1/2 结节长径;Y=1/2 结节短径。

$$^{131}\text{I 剂量(KBq)} = \frac{\text{cGy/g} \times \text{结节重量(g)} \times 247}{\text{Teff(天)} \times {}^{131}\text{I 摄取率(\%)}}$$

四、疗效评价

结节可在治疗后 2~3 个月逐渐缩小,甲亢的症状和体征也随之逐渐改善。3~4 个月后甲状腺显像可能的改变是热结节消失,被抑制的结节外甲状腺组织功能恢复;或结节变小,周围甲状腺组织功能未完全恢复。这时可严密观察,如 6 个月后还未痊愈者，结合临床症状、体征及相关的实验检查结果，可考虑进行再次 ^{131}I 治疗。资料显示，^{131}I 治疗自主功能性甲状腺结节的治愈率为 67%，好转率为 32%，无效率仅 1%。极少发生甲减，对 194 例患者随访 12 年，仅 1 例因用 T_3 抑制结节外甲状腺组织不成功而造成甲减。

（陈　栋）

第十七章 甲状腺疾病的手术治疗

在甲状腺疾病中，部分疾病需要手术治疗；手术治疗是甲状腺疾病治疗中的重要环节。如甲状腺癌，手术治疗是首选的、有效的治疗；发现有甲状腺的结节，经诊断与鉴别诊断后疑有恶变者，也需要行手术治疗。甲状腺癌及疑有恶变的甲状腺结节早期发现、早期手术治疗是疾病治愈的关键。某些甲状腺明显肿大的甲亢及有压迫症状的巨大甲状腺肿及胸骨后甲状腺肿也是手术适应证。要做好甲状腺的手术，防止或减少并发症的发生，首先要掌握甲状腺的解剖及血管、神经，并掌握手术的适应证和禁忌证，根据患者的具体病情和甲状腺肿大、结节或肿瘤的特点，选择适合于患者的手术方式，可以得到很好的疗效，并减少并发症的发生。

一、甲状腺的解剖

(一) 甲状腺的位置 甲状腺(thyroid)分左、右两叶，位于甲状软骨下方、覆盖并黏附在喉和气管起始部的两侧，中间由峡部相连。其位置一般在第二和第三气管软骨环之前。甲状腺靠外被膜固定在气管和环状软骨上，左右两叶上极内侧有悬韧带将甲状腺悬吊在环状软骨上，因此在吞咽时，甲状腺亦随之而上下移动。甲状腺由内、外两层被膜包裹：即内层的固有被膜和外层的外被膜。甲状腺峡部常有一垂直向上的锥体叶，为胎生初期甲状腺舌管的残余物，伸至环状软骨和甲状软骨的前方。

（二）甲状腺的血液供应　甲状腺的血液供应非常丰富，主要来自两侧的颈外动脉的分支：甲状腺上动脉、锁骨下动脉的分支、甲状腺下动脉。甲状腺上动脉和下动脉均有分支，这些分支在甲状腺的上下左右以及与喉部、气管、咽部、食管的动脉分支都互相吻合，构成丰富的血管网。因此，在甲状腺大部切除后，虽然结扎了两侧的甲状腺上动脉和下动脉，但并不会造成残留甲状腺的血液供应障碍。甲状腺有3条主要静脉：即甲状腺上、中、下静脉。甲状腺上静脉、中静脉血液流入颈内静脉；甲状腺下静脉血液直接流入无名静脉。由于甲状腺的血液循环丰富，因此在甲状腺损伤时容易出血。

（三）甲状腺周围器官及神经　甲状腺由两层被膜包裹着，内层为甲状腺的固有膜，很薄，紧贴着腺体；外层又称甲状腺外被膜，较厚，与内层被膜借着疏松的纤维组织联着。两层被膜间的间隙很窄，在此间隙内有动脉和静脉网。也在此间隙内、在左右两叶的背面，附着四个甲状旁腺。甲状旁腺分泌甲状旁腺素，调节体内钙的代谢，维持血钙和血磷的平衡。如果甲状旁腺被误伤或切除，可导致甲状旁腺功能减退，出现低钙血症，患者表现为低钙抽搐。

甲状腺附近的神经主要有喉上神经和喉返神经，均起自迷走神经。在气管和食管间两侧的沟内有喉返神经通过，上行至甲状腺两叶背面的气管食管沟内，交错于甲状腺下动脉的分支之间，支配声带运动。若一侧喉返神经损伤时可造成声音嘶哑甚至失音；若双侧喉返神经损伤可出现呼吸困难或窒息。喉上神经有内支和外支；内支为感觉支，经甲状舌骨膜而进入喉内，分布在喉与会厌黏膜上，若损伤后可导致会厌反射消失，饮水呛咳；外支为运动支，下行分布至环甲肌，与甲状腺上动脉贴近。若被损伤可造成环甲肌瘫痪，使声带松弛，声调降低。

二、甲状腺的功能及调节

甲状腺有合成、贮存和分泌甲状腺素的功能。甲状腺素主要包括四碘甲腺原氨酸(T_4)和三碘甲腺原氨酸(T_3)。T_3 的量虽远较 T_4 为少,但 T_3 与蛋白结合较松,易于分离,且其活性较强而迅速。因此,其生理作用较 T_4 高 4~5 倍。甲状腺素的主要功能是促进机体的生长发育,特别是对骨骼和神经系统的生长发育也有重要作用。甲状腺素调节机体的物质和能量代谢,它能加速全身细胞的氧化过程,促进蛋白质、脂类和碳水化合物的分解作用,提高机体代谢率。

甲状腺激素的分泌受下丘脑、腺垂体的调节和控制;而TRH、TSH的分泌则受血液中甲状腺激素浓度的影响。当人体在活动或外部环境发生变化,对甲状腺激素的需要量增加时(如寒冷、妊娠期妇女、生长发育期的青少年)、或甲状腺激素的合成发生障碍时,血中的甲状腺激素的浓度下降,即可刺激下丘脑、腺垂体,引起促甲状腺激素的分泌增加(反馈作用),而使甲状腺合成和分泌甲状腺素的过程加快;当血中的甲状腺素的浓度增加到一定程度后,它又可反过来抑制促甲状腺激素的分泌(负反馈作用),使甲状腺合成、分泌甲状腺素的速度减慢。通过这种反馈和负反馈作用,维持下丘脑 - 腺垂体 - 甲状腺之间的生理上的动态平衡。此外,甲状腺对体内碘缺乏或碘过剩也有适应性调节,如血液中无机碘含量升高时,能刺激甲状腺摄碘及其与酪氨酸结合而生成较多的甲状腺素;但当血液中无机碘蓄积到一个临界值后,可引起碘与酪氨酸结合的进行性抑制及甲状腺素合成与释放的降低。甲状腺通过上述调节系统控制,维持人体正常的生长发育与代谢功能。

第一节 结节性甲状腺肿的手术治疗

结节性甲状腺肿又称腺瘤样甲状腺肿,多是弥漫性甲状腺肿大发展的结果。在弥漫性甲状腺肿病史较长的患者中更易出现甲状腺结节。一般较小的甲状腺结节患者可无不适症状,且不易发现，多是在查体中偶尔发现；而较大的结节或在短期内增长较快的结节，其局部压迫症状的加重以及恶变的可能性成为外科手术治疗的充分依据。本病发病率较高，有报道可达人群的4%。

一、病因及临床表现

结节性甲状腺肿是一种常见的甲状腺良性疾病，多见于中年女性。确切发病机制与病因目前并不明了，很可能系多种因素所致，如遗传、放射、免疫、地理环境因素、致甲状腺肿因素、碘缺乏、化学物质刺激及内分泌变化等多方面综合刺激所致。患者由于长期缺碘，引起甲状腺弥漫性肿大；病程较长后，滤泡上皮由普遍性增生转为局灶性增生，部分区域伴有退行性变，引起反复增生与不均匀复原反应交替进行，从而导致甲状腺肿大变形，形成结节。

甲状腺结节有两种情况：一种情况无甲状腺激素分泌增多，无甲亢表现，结节性甲状腺肿是非毒性甲状腺肿的结节期，其结节并非真正的腺瘤；另一种情况为毒性多结节甲状腺肿，发生甲亢（Plummer病）。

（一）甲状腺功能正常者　一般结节性甲状腺肿病史较长，无压迫症状，无甲状腺功能亢进症状，患者多不在意，无意中发现甲状腺结节而来就诊检查。查体示甲状腺肿大程度不一，多不对称。结节数目及大小不等，一般为多发性结节，早期也可能只有一个结节。结节质软或稍硬，光滑，无触痛。有时结节界限不清，触摸甲状腺表面仅有不规则或分叶状感觉。病情进展缓慢，多数患者无症状。较大的结节性甲状腺肿可引起压迫症状，出现呼吸困难、吞咽困难和声音嘶哑等。结节内急性出血可致肿块突然增大及疼痛，症状可于几天内消退，增大的肿块可在几周或更长时间内减小。

（二）伴甲状腺功能亢进者　结节性甲状腺肿伴甲亢或甲状腺高功能腺瘤时患者可出现甲亢症状，但甲状腺局部无血管杂音及震颤,突眼少见;老年患者症状常不典型。结节性质为中等硬度,如有出血时可有痛感,甚至发热。结节较大时可发生压迫症状,如发音障碍、呼吸不畅、胸闷、气短及刺激性咳嗽等症状。

（三）**伴甲状腺功能减退者** 如来自碘缺乏地区的结节性甲状腺肿患者,其甲状腺功能可减退,患者有甲减表现;少数患者也可发生癌变。结节性质为温结节者比较多见,冷结节比较少见,可用甲状腺制剂治疗,肿大的腺体可渐缩小。

二、诊断及鉴别诊断

（一）**诊断** 根据临床表现及甲状腺呈结节样肿大,结合甲状腺功能、甲状腺超声检查、放射性核素扫描等,基本可以诊断;但是最后诊断应依靠病理检查才能明确甲状腺结节性质,仅依靠临床表现及辅助检查都不能100%对恶性结节作出判断与诊断。伴有囊肿的甲状腺结节多为良性结节,可用抽吸治愈或缩小结节。实质性结节者还应进行甲状腺扫描或穿刺病理检查等。

1. 甲状腺B超 具有高分辨力的超声图像检查可以分析结节至1mm病灶,临床上认为单结节者,常可发现为多结节,接近于尸检所见,大多数囊肿病变并非真正囊性,而是具有实性组织的病变,并能显示混合性回声波群。甲状腺B超检查不仅能明确甲状腺包块是实性、囊性,还是囊实性,而且能比较准确了解包块的大小、数目、部位、血供情况及区域淋巴结是否肿大,诊断率达95%,是甲状腺结节诊断时的首选检查。

2. 放射性核素显像检查 常用的甲状腺扫描有 ^{131}I 扫描和 ^{99m}Tc 扫描。甲状腺结节对碘的摄取能力不同,根据图像不同而分类;^{99m}Tc 可像碘一样被甲状腺所摄取,但不能转化。恶性结节不能摄取碘,恶变区将出现放射稀疏区,根据其摄碘能力,可分为无功能的冷结节,正常功能的温结节和高功能的热结节。放射性核素或 ^{99m}Tc 扫描的缺点是不能完全区分良性或恶性结节，而仅是初步判断分析。冷结节的恶性可能性最大，但其中多数仍为良性结节病变，热结节的恶性可能性虽小，但其中也有恶性结节病变。近年来，还开展了应用75硒-硒蛋氨酸作为示踪剂的甲状腺正相扫描法，经^{131}I或^{99m}Tc扫描为冷结节者，又经75硒-硒蛋氨酸扫描呈正相显影，其恶性结节病变可能性多为50%以上。

3. 甲状腺CT　甲状腺含碘量高，血供丰富；当发生缺碘或贮碘细胞被破坏时，甲状腺组织内碘含量降低、滤泡细胞及间质结构增加后，其病灶易被CT发现。然而结节的CT值、大小对病灶的鉴别意义不大。

4. 甲状腺穿刺组织病理检查　应用细针针吸活检术检查，对甲状腺结节的诊断有一定价值，比较安全。穿刺结果有助于分析手术治疗指征，其细胞学准确度达50%~97%。但有囊性变患者及结节较小者，如小于1cm的病变，穿刺准确度可有困难。细针活检不能确定，还可用粗针再穿刺活检，其结果可能更加准确。但穿刺针进入恶性结节癌肿以后，可将癌细胞扩散为其害处，应特别注意。为了术前明确结节性质，也可采用开放性甲状腺组织活检，以利全面分析。

（二）鉴别诊断

1. 甲状腺腺瘤　尤其是与多发性腺瘤鉴别。因结节性甲状腺肿与甲状腺腺瘤的治疗原则不同，故应在术前进行鉴别，此点十分必要。结节性甲状腺肿呈分叶状或多个大小不等的结节，边界不清，应用甲状腺激素治疗，腺体呈对称性缩小。而甲状腺腺瘤很少多发；多发甲状腺腺瘤甲状腺肿大不对称，可触及多个孤立性结节；如合并单纯性甲状腺肿，腺瘤结节边界亦较清楚，质地较周围组织略坚韧，甲状腺激素治疗，腺体组织缩小，结节更加突出。如术前鉴别确有困难，可通过术中对甲状腺腺体进行细致的扪诊，常能明确甲状腺包块是单发还是多发，从而进一步区别甲状腺腺瘤和结节性甲状腺肿。

2. 结节性甲状腺肿伴甲亢与Graves病相鉴别　前者地方

性甲状腺肿流行区多见，年龄一般较大，多在40岁以上，常在出现结节多年后发病，甲状腺功能亢进症状较轻而不典型，甲状腺扫描发现一个或数个“热结节”，夹杂不规则的浅淡显影区。Graves病发病年龄多在20~40岁，两侧甲状腺呈弥漫性肿大，部分患者有眼球突出，甲状腺局部可触及震颤并闻及血管杂音。甲状腺吸碘率增高。

3. 甲状腺囊肿　甲状腺触诊结节呈囊样感；甲状腺B超检查为囊性结节；甲状腺扫描为“冷结节”；细针穿刺可明确诊断。

4. 甲状腺癌　甲状腺癌早期除甲状腺结节外可无任何症状，此时与结节性甲状腺肿鉴别困难。核素扫描、超声检查及穿刺细胞学检查可协助诊断，尤其是粗针穿刺诊断意义很大。

三、治疗

（一）治疗方法的选择　一般单纯性结节性甲状腺肿，无论是单结节，还是多发性结节，若是温结节或冷结节都可试用甲状腺制剂治疗。特别是20岁前年轻人的弥漫性单纯性甲状腺肿，更应保守治疗。某些结节性甲状腺肿患者经过甲状腺激素治疗后甲状腺肿及结节可缩小，治疗后肿大结节缩小者可继续使用至完全消失。保守治疗观察时间不能过长，一般在3~6个月；如服用药物后结节缩小或消失者，可继续口服药物观察。但是在保守治疗时要注意：必须有足够的证据证实甲状腺的结节为结节性甲状腺肿，或倾向于良性肿瘤，这其中包括甲状腺扫描明确肿物性质，最好经过甲状腺穿刺行病理检查证实。

如结节不缩小反而增大者，应进行针吸活检检查，明确诊断；如未能明确诊断且疑有恶变者，需手术治疗；如结节增长迅速，累及周围组织，应考虑为恶性癌肿，争取尽快手术治疗。手术治疗往往彻底清扫，术后经常有甲状腺功能减退，必须以甲状腺激素终身替代治疗，并有防止复发的可能性。对有自主功能性的热结节，在控制甲亢后行手术治疗，术后也要观察甲状腺功能变化。

（二）手术治疗　不论结节性质如何，年龄与性别如何，甲状腺结节均有恶性结节的可能，发病率为5%~20%，所以主张以手术治疗为主，尤其是冷结节者，应尽早手术，避免他处转移。

1. 手术指征

(1) 结节性甲状腺肿并发中度以上的甲亢，经抗甲状腺药物治疗控制甲亢后可行手术治疗。

(2) 甲状腺结节明确有癌变者，或根据临床征象疑有癌变者。

(3) 服用甲状腺激素6个月后，甲状腺结节无明显缩小或结节持续增大者。

(4) 影像学检查示结节性甲状腺肿实性结节>2cm、囊性结节>3cm者。

(5) 结节性甲状腺肿出现气管、喉返神经压迫症状者。

(6) 胸骨后结节性甲状腺肿。

2. 手术方式的适应证　甲状腺的手术主要分为甲状腺全切除术和甲状腺大部分切除术。

(1) 甲状腺全切除术：适用于甲状腺癌及恶性淋巴瘤。

(2) 甲状腺大部分切除术：适用于①压迫气管、食管的甲状腺肿；②结节性甲状腺肿伴有甲状腺功能亢进者；③结节性甲状腺肿疑有恶变者；④限于一侧叶的多发性甲状腺腺瘤；⑤占据一侧叶的巨大腺瘤或囊肿；⑥较小孤立性结节，经病理证实为原位癌。

3. 手术方式的选择　这是一个值得探讨的问题。手术既要切除所有增生的结节，防止复发，又要避免正常的甲状腺组织保留过少造成术后甲状腺功能减退。有资料表明，结节性甲状腺肿行甲状腺次全切除术后复发率高达25%左右，术后1年内甲状腺功能减退发生率约为5%左右。甲状腺肿的类型不同决定切除腺体的多少。甲状腺肿分为肿块型、卫星型、弥漫型。传统的手术方式多数是行甲状腺部分切除术，再次手术仍必须处理双侧甲状腺，增加了手术的难度，所以应针对不同情况采用不同的手术方式。

(1) 肿块型：多为腺瘤及囊肿，可行双侧局部切除或摘除术。大结节切除后，剩余的小结节探查较方便，且能保留较多的甲状腺组织，不遗留小结节。

(2) 弥漫型：单侧者行单侧全切，双侧者行双侧大部或一侧全切加对侧部分或大部切除，尽量保留一部分含结节较少的甲状腺组织。

(3) 卫星型：采取双侧或单侧大部或部分切除，对切面上有小结节残留者可分别摘除，也可行双侧大部或一侧大部加对侧部分切除。

(4) 峡部结节：对于峡部结节性甲状腺肿行峡部切除。

(5) 结节性甲状腺肿伴甲亢：合并甲亢的结节性甲状腺肿，在控制甲亢后行双侧甲状腺次全切除术。

(6) 甲状腺结节癌变：结节性甲状腺肿合并癌变者需行根治术。

(7) 甲状腺结节局限于一叶者，可采用腺叶全切除 + 峡部切除。

(8) 一些结节性甲状腺肿患者的甲状腺一侧或两侧被增生的结节几乎全部占据，仅遗留甲状腺上极或峡部及锥状叶有部分正常的甲状腺组织，对这部分患者多采用不规则甲状腺次全切除术，保留正常甲状腺组织约拇指头大小，同时尽量全切除增生结节。必须要保证无结节残留，否则采取甲状腺全切除为妥。

(9) 对于位于一侧甲状腺内的结节，按肿瘤学的观点，做腺叶切除最佳。

(10) 对于明确的单发结节，病理切片证实为良性者可行甲状腺部分或次全切除。单纯的结节切除易使结节破碎，不符合肿瘤外科原则，仅适用于甲状腺表浅部位的小结节，应慎用。

但是要清楚认识结节性甲状腺肿是全甲状腺疾病，其病理特性为多结节性，单纯性结节切除或部分切除易于复发。另外要注意的是必须要行术中冷冻切片做病理检查明确结节性质。文献报道甲状腺多发性结节的癌变率为10%~49%，结节性甲状腺肿的结节可能在长期的罹患期间，多中心、多阶段、逐渐地癌变，一定要有足够的警惕性。

四、术后预防复发

结节性甲状腺肿术后复发的主要原因有：

1. 术前诊断有误。术前检查不细致，术中探查不全面。易将双侧病变误认为单侧病变；将多发结节误认为单发结节；结节性甲状腺肿误认为甲状腺腺瘤，这样必然会导致手术方式选择失误。针对上述因素，需要认真作术前诊断，诊断不很明确者要进行各项检查，明确诊断；部分病例难以明确诊断，在术中要进一步进行扪诊、探查，做组织活检进行病理检查等，明确结节的范围及性质，合理选择手术方式，防止术后复发。

2. 手术方式选择不当。越来越多的证据表明，术后复发大多数是由于首次手术范围太小、切除不够、残留的结节再次增生所致。复发包括真性复发和假性复发。所谓真性复发是指残留甲状腺组织生成新结节；假性复发是指残留的微小结节增生。在临床上后者多见，结节性甲状腺肿，若残留腺体结节未切除干净，常为复发原因。所以，应根据患者甲状腺结节的范围及特点来选择手术范围。

3. 术后未进行规范化的甲状腺激素治疗。在既往的结节性甲状腺肿手术后，未服用或未规律服用甲状腺激素者为数不少，所以术后复发率比例高。甲状腺施行全切术者，易引起医生和患者的重视，会使患者长期应用甲状腺激素替代治疗；但是行部分或大部分切除者，剩余的甲状腺组织是否能维持正常的甲状腺功能，需要在术后监测甲状腺激素水平。在多数患者，甲状腺手术后会出现不同程度的甲减，当血中的甲状腺激素水平降低时，能反馈地兴奋下丘脑、腺垂体，使TSH分泌增加，残余的甲状腺组织在升高的TSH的刺激下会出现增生，导致结节复发。所以在术后需进行甲状腺激素治疗,进行规律的TSH抑制治疗,防止残余甲状腺组织增生、结节复发。

所以,对于结节性甲状腺肿,首先应作好诊断和鉴别诊断,在术前认真进行各项相关检查,明确诊断;应严格掌握结节性甲状腺肿的手术适应证;在术中进一步证实诊断;根据患者的具体病变类型、病变范围及结节的性质选择不同的手术方式。术后系统性地服用甲状腺素可大大减少结节性甲状腺肿的复发率。

第二节 甲状腺腺瘤的手术治疗

甲状腺腺瘤是临床常见病、多发病,甲状腺腺瘤大多数是无痛的孤立结节,多发生于青年女性。其中绝大多数为良性病变,少数为癌。约有十分之一可发展为恶性。病因不清,病理改变为甲状腺滤泡增生,甲状腺组织肿大。良性者甲状腺腺瘤多为单发,生长缓慢,质地柔软,表面光滑,呈圆形或椭圆形,肿块随吞咽上下活动,有时可引发甲亢;恶性者肿瘤生长较快,质地坚硬,表面欠光滑,吞咽时肿块活动度差,与周围组织可有粘连。伴有甲亢者称为高功能腺瘤。

致病原因可能与性别、遗传因素、癌基因表达、射线照射、TSH过度刺激、碘摄入过量等因素有关。

一、病理分类

甲状腺腺瘤病理上可分为滤泡状腺瘤和乳头状囊性腺瘤等类型,前者较常见。切面呈淡黄色或深红色,具有完整的包膜。后者较前者少见,特点为乳头状突起形成。

(一)**滤泡状腺瘤** 是最常见的一种甲状腺良性肿瘤,又分为胚胎型腺瘤;胎儿型腺瘤;胶性腺瘤,又称巨滤泡性腺瘤(最常见);单纯性腺瘤;嗜酸性腺瘤。

(二)**乳头状腺瘤** 良性乳头状腺瘤少见,多呈囊性,故又称乳头状囊腺病。甲状腺腺瘤中,具有乳头状结构者有较大的恶性倾向。

（三）不典型腺瘤 比较少见，瘤体包膜完整，质地坚实。

（四）甲状腺囊肿 根据内容物不同可分为胶性囊肿、浆液性囊肿、坏死性囊肿、出血性囊肿。

（五）功能自主性甲状腺腺瘤 瘤实质区可见陈旧性出血、坏死、囊性变、玻璃样变、纤维化、钙化。瘤组织边界清楚，周围甲状腺组织常萎缩。

二、临床表现

多见于40岁以下女性，常为甲状腺孤立性结节，少数为多发性结节。病程缓慢，临床上可以无自觉症状，数月到数年甚至更长时间，有时做常规体检、做B超而发现颈部肿块。多数为单发，圆形或椭圆形，表面光滑，边界清楚，质地坚实，与周围组织无粘连，无压痛，可随吞咽上下移动。肿瘤一般在数厘米，巨大者少见。恶变率10%~15%。高功能腺瘤患者可出现甲亢、代谢亢进的临床表现。

三、辅助检查

1. 甲状腺超声波检查　B超可以明显辨别甲状腺肿块属于囊性或实质性，彩色B超还可以观察肿块的血流情况，以此为诊断良、恶性肿瘤提供参考，血流丰富者有恶变可能。

2. 甲状腺吸 ^{131}I 率测定　无论良、恶性肿瘤，甲状腺吸 ^{131}I 率多为正常，功能自主性甲状腺腺瘤可以偏高。

3. 甲状腺核素扫描　甲状腺腺瘤及少数甲状腺癌可以表现为热结节或温结节；甲状腺囊肿、甲状腺腺瘤囊性变或内出血表现为凉结节或冷结节，一般轮廓清晰，边界规则。

4. 甲状腺激素测定　甲状腺功能的各项指标多正常。高功能腺瘤时甲状腺激素水平升高。

5. 颈部X线检查　当甲状腺肿瘤巨大时，可见气管受压或移位，部分瘤体内可见钙化影像。甲状腺淋巴造影显示网状结构中有圆形充盈缺损，边缘规则，周围淋巴结显影完整。

四、诊断及鉴别诊断

（一）**诊断** 根据甲状腺触及肿瘤或经超声检查发现甲状腺的单一肿块，边缘光滑，质地坚实，与周围组织无粘连者，首先考虑为甲状腺腺瘤。测定甲状腺功能多数正常；如果出现甲状腺功能亢进，考虑为高功能腺瘤，甲状腺扫描可呈“热结节”。

具有下列情况者，应当考虑有癌变的可能性：①肿瘤近期迅速增大；②瘤体活动受限或固定；③患者出现声音嘶哑、呼吸困难等肿瘤压迫症状；④甲状腺肿瘤硬实，表面粗糙不平，吞咽时活动度小，与周围组织有粘连；⑤出现颈部淋巴结肿大。

（二）**鉴别诊断** 诊断甲状腺腺瘤时应注意与其他甲状腺结节相鉴别。

1. 结节性甲状腺肿 甲状腺腺瘤与结节性甲状腺肿的单发结节在临床上有时不易鉴别。以下两点可供鉴别时参考：①甲状腺腺瘤经多年仍保持单发，结节性甲状腺肿的单发结节经一段时间后，多变为多个结节。②术中两者区别明显，腺瘤有完整包膜，周围组织正常，界限分明；结节性甲状腺肿者甲状腺呈多结节，如为单发结节则无完整包膜，且周围甲状腺组织不正常。

2. 甲状腺癌 以下几点可作为与甲状腺癌鉴别时参考：

(1) 甲状腺腺瘤多发生在40岁以下的女性患者；儿童或60岁以上的男性患者发生甲状腺的肿瘤应考虑有甲状腺癌的可能。

(2) 甲状腺癌结节表面不平，质地较硬，吞咽时活动度小，且在短期内生长较快。有时虽然甲状腺内结节较小，但可扪及同侧颈部有肿大淋巴结。甲状腺腺瘤表面光滑，质地较软，吞咽时上下活动度大，生长缓慢，多无颈部淋巴结肿大。

(3) ^{131}I扫描或核素γ照相显示：甲状腺癌多表现为冷结节，而甲状腺腺瘤可表现为温结节、凉结节或冷结节。

(4) 手术中可见甲状腺癌没有包膜,与周围组织粘连或有浸润表现;而甲状腺腺瘤多有完整包膜,周围甲状腺组织正常。

五、治疗

对于甲状腺腺瘤,目前主张均进行手术治疗,手术切除肿瘤是最有效的治疗方法,但是对于手术方式的选择仍有争议。目前多主张患侧腺叶次全切除或全切除,而不采用腺瘤摘除术。因为采取腺瘤摘除术,如果术后病理证实为甲状腺癌,则必须再次手术;并且腺瘤摘除术有造成癌组织扩散及术后复发的风险;以单个结节诊断切除的甲状腺腺瘤,病理检查证实为多发者,术后有腺瘤复发的可能。

对甲状腺腺瘤行手术治疗者,要根据患者的具体病情选择手术方式:

1. 甲状腺腺瘤位于一侧叶者,行一侧腺叶次全切除或腺叶全切除术,该手术切除肿瘤彻底,复发率低。但腺叶全切除术切除正常腺体过多时,亦有增加手术并发症的危险。

2. 若甲状腺腺瘤瘤体巨大或一侧腺叶为多发腺瘤,周围没有多少正常腺体时,则需行一侧腺体的全切除术。

第三节 甲状腺功能亢进症的手术治疗

甲状腺功能亢进症简称甲亢,是由多种原因引起的甲状腺激素分泌过多所导致的一组常见内分泌疾病。主要临床表现为多食、消瘦、怕热、多汗、心悸、激动等高代谢综合征;甲亢时神经和血管系统兴奋性增强,表现出交感神经兴奋的症状。患者可有不同程度的甲状腺肿大、甲状腺部位的血管杂音、突眼、手颤等特征;严重者在诱因的作用下可发生甲状腺危象,出现昏迷或休克、心功能不全等,甚至危及患者的生命。甲亢时甲状腺激素明显升高;甲状腺甲亢时 TSH 降低,垂体性甲亢时 TSH 升高;甲状腺吸碘率升高。超声检查显示,部分患者的甲状腺呈弥漫性肿大；部分患者伴有甲状腺的结节，可在结节性甲状腺肿的基础上并发甲亢，也可以在弥漫性甲状腺肿的长病程中甲状腺出现结节伴发甲亢，也可以为高功能腺瘤所致甲亢。

一、甲亢的分类

甲亢按其病因不同可分为多种类型，大部分甲亢是由于甲状腺本身的病变所致的甲亢（甲状腺性甲亢），极少是由垂体TSH瘤引起的甲亢（垂体性甲亢）。甲状腺性甲亢中最常见的是弥漫性甲状腺肿伴甲亢（Graves病），约占全部甲亢病的90%，男女均可发病，但以中青年女性多见。男女比例为：1∶(4~6)。其次为桥本甲亢、结节性甲状腺肿伴甲亢、甲状腺高功能腺瘤、妊娠期甲亢等。

二、甲亢的诊断及鉴别诊断

对于有典型症状的甲亢，诊断不难；但是对于不典型者，则需要根据甲状腺功能及TRH兴奋试验或T_3抑制试验等进行确诊。诊断甲亢时还需要进行鉴别诊断，排除其他疾病所致的高代谢综合征，如嗜铬细胞瘤、神经衰弱症等。诊断甲亢后，还需要对甲状腺局部进行检查，明确为弥漫性甲状腺肿还是结节性甲状腺肿；甲状腺出现结节为单一结节还是多结节；甲状腺结节是否有功能；结节是否有恶变可能等，弄清这些问题，有助于甲亢治疗方法的选择。

Graves病、结节性毒性甲状腺肿和自主高功能腺瘤分别约占甲亢病因的80%、10%和5%。伴浸润性眼征、TRAb和（或）TSAb阳性、胫前黏液性水肿者支持Graves病的诊断；进行甲状腺放射性核素扫描和甲状腺超声检查，有助于甲亢的病因诊断。Graves病时放射性核素扫描可见核素均质性分布增强；多结节性毒性甲状腺肿者可见核素分布不均，增强和减弱区呈灶性分布；甲状腺自主性高功能腺瘤仅在肿瘤区有核素浓聚，其他区域的核素分布稀疏。甲状腺超声检查可以显示甲状腺为弥漫性肿大还是结节性肿大，或者为甲状腺单一结节。

三、甲亢的治疗方法

甲亢的治疗方法主要有抗甲状腺药物治疗、放射性 ^{131}I 治疗及手术治疗。对于甲亢患者选择哪种治疗方法，要根据患者的具体病情。

（一）抗甲状腺药物治疗　是甲亢的最常应用的治疗方法。几乎适用于所有甲亢患者，只要对抗甲状腺药物无过敏者，都可以应用抗甲状腺药物治疗。但是复发率高，有的患者要长期服药。抗甲状腺药物适用于：①年龄 <20 岁的年轻甲亢患者；②病情轻中度的甲亢，甲状腺轻、中度肿大的甲亢；③妊娠期甲亢、老年性甲亢、不适宜放射性碘治疗和手术治疗的甲亢患者；④重症甲亢、甲状腺危象；⑤甲亢手术前和 ^{131}I 治疗前的准备；⑥手术后或 ^{131}I 治疗后甲亢复发而又不适宜手术和 ^{131}I 治疗者。

（二）放射性 ^{131}I 治疗　能有效地控制甲亢，基本上应用一次后甲亢就可以得到治愈，但是常见的并发症——甲状腺功能减退的发生率较高，且每年甲减在递增，由此影响了某些患者接受放射性 ^{131}I 治疗。要掌握好适应证，减少并发症的发生。放射性 ^{131}I 治疗适用于：①成人 Graves 病伴甲状腺Ⅱ度肿大以上；②对抗甲状腺药物过敏或经用 ATD 治疗后甲亢复发者；③甲亢合并白细胞减少、血小板减少者；④老年甲亢、合并甲亢性心脏病或其他心脏病或糖尿病等患者；⑤毒性多结节性甲状腺肿等。

（三）手术治疗的适应证和禁忌证　甲亢经手术治疗后治愈率较高，复发率很低，但是有手术损伤神经、血管及甲状旁腺的风险，并可导致甲减。选择手术治疗时要掌握好适应证，并熟悉甲状腺的解剖及其甲状腺与周围组织、神经、血管的关系，认真仔细进行手术，防止并发症的发生。

1. 适应证　①中、重度甲亢，长期服药停药后复发者，或不能坚持长期服药治疗者；②甲状腺肿大显著，有压迫症状的甲亢患者；③多结节性甲状腺肿伴甲亢；④甲状腺高功能腺瘤；⑤甲状腺癌伴甲亢；⑥胸骨后甲状腺肿伴甲亢；⑦垂体性甲亢、卵巢瘤所致甲亢及异位 TSH 综合征等。

2. 禁忌证 ①伴严重突眼的 Graves 病；②合并较重的心脏、肝、肾疾病的甲亢患者，不能耐受手术者；③在妊娠初 3 个月和妊娠6个月以后的妊娠期甲亢患者；④青少年甲亢患者；⑤轻症甲亢患者预计应用药物治疗就可得到病情缓解或治愈者。

四、甲亢的手术治疗

（一）手术方式 主要采取甲状腺大部切除术，甲状腺大部切除仍然是目前治疗甲亢的常用而有效的方法。根据统计，单纯以抗甲状腺药物治疗的病例，约有 50% 甲亢不能得到根治；而经手术治疗的病例，甲亢的治愈率在 95% 左右，复发率为 0.6%~9%。因此，如果应用抗甲状腺药物治疗 4~5 个月后疗效不能巩固者，有手术适应证者，应考虑手术治疗。

（二）术前准备 甲亢患者在高甲状腺激素水平、基础代谢率高亢的情况下，行手术治疗其危险性很大。在甲亢未控制的患者，手术将甲状腺切开时，可使已合成的过多的甲状腺激素在短期内大量释放入血，使血中的甲状腺激素水平在原来增高的基础上骤然再升高，可导致甲状腺危象的发生，出现甲亢症状加重，大汗淋漓，全身肌颤，心动过速（可大于 140 次 / 分），并出现心功能不全、急性肺水肿等，危及患者的生命。因此，必须作好充分而完善的术前准备，是保证手术顺利进行，治愈甲亢的关键。

1. 首先要做好患者的思想工作，消除患者的顾虑和恐惧心理。精神紧张、不安和失眠者可给予镇静剂和安眠药。

2. 术前检查 除全面的体格检查外，还应包括下列检查。

（1）测定基础代谢率、甲状腺功能，做甲状腺 B 超检查等，并根据患者的具体病情选择做甲状腺吸 ^{131}I 率或甲状腺核素扫描等。

(2) 喉镜检查,确定声带情况。

(3) 心功能判断:进行心电图检查,并详细检查心脏有无扩大,有无杂音或心律不齐等,必要时做心脏彩超,根据患者的表现及检查结果判断心功能,判断患者是否能耐受手术。

(4) 对于巨大的甲状腺肿,应做颈部 CT 摄片,并让患者同时咽下显影剂,以确定气管和食管的受压程度。

3. 术前药物准备 对于需要进行手术治疗的甲亢患者,术前要应用抗甲状腺药物,使甲状腺功能恢复正常后再行手术治疗;降低基础代谢率是术前准备的重要环节,以防甲状腺危象的发生。

(1) 抗甲状腺药物:只要甲状腺激素水平高者,就要先应用抗甲状腺药物,如丙硫氧嘧啶或甲巯咪唑等,阻止甲状腺激素的合成。但抗甲状腺药物应用后抑制了甲状腺激素水平,能使甲状腺肿大和动脉性充血,手术时易发生出血,增加了手术的困难和危险。因此,服用抗甲状腺药物后必须加用碘剂。

(2) 碘剂:在甲亢症状基本控制后,即可改用口服碘溶液,阻滞甲状腺球蛋白水解,从而抑制甲状腺激素的释放,使甲状腺的血运减少,有利于手术切除甲状腺。

(3) 对于常规应用碘剂和抗甲状腺药物后心率仍不能很好控制者,可应用普萘洛尔控制心动过速,使用剂量每次 10~20mg,每 6 小时 1 次口服。术前不宜应用阿托品等提高心率的药物,以免出现心动过速。

4. 术前准备病情控制标准 经上述药物准备 2~3 周后,达到以下标准者可行甲状腺手术:甲亢症状得到基本控制(患者情绪稳定,睡眠好转,体重增加等),心率稳定在 90 次 / 分以下,早、中、晚心率波动不超过 10 次 / 分,基础代谢率在 +20% 以下或甲状腺激素如 FT_3、FT_4 值在正常范围。甲状腺腺体缩小变硬,血管杂音减少,便可进行手术。

（三）甲状腺次全切除术要点

1. 麻醉　对甲亢手术可以采用局麻或气管插管全麻，何者为优意见尚不致。主张局麻者认为，在患者清醒状态下手术，可以通过对话来判断是否有喉返神经的损伤，但局麻不能消除患者的紧张情绪，使情绪紧张者不能顺利地进行手术；局麻对术中发生的呼吸道梗阻处理困难，容易窒息死亡。预防性气管插管是降低术中窒息发生率的有效措施。此外，甲亢手术中气管痉挛的发生并不少见。一旦发生，对局麻患者势必造成需紧急气管切开插管的被动局面。因此，除了气管严重受压或较大的胸骨后甲状腺肿，即使一般甲亢手术，为了保证手术中患者的呼吸道通畅，减轻心脏负担，采用气管插管全麻也更为安全、妥当。

2. 手术操作　应轻柔、细致，认真对待每一步骤。

（1）手术方法：手术取胸骨柄上二横指做弧形切口，切开皮肤，用电刀逐层分离，充分显露双侧甲状腺腺体。用7号丝线缝扎腺体进行拉牵，以利于甲状腺上极显露。结扎、切断甲状腺上动脉和上静脉应紧贴甲状腺上极，以避免损伤喉上神经；如要结扎甲状腺下动脉，要尽量离开腺体背面，靠近颈总动脉结扎甲状腺下动脉主干。要熟悉喉返神经的解剖位置和生理变异，注意缝扎不要过深，方向与神经轴平行。这样，不但可避免损伤喉返神经，而且使甲状腺下动脉的分支仍与喉部、气管、咽部、食管的动脉分支相互保持吻合，不致影响切除后甲状腺残留部分和甲状旁腺的血液供应。甲状腺峡部亦需予以切除。

（2）切除腺体的多少，应根据甲状腺的大小和甲亢程度而定。通常需切除腺体的80%~90%，残留腺体量在3g以下者，甲状腺功能减退发生率高；残留腺体在7~9g者，甲亢复发率高；残留腺体在4~6g者，术后甲亢复发率低，而且较少有甲状腺功能减退发生。根据贾汝梅的估计方法，即1cm^3甲状腺组织相当于1.06g。保留的腺体在4~6g，大约每侧残留腺体以如成人拇指末节大小为恰当。腺体切除过少容易引起复发，过多又易发生甲状腺功能减退。另外，必须保留腺体的背面部分，这样既能避免喉返神经损伤，又能避免甲状旁腺的损伤。

(3) 术中要严密止血，对较大血管（如甲状腺上动脉、上静脉，甲状腺中静脉、下静脉）应分别采取双重结扎，以防滑脱出血。切口应置通畅引流 24~48 小时，以便及时引流出渗血；颈部的空间小，少量的积血，亦可压迫气管。

3. 加强术后观察和护理　术中和术后要密切注意患者的呼吸、体温、脉搏、血压等生命体征的变化。术后继续服用复方碘化钾溶液，每日 3 次，从 16 滴 / 日开始，逐日逐次减少 1 滴。如术前合用普萘洛尔作术前准备者，术后可根据病情继续服用普萘洛尔 4~7 日。术后患者应取半卧位，以利于呼吸及切口引流。注意帮助患者排痰。患者的床旁应常规放置气管切开包及手套，以备万一患者出现窒息时及时做气管切开。

第四节　甲状腺癌的手术治疗

甲状腺癌大约占所有癌症的 1%，以女性发病较多；有统计显示男女之比 1∶2.58，从儿童到老年人均可发生甲状腺癌。近年来，甲状腺癌的发病率有上升趋势，且发病年龄趋向年轻化，较多发生于青壮年，其平均发病年龄为 40 岁左右。其病因未完全明了，发病与遗传因素、基因突变、放射性损伤、碘摄入量异常等因素有关。可以在单纯性甲状腺肿、地方性甲状腺肿的长病程中（未进行干预治疗）发生结节并恶变；结节性甲状腺肿的患者也有少数患者结节发生恶变；甲状腺癌也可以发生在甲状腺无肿大的患者，甲状腺出现单一恶性肿瘤。

一、病理类型

甲状腺癌是由数种不同生物学行为以及不同病理类型的癌肿组成，主要包括乳头状腺癌、滤泡状腺癌、未分化癌、甲状腺髓样癌四种类型。患者的发病年龄、肿瘤生长速度、转移途径、预后都有明显不同，如乳头状腺癌术后10年生存率将近90%，而未分化癌病程很短，一般仅生存几个月。

（一）乳头状腺癌 是甲状腺癌中最常见的类型，约占70%。大小不一。一般分化良好，恶性程度低。癌组织脆软易碎，色暗红；但老年患者的乳头状腺癌一般较坚硬而苍白。乳头状腺癌的中心常有囊性变，囊内充满血性液。有时癌组织可发生钙化，切面呈砂粒样。有完整的包膜，到后期同样可以穿破包膜而侵及周围组织。一般以颈淋巴结转移最为常见，其次是血行转移到肺或骨。

（二）滤泡状腺癌 较乳头状腺癌少见，约占甲状腺癌的20%，居第二位，其患者的平均年龄较乳头状腺癌者大。癌肿柔软，具有弹性，或橡皮样，呈圆形、椭圆形或分叶结节形。切面呈红褐色，可见纤维化、钙化、出血及坏死灶。分化良好的滤泡状腺癌在镜下可见与正常甲状腺相似的组织结构，但有包膜、血管和淋巴管受侵袭的现象；分化差的滤泡状腺癌则见不规则结构，细胞密集成团状或条索状，很少形成滤泡。播散途径虽可经淋巴转移，但主要是通过血行转移到肺、骨和肝。有些滤泡状腺癌可在手术切除后相隔很长时间才见复发，但其预后不及乳头状腺癌好。

（三）甲状腺髓样癌 占甲状腺癌的2%~5%。具有分泌降钙素的特点，所以此种类型的甲状腺癌查血清降钙素明显升高。有的甲状腺髓样癌伴发嗜铬细胞瘤及甲状旁腺功能亢进症（多发性内分泌腺瘤病Ⅱ型，MEN Ⅱ）的特点。肿瘤多为单发结节，偶有多发，质硬而固定，有淀粉样沉积，很少摄取放射性碘。癌细胞形态主要由多边形和梭形细胞组成，排列多样化。

（四）甲状腺未分化癌 占甲状腺癌的5%，主要发生于中年以上患者，男性多见。肿块质硬而不规则，固定，生长迅速，很快弥漫累及甲状腺，一般在短期内就可浸润气管、肌肉、神经和血管，引起吞咽和呼吸困难。肿瘤局部可有触痛。显微镜下见癌组织主要由分化不良的上皮细胞组成，细胞呈多形性，常见核分裂象。颈部可出现淋巴结肿大,也有肺转移。该病预后差,对放射性碘治疗无效,外照射仅能控制局部症状。

二、诊断及鉴别诊断

甲状腺癌的诊断贵在早期发现,孤立性甲状腺结节临床上都要排除甲状腺癌的可能。如结节坚硬而不平整且伴颈淋巴结肿大、喉返神经麻痹或以往有颈部放射史者癌肿的可能性很大。同样,如在甲状腺的多发性结节中发现个别结节特别突出,而且较硬也应疑有甲状腺癌的可能。此外,如甲状腺本身出现不对称的肿大或硬结,且增大迅速或已固定都应考虑甲状腺癌的可能。

在诊断时,不要过分依赖肿块表面不平和质地坚硬作为甲状腺癌的特征。有些甲状腺癌的肿块可以柔软,光滑活动度也大,这在乳头状腺癌中并不少见。相反,钙化严重的结节性甲状腺肿以及硬化性甲状腺炎质地较硬表面有颗粒感,易误诊为甲状腺癌。认为甲状腺结节囊性病变都属良性,这显然是不全面的。有报道,囊性病灶恶变率为 1%,甲状腺癌的囊变率也随其结节长大而增高。在甲状腺扫描显示热结节、温结节、凉结节和冷结节的扫描图像中,甲状腺癌的可能性循序依次递增,但要注意甲状腺癌并非都表现为冷结节;也可被正常甲状腺组织所掩盖,少数甲状腺癌显示为热结节。

甲状腺癌缺乏特异症状,患者多在查体时或由于甲状腺肿复查时发现,其临床表现与结节性甲状腺肿、甲状腺腺瘤等甲状腺良性疾病不易鉴别,术前诊断有一定困难。术前超声检查可作为有甲状腺结节的首选检查,对于甲状腺癌的诊断具有一定提示意义。有研究发现,甲状腺癌的术前诊断率仅在 57% 左右;术前经病理诊断确诊者为数更少,有研究显示,术前经病理检查确诊者仅为 15% 左右,大部分的患者往往是因为甲状腺结节而行手术治疗,术后经病理检查才确诊为甲状腺癌。个别患者所患的甲状腺癌恶性程度较高,首先表现出癌肿转移的症状,如发现颈部有肿大的淋巴结,并可出现乏力、消瘦等症状,原发甲状腺的癌肿反而未被发现。

一般来说,甲状腺单发结节较多发结节更有可能为恶性,有以下表现者应警惕甲状腺癌的可能:

(1) 有头颈部接受过放射性治疗史;或有甲状腺癌、多发性内分泌腺瘤病的家族史;或有家族性甲状腺髓样癌的病史。

(2) 男性或在儿童期发现甲状腺有单发结节。一般认为,甲状腺呈多结节性肿大或甲状腺有多个结节时恶性的可能性小;而单发结节恶性的可能性大。但是有研究表明,甲状腺双发或多发结节经诊断证实为恶性者占甲状腺癌的 43.5% 左右,即多个结节并不降低恶性肿瘤发生的危险。

(3) 年龄 <20 岁或 >60 岁的甲状腺结节患者。

(4) 甲状腺结节有疼痛,且近期肿块迅速增大,直径大于 4cm,合并囊性变,甲状腺质地硬,表面不光滑,较固定,随吞咽活动度差;还可有压迫和侵入症状如发音障碍,吞咽困难,咳嗽或咯血,有颈部淋巴结肿大等。

(5) 超声检查:甲状腺肿块呈实性或囊实性,内部回声不均匀,边界不清楚和不规则,或发现小结节伴有钙化,特别是 ≤2mm 的微小钙化(沙砾样钙化),高度提示有恶性的可能性,其准确率可达 76% 左右;微小钙化灶也是甲状腺乳头状腺癌的一个特征性表现。

(6) 颈部 X 线片示:甲状腺内的钙化阴影为云雾状或颗粒状,边界不规则。并可出现导致的气管狭窄。

(7) 甲状腺穿刺检查:可发现恶性肿瘤细胞。囊性肿物抽出液可能逐渐变为暗红色,这是甲状腺乳头状腺癌转移灶的特征。手术中需做冷冻快速切片证实。

三、甲状腺癌的治疗方法

治疗甲状腺癌的方法包括手术治疗、放射治疗及内分泌治疗。主要方法为手术切除肿瘤,是最为有效的方法。根据甲状腺手术的方式及手术治疗效果，部分患者需要进行放射性 ^{131}I 治疗。甲状腺癌术后甲状腺大部分切除或全切除后，均需要应用甲状腺素替代治疗，以维持甲状腺的正常功能，防止出现甲减、TSH 升高。升高的 TSH 可刺激残余的甲状腺增生、肿大。

四、甲状腺癌的手术治疗

通过手术切除肿瘤，使癌性病灶去除，是争取达到良好预后的关键。早期发现的甲状腺癌，治疗效果明显好于晚发现者。目前关于甲状腺癌具体的手术方式、手术范围以及颈部廓清选择上尚有分歧。甲状腺癌的手术方式对于患者的预后有重要影响，不恰当的手术方式可能会给患者造成较大的生理上、心理上的痛苦，并增加经济负担。

目前，对于甲状腺癌手术方式的争议点主要有：①手术时，甲状腺切除的范围；②甲状腺周围的淋巴结是否进行清扫，以及淋巴结清扫的范围等。

（一）甲状腺乳头状腺癌 是最常见的甲状腺恶性肿瘤，约占全部甲状腺恶性肿瘤的 50%~60%，好发于中青年女性。乳头状腺癌属低度恶性，肿瘤多为单发，无包膜或包膜不完整，并向周围浸润，易发生颈部淋巴结转移；晚期可累及周围软组织、气管软骨、喉返神经而至声音嘶哑，也可发生肺或骨转移；术后 10 年生存率达 90%。所以手术治疗必须考虑以上这些因素。如果癌肿局限在单侧的腺体内，可将患侧腺体连同峡部全部切除，同时行对侧腺体大部切除。但如果癌肿已侵及左右两叶则需将两侧腺体连同峡部全部切除。

（二）甲状腺滤泡状腺癌 多见于老年人，占甲状腺癌的 10%~15%，居第 2 位。虽是低度恶性，但恶性程度高于乳头状腺癌。肿瘤可广泛向周围浸润，术后 5 年生存率 30%~40%。转移方式主要是血行远处转移。如果发现早，可行甲状腺大部分切除术，将患侧腺体连同峡部全部切除，同时行对侧腺体大部切除。但是如果癌肿已侵及甲状腺左右两叶则需行甲状腺全切术。

(三) 甲状腺髓样癌 是由甲状腺胚胎鳃后体转变而来,故癌多发生在甲状腺上极,恶性程度中等。家族型常累及双侧甲状腺,发展较慢,肿瘤可侵及压迫周围组织,而发生呼吸困难,声音嘶哑等,并可伴有嗜铬细胞瘤和(或)甲状旁腺瘤等。系典型的多发性内分泌腺瘤,故主张行双侧甲状腺全切。散发型多为孤立较硬结节,常累及一侧甲状腺。髓样癌常沿淋巴道及血行转移。一旦出现颈部淋巴结转移,即可较快地浸润到包膜外累及周围组织。所以,确诊后不管临床能否扪及肿大淋巴结,一律做选择性颈淋巴结清扫术。伴有嗜铬细胞瘤者在甲状腺手术以前首先要处理嗜铬细胞瘤,否则,术中会激发高血压影响手术顺利进行。

(四) 未分化癌 由于本病病程短,进展快,早期可发生全身转移。首诊时大多数患者已失去手术机会。预后恶劣,治疗效果差,80% 患者在确诊后 1 年内死亡。此类患者有条件者应尽可能切除病灶,积极争取做根治性手术,术后辅以放疗与化疗。当病变压迫气管造成呼吸困难时,应先手术解除压迫或做气管切开后再行放疗。

(五) 颈淋巴结清扫术 是治疗头颈部癌颈淋巴结转移的有效方法。除未分化癌以非手术治疗为主、不提倡行颈淋巴结清扫术外,对明确有淋巴结转移者行颈淋巴结清扫即治疗性颈淋巴结清扫是没有异议的。但对于 N_0 期的甲状腺癌是否选择功能性颈淋巴结清扫术即行预防性淋巴结清扫尚有争论。

结合多年临床实践,一般认为:①对临床颈淋巴结阳性患者应行颈淋巴结清扫术;②对临床颈淋巴结阴性患者不行选择性颈淋巴结清扫术,预防性颈淋巴结清除不能提高治愈率。可以长期随诊,但只要肿瘤侵犯至肿瘤包膜外,其区域淋巴结转移率可达 55%~75%,应行选择性颈淋巴结清扫术。而淋巴结转移是影响分化型甲状腺癌预后的重要因素之一。

对边远山区或农村缺乏随访条件,应特别强调术后随访的重要性。在随诊期间如出现颈侧转移淋巴结时，再做功能性颈淋巴结清扫术。甲状腺癌淋巴结转移部位主要以颈动脉鞘及气管旁淋巴结为主，很少转移至其他部位。因此，对于术前超声检查提示颈部淋巴结肿大或术中扪及颈部淋巴结肿大的患者应常规清扫颈部淋巴结，重点切除颈动脉鞘及气管旁淋巴结。

五、甲状腺癌的综合治疗

对于较晚期或远处转移的甲状腺癌患者，除手术治疗外，常采用综合性的治疗方法，以控制病情。最常用的治疗方法是放射性 ^{131}I 治疗，其次是放疗、化疗。

（一）放射性 ^{131}I 治疗 甲状腺乳头状腺癌和滤泡状腺癌经根治性手术后，可进一步行 ^{131}I 治疗。目前在国内外，对于甲状腺乳头状腺癌和滤泡状腺癌公认的最好治疗方法是：甲状腺全切或近全切＋放射性 ^{131}I 治疗＋甲状腺激素抑制治疗。

适应证：①有残留甲状腺组织，其摄 ^{131}I 率大于 1%，甲状腺显像时甲状腺床有残留甲状腺显影者，均应用 ^{131}I 去除残留甲状腺组织；②经手术切除原发灶、^{131}I 去除残留甲状腺组织后，复发灶转移灶不能手术切除，经 ^{131}I 显像显示病灶有 ^{131}I 浓集，一般情况良好的患者。对有远处转移的患者常采用术后 ^{131}I 治疗，通过 ^{131}I 治疗可以降低局部的复发率和提高远处转移灶的控制率。在应用放射性 ^{131}I 治疗后，可以检测血中的甲状腺球蛋白(Tg)，通过 Tg 的水平了解放射性 ^{131}I 治疗的疗效。

（二）外放疗 对于骨骼局部孤立转移的病灶或术中微小残留的病灶可以实施外放疗，常能取得一定的疗效。

（三）化疗 一般来说，甲状腺癌对化疗不敏感，尤其是分化性甲状腺癌。但对于未分化癌或无法手术的患者可采用化疗，主要使用的药物有阿霉素或表柔比星、铂制剂、5-Fu 等药物。

第五节 甲状腺手术常见的并发症及防治

手术治疗甲状腺疾病时，如果未作好术前准备，或选择手术方式不恰当，或在术中处理欠妥当，或术后观察病情不仔细或处理不及时，均可造成手术并发症的发生。甲状腺手术的常见并发症包括：①喉返神经和喉上神经损伤导致声音嘶哑；②胸导管损伤引起乳糜瘘；③甲状腺动静脉损伤；④术后的大出血、窒息；⑤甲状旁腺被切除或损伤导致低钙抽搐和手足麻木；⑥甲状腺切除后导致的甲状腺功能减退；⑦甲亢患者未作好术前准备行手术治疗者，还可导致甲状腺危象的发生等。

如出现手术并发症，会给患者带来更多的疾病痛苦及经济负担。所以，在进行手术时，认真复习甲状腺的解剖及特点，结合患者疾病程度、体型、体质，认真进行手术的每一环节，规范操作，防止并发症的发生。

(一) 呼吸困难和窒息 此并发症多发生在术后48小时内，是甲状腺手术后最危急的并发症，可见于各种甲状腺手术。

1. 原因

(1) 切口内出血：多由于术中止血不彻底、或血管结扎不牢固、结扎线脱落所致。在甲状腺术后若有出血灶，容易在气管前形成血肿，压迫气管，患者可突然出现呼吸困难、窒息等急性并发症，若抢救不及时，可以导致患者死亡。如患者具有凝血功能障碍，也可以导致切口出血或渗血。

(2) 喉头水肿：在术中行气管插管，或手术本身的损伤，都可导致喉头水肿，使患者出现呼吸困难。

(3) 气管塌陷：常见于病史较长的甲状腺明显肿大者。肿大的甲状腺长期压迫导致气管环软化，甲状腺切除手术后甲状腺对气管的支持作用丧失，出现气管塌陷，导致气道阻塞，出现呼吸困难。

2. 防治 要防止此并发症的发生，需注意以下几点。

(1) 作好术前准备:甲亢患者行手术治疗前,需在应用抗甲状腺药物的同时服用碘剂,起到封闭甲状腺的作用,可以减少甲状腺的血流,并减少术中和术后出血。有血液病或凝血障碍的患者,如果必须行甲状腺手术,需积极治疗血液病,在纠正凝血障碍后再行手术。

(2) 术中止血要彻底:因甲状腺的血液供应丰富,甲状腺手术要避免的是术后大出血。在手术中对切口的止血应彻底,对断面的缝扎应确切、可靠。结扎血管的线结要牢固,使其不容易因咳嗽或用力而脱落。甲状腺癌根治术行颈淋巴结清扫时,术区所有小血管均予以结扎。结扎血管后要再仔细检查,防止遗漏出血点。如果此并发症已发生,应及时拆线减压,并找出出血点,作结扎止血。对术中渗血较多者,应常规放置引流条或引流管,防止血肿形成。

在缝合伤口前要冲洗伤口,并嘱患者咳嗽或屏气,仔细检查创面有无出血或渗血,做好创面处理;必要时采用胶管引流、负压吸引等措施,以防术后大出血。

(3) 术后防止出血的措施:术后放置颈部冰袋冷敷,可以减少颈部血流,防止出血。有凝血功能障碍者,术后可适当应用止血药。

(4) 呼吸困难和窒息的防治:甲状腺明显肿大病史较长的患者,估计有可能出现气管软化、气管塌陷者,术中可行气管悬吊。术后出现喉鸣、呼吸困难或窒息者,多由于喉头水肿和气管塌陷所致。有喉头水肿者,可适当应用糖皮质激素缓解症状;如呼吸困难无好转者,应立即行气管切开或气管插管辅助呼吸,清除气管内分泌物,保持呼吸道通畅。有气管塌陷者,也可以在喉镜引导下将气管支架置于塌陷区,起支撑作用。

(二) 神经损伤　最常出现的是喉返神经及喉上神经损伤,如果在术中损伤了喉返神经及喉上神经,可引起相应的症状。如损伤了患者单侧的喉返神经,则引起声音嘶哑;如两侧喉返神经均受到损伤,则可导致失音,甚至发生窒息。喉上神经外支损伤,会使环甲肌瘫痪,引起声带松弛、音调降低;内支损伤,则使喉部黏膜感觉丧失,容易发生误咽和饮水呛咳。

1. 原因

(1) 喉上神经损伤:喉上神经在舌骨大角处分为内外两支,内支与喉上动脉并行,穿甲状舌骨膜入喉,分许多小支至咽、会厌以及声门裂以上的喉黏膜;外支细小,支配环甲肌。喉上神经损伤常发生在甲状腺上极较高、四周结缔组织分离不完全、显露甲状腺上动脉很困难时。由于喉上神经可能在甲状腺上极血管的分叉处穿过,喉上神经损伤多为结扎、切断甲状腺上动静脉时,离甲状腺腺体上极较远,未加仔细分离,连同周围组织大束结扎所引起。

(2) 喉返神经损伤:主要由手术操作的直接损伤引起,如切断、缝扎、挫夹或牵拉过度,少数是由于血肿压迫或瘢痕组织的牵拉而发生的。前者在术中立即出现症状,后者在术后数天才出现症状。切断、缝扎所引起的是永久性损伤;挫夹、牵拉或血肿压迫所引起的多为暂时性损伤。

2. 防治 在行甲状腺手术时,手术者应该熟悉和掌握甲状腺及其周围神经、血管的解剖结构,尽量避免神经的损伤。

(1) 术中避免不必要的暴露神经,以免暴露过程引起神经损伤;并且在处理残余腺体出血时,尽量避免电凝止血,防止神经损伤。

(2) 甲状腺腺叶切除术时,根据解剖结构,常规显露喉返神经。甲状腺腺体下极切除时,分离下极要紧贴真被膜分离,结扎甲状腺下动脉分支。结扎前先轻夹组织并嘱患者发音,声音无异常才予结扎。缝合腺体时背侧不能太深。作者采用此方法未见有喉返神经的损伤。行上极切除时仍然要坚持紧贴腺体的真被膜分离,避免损伤喉上神经。

(3) 手术剥离甲状腺上极时,必须轻轻地推开甲状腺上动脉和上静脉主干旁的疏松结缔组织和喉上神经外侧支,清理干净,使手术野清晰。紧靠甲状腺上极包膜分别结扎切断甲状腺上动脉、上静脉的前后支，可避免喉上神经的损伤。

(4) 如果在术中发现喉返神经被切断或缺损，可行神经直接吻合或取耳大神经进行修复。

(5) 如出现神经损伤，轻症可经过理疗后，一般在 3~6 个月内可逐渐恢复。一侧喉返神经损伤所引起的声嘶，可由健侧声带过度地向患侧内收而好转；两侧喉返神经损伤会导致两侧声带麻痹，引起失音或严重的呼吸困难，须作气管切开。

(三) 甲状旁腺损伤　如果在术中损伤了甲状旁腺，会引起甲状旁腺功能减退，在术后短时间内患者则可出现手足与面部肌肉痉挛，随即出现低钙性抽搐，典型表现为双侧拇指强烈内收，掌指关节屈曲，指骨间关节伸展，腕、肘关节屈曲，形成鹰爪状。有时双足也呈强直性伸展，膝关节与髋关节屈曲。患者常异常惊恐，有的还可表现为癫痫样全身抽搐，或伴有喉痉挛、手足搐搦加重。查血清钙一般在 2mmol/L 以下。

1. 原因　甲状腺手术中误伤甲状旁腺或将供应甲状旁腺的血管结扎，均可导致甲状旁腺的损伤。如在术中误将甲状旁腺部分切除或全部切除，则会导致更严重的甲状旁腺功能减退，出现低钙性抽搐，其发作程度依据甲状旁腺损伤的程度和误切的多少而不同。

2. 防治

(1) 在术中应保持手术野清晰、干净，尽量保护甲状旁腺。

(2) 在手术切除大部分甲状腺时，应尽量保护甲状腺背外侧腺体的完整；在结扎甲状腺动脉时，应避免结扎甲状腺下动脉主干。有报道，大部分的甲状旁腺供血来源于该血管。术中仔细检查切开的甲状腺组织是否有甲状旁腺，如发现甲状旁腺被误切，应及时回植。

(3) 切除两侧甲状腺腺体时，要紧贴甲状腺真被膜，并完整保留包膜外侧叶上、下端附近的脂肪组织和疏松结缔组织，以防止将甲状旁腺误切或损伤，在术后出现甲状旁腺功能低下；术中囊内结扎甲状腺下动脉；术中发现疑似甲状旁腺组织时，应将其保留或移植到颈部肌肉上。

(4) 对于术后出现低钙性抽搐者，需要立即静脉应用葡萄糖酸钙才能缓解症状，10% 葡萄糖酸钙 10~20ml 经稀释后缓慢静脉注射，必要时 4~6 小时后重复注射，每日 1~3 次不等。若发作严重，可短期应用地西泮或苯妥英钠肌肉注射，缓解搐搦与痉挛。以后每日应长期口服钙剂，服含钙元素 1~1.5g 的药物钙（供给 1g 元素钙需乳酸钙 7.7g，或葡萄糖酸钙 11g，或氯化钙 3.7g，或碳酸钙 2.5g），维持血钙接近正常水平为宜。还可加用维生素 $D_3$3 万 ~10 万 U/d，用药期间定期复查血、尿钙水平，及时调整用量。

（四）甲状腺功能减退 甲状腺手术后可发生甲状腺功能减退，患者表现为畏寒少汗，疲乏无力，食欲缺乏，大便干燥，体重增加，动作缓慢，性欲减退，精神萎靡，发困等，严重者可出现黏液性水肿。查体血压低，体温低，心率慢，皮肤干燥，毛发稀疏，睑面部及双下肢黏液性水肿，基础代谢率低。查甲状腺激素水平降低，TSH 升高。

1. 原因 甲状腺术后发生甲减的主要原因就是由于甲状腺手术将甲状腺腺体切除过多所致，或由于供应甲状腺的血管受损，出现残余甲状腺局部血供不足，导致甲状腺功能减退。

2. 防治

(1) 对需要进行甲状腺手术的甲亢患者，怎样应用甲状腺手术才能使得甲亢治愈，同时又不导致甲减，是临床医师需要注意和探讨的问题。临床医师需要根据甲亢患者的病情及甲状腺是否有结节、术中对结节的切除范围等制订手术方案，尽量通过手术治疗使甲亢治愈，而又不发生甲减。

(2) 甲状腺大部分切除术：多用于结节性甲状腺肿、甲状腺腺瘤等甲状腺疾病，手术后多数患者的甲状腺功能有不同程度的降低，需要根据患者的具体病情及甲状腺功能选择补充甲状腺素的量，一般应用 L-T_4 每日 50~100μg 口服，需要监测甲状腺功能，及时调整剂量。

(3) 甲状腺癌行甲状腺全切术：对于甲状腺癌行甲状腺全切除术后的患者，都存在甲状腺功能减退，应及时补充甲状腺素，常用 L-T_4 每日 100~200μg 口服。因患者具体病情不同，需要定期监测甲状腺功能，调整甲状腺素用量。

(五) 甲状腺危象 在甲亢患者，如果术后出现以下表现，考虑有甲状腺危象的发生：患者在术后 12~36 小时出现高热，出大汗，烦躁不安，肌颤，心率加快，呼吸困难，谵妄及昏迷等，应注意有甲状腺危象发生的可能，立即抽血送检做甲状腺功能测定，并紧急进行抢救。

1. 原因 甲状腺危象的发生多因甲亢患者的术前准备不充分所致。甲亢患者术前未使用足量的抗甲状腺药物控制甲亢，甲状腺激素水平仍升高；而在术前应用β受体阻滞剂后心率不快，应用碘剂后甲亢症状也不明显，就可能误认为甲亢已控制。甲状腺危象的发生也与术中出血渗血较多、过度挤压、手术时间过长有很大关系，使甲状腺滤泡中已合成的甲状腺激素释放入血，导致甲亢症状加重。

2. 防治

(1) 作好甲亢患者的术前准备：应用抗甲状腺药物进行规范治疗，使甲亢症状消失，甲状腺功能恢复正常。术前应用碘剂封闭甲状腺，防止术中甲状腺的大量出血及甲状腺激素的释放。

(2) 术中解剖清楚，操作熟练，止血彻底，减少挤压，减少手术创伤和缩短手术时间等均能有效地预防术后甲状腺危象的发生。

(3) 如果在术后发生了甲状腺危象，需立即进行抢救。

1) 应用抗甲状腺药物控制过高的甲状腺激素，如丙硫氧嘧啶 600mg 立即口服或胃管内注入，以后每日 4 次口服，每次 200mg，以后根据病情控制情况酌情减量。

2）立即开通静脉通道，进行输液，补充血容量，纠正电解质紊乱。

3）β受体阻滞剂：适用于心率过快、血压偏高，但无严重心衰竭者。普萘洛尔1~2mg缓慢（5~10分钟）静脉注射（在心电监护下），4~6小时后可重复注射1次，或按50~100μg/min的速度静脉滴注，应用过程中注意监测心率、血压等。

4）碘剂：应用复方碘化钾溶液每日20滴口服，根据病情调整剂量。如果患者病情严重、神志不清者，可静脉滴注碘剂（需避光静滴）。

5）氢化可的松：100~300mg加入液体中静滴，拮抗应激，并有助于缓解高热。

6）高热的处理：在静脉补液的同时，可应用物理降温及药物降温。

7）纠正心功能不全：可应用毛花苷丙0.2~0.4mg静脉缓慢推注，同时可应用快速利尿剂如呋塞米20~40mg静推，应用过程中监测心率及血压等。

（六）防止手术并发症发生的注意事项 为防止手术的并发症，积极做好并发症的预防工作最为重要。在甲状腺手术中，主要是要防止神经的损伤，血管处理不当的出血，甲状旁腺的损伤和误切等。为尽量避免甲状腺术后并发症的发生，在手术中需注意下列事项：

（1）严格掌握手术切除的范围指征，尽量避免大范围的切除术，尤其是甲状腺双侧全切术。

（2）在甲状腺手术中必须熟悉血管、神经、甲状旁腺的解剖位置，手术中将各层次组织分离清楚，避免未加仔细分离就连同周围组织大束结扎，这样易导致神经、血管的损伤。

（3）应充分重视甲状腺的首次手术。因为首次手术后造成的瘢痕粘连会导致甲状腺的组织结构不清，如果再次手术时会出现术中解剖结构不明确，增加了手术的难度，也容易导致神经、血管及甲状旁腺等组织的损伤。

(4) 术中或术后要随时检查神经、血管及甲状旁腺是否有损伤，严密观察病情，及时发现手术并发症的症状和体征，并积极采取措施进行纠正，减少或防止并发症的不良后果。

（杨　准）

第十八章 甲状腺疾病的中医辨证治疗

祖国传统医学中并无"甲状腺"的专门论述,而现代医学论述的甲状腺疾病,因其涉及全身多个系统,临床表现种类繁多,几乎可见于古代医籍所载疾病的各个门类,颇不易归纳。故以下大致以现代医学分类为纲而述之,以便观览。甲状腺疾病在应用西医药物治疗的基础上,辅以中医辨证施治,可获得较好疗效。

一、甲状腺功能亢进症

甲状腺功能亢进症属祖国医学"瘿气"、"心悸"等病的范畴。其病因病机与素体阴虚、情志内伤有关。《医学入门·瘿病篇》载:"瘿气,今之所谓瘿囊者是也,由忧虑所生。"《诸病源候论》有:"瘿者,由忧患气结所生"的记载,均说明本病的形成与情志因素密切相关。由此所致病者,肝脏首当其冲。由"木火同气","乙癸同源",病久肝阴被灼,上能"母病及子",引动心火,耗伤心阴;下可"子盗母气",损及肾水。肾水不足,不能上承以济心火、涵肝木,导致心肝益甚,结果心、肝、肾三脏阴液俱亏相互为害,导致病情加重。初期多为气机郁滞,痰气凝结于颈前所致,或由肝火亢盛,瘀血阻滞而成。甲状腺功能亢进症是一种消耗性疾病,病程较长,年龄较大者则以阴虚为主,渐及气虚,而成气阴两虚之症。故甲亢病机多以气阴两虚为本,痰火血瘀为标。甲亢初起多实,其中尤以肝、心两脏阴虚火旺的病变更为突出。病久则由实致虚，尤以阴虚、气虚为主，以致成为虚实夹杂之证。

辨证论治

1. 气郁痰阻证　颈前正中肿大，质软不痛而胀，胸闷、喜太息，或兼胸胁窜痛，病情的波动常与情志因素有关，苔薄白，脉弦。

治法：理气舒郁，化痰消瘿。

方药：柴胡疏肝散与二陈汤加减。常用药物有柴胡、半夏、黄芩、枳壳、香附、芍药、茯苓、陈皮、甘草、牡蛎等。

2. 痰结血瘀证　颈前出现肿块，按之较硬或有结节，肿块经久未消，胸闷，纳差，苔薄白或白腻，脉弦或涩。

治法：理气活血，化痰消瘿。

方药：化肝煎加减。常用药物有青皮、陈皮、芍药、牡丹皮、栀子、泽泻、土贝母、当归、川芎、三棱、莪术、露蜂房、山甲片、夏枯草、丹参等。

3. 肝火旺盛证　颈前轻度或中度肿大，一般柔软、光滑。烦热，容易出汗，性情急躁易怒，眼球突出、手指颤抖，面部烘热，口渴，舌红，苔薄黄，脉弦。

治法：清泄肝火。

方药：栀子清肝汤加减。常用药物有柴胡、芍药、茯苓、甘草、当归、川芎、栀子、丹皮、牛蒡子、黄药子等。

4. 心肝阴虚证　瘿肿或大或小、质软，病起较缓，心悸不宁；心烦少寐，易出汗，手指颤动，眼干，目眩，倦怠乏力，舌质红，舌体颤动，脉弦细数。

治法：滋养阴精，宁心柔肝。

方药：天王补心丹与一贯煎加减。常用药物有生地、玄参、麦冬、天冬、人参、茯苓、五味子、当归、丹参、酸枣仁、柏子仁等。

二、甲状腺功能减退症

甲状腺功能减退症属祖国医学“虚劳”、“水肿”、“五退”、

“胸痹”、“心悸”等病范畴，其病因多由先天禀赋不足，胎中失养，体质不强，肾阳虚亏；或烦劳过度，伤及五脏，阳气不足；或饮食失节，伤于脾胃，后天失养。肾藏精，主生殖，为先天之本。肾藏元阴元阳，肾阴为一身阴液之根，肾阳为一身阳气之根，肾阴肾阳为脏腑功能活动之本；脾主运化水谷精微，是气血生化之源，为后天之本，脾之运化功能正常，则气血旺盛，人体脏腑功能方得以维持正常。因此，本病的治疗关键在脾肾。中医治疗多以健脾温肾助阳益气为大法。按病情发展、演变可分为气血两虚、脾阳虚衰、肾阳衰微、阴阳两虚等证候。

辨证论治

1. 气血两虚证　神疲乏力，气短懒言，面色苍白，头晕心悸，表情呆板，动作或语言迟缓。舌淡，苔薄，脉沉细。

治法：益气养血。

方药：十全大补汤加减。常用药物有党参、白术、茯苓、甘草、当归、白芍、熟地、黄芪、肉桂、泽泻、木香、砂仁等。

2. 脾阳虚衰证　面色萎黄，少气懒言，倦怠乏力，纳呆腹胀，皮肤粗糙，浮肿，形寒怕冷。舌淡，苔白腻，脉沉细或沉弱。

治法：健脾温阳。

方药：四君子汤合实脾饮加减。常用药物有附子、党参、黄芪、白术、茯苓、泽泻、草果、厚朴、干姜、大腹皮、陈皮等。

3. 肾阳衰微证　面浮身肿，腰背冷痛，怯寒肢冷，神疲健忘，头晕耳鸣。舌淡胖，苔白，脉沉细或沉迟无力。

治法：温阳利水。

方药：金匮肾气丸合真武汤加减。常用药物有附子、肉桂、白术、白芍、茯苓、泽泻、熟地黄、山药、车前子、干姜等。

4. 阴阳两虚证　神疲嗜寐，表情淡漠，口干舌燥，毛发干枯，肢凉怕冷，皮肤粗糙，头晕耳鸣，周身肿胀，腹胀纳呆。舌暗体胖，苔薄或少，脉沉细或沉缓。

治法：滋阴补阳。

方药：阳虚偏重，右归丸加减；阴虚偏重，左归丸加减。常用药物有熟地、山药、山萸肉、枸杞子、仙灵脾、鹿角胶、杜仲、茯苓、车前子、大腹皮、肉桂、陈皮、砂仁、菟丝子、当归、知母、猪苓、泽泻、龟板胶、鸡内金等。

三、甲状腺结节与甲状腺肿大

各种原因引起的甲状腺结节及甲状腺肿大或肿块类疾病在中医学中基本归类于“瘿瘤”的范畴。正如宋·陈无择《三因极一病症方论·瘿瘤证治》提出的分类法：“坚硬不可移者，名曰石瘿；皮色不变，即名肉瘿；筋脉露结者，名筋瘿；赤脉交络者，名血瘿；随忧愁消长者，名气瘿。”本病多由长期忿郁恼怒或忧思郁虑，使气机郁滞，津液不布凝聚成痰，痰气郁结，壅于颈前，则成瘿病。或饮食及水土失宜，一则影响脾胃的功能，脾失健运，不能运化水湿，聚而成痰；二则影响气血的正常运行，痰气瘀结颈前则为瘿病。痰气凝聚滞日久，血行受阻，形成瘀血，使瘿瘤肿大或有结节，故气、痰、瘀三者壅结颈前是甲状腺肿大的主要病机。大致可分肝郁气滞、气虚血瘀、痰气互结、冲任失调、痰火郁结等证。

辨证论治

1. 肝郁气滞证　颈块漫肿软绵或坚硬如石，发病与精神因素有关，苔薄白，脉弦滑，如气瘿。

治法：理气解郁。

方药：逍遥散。常用药物有柴胡、川楝子、延胡索、香附、青皮、陈皮、木香、八月札、砂仁、枳壳、郁金等。

2. 气虚血瘀证　肿块色紫坚硬，或颈块表面青筋盘曲或网布红丝，蟹爪纹络，痛有定处。口渴欲漱而不欲饮，肌肤甲错，舌紫黯，有瘀点、瘀斑，脉涩或沉细，如石瘿。

治法：养血去瘀。

方药：桃红四物汤。常用药物有桃仁、红花、赤芍、丹参、三棱、莪术、泽兰、乳香、没药、土鳖虫、血竭等。

3. 痰气互结证　颈块按之坚实或有囊性感，患处不红不热，咽喉如有梅核堵塞，胸膈痞闷，女性患者常见月经不调，苔薄腻，脉滑，如气瘿、肉瘿等多属痰气互结。

治法：化痰软坚。

方药：海藻玉壶汤。常用药物有海藻、昆布、夏枯草、海蛤壳、海浮石、生牡蛎、半夏、贝母、黄药子、山慈姑、白芥子等。

4. 冲任失调证　气瘿漫肿，面色晄白无华，肢冷腰酸，月经稀少错后，舌淡，苔白，脉沉细，多属冲任不调，肾阳虚。

治法：调和冲任。

方药：右归饮。常用药物有熟地、仙茅、淫羊藿、杜仲、枸杞、菟丝子、肉桂、附子等。

5. 痰火郁结证　颈部肿胀疼痛，伴有发热，舌红，苔黄，脉弦数，如瘿痈多属痰火郁结。

治法：清热化痰。

方药：柴胡清肝汤。常用药物有柴胡、夏枯草、栀子、象贝母、青皮、黄芩、海蛤粉、瓜蒌仁、天花粉、连翘等。

四、亚急性甲状腺炎

亚急性甲状腺炎属中医"瘿病"、"热病"范畴。本病初起多因感受火热之邪，热毒壅盛，循经上攻，结于颈前；或情志不遂，肝气郁滞，气郁化火，灼津为痰，痰热互结于颈，瘿络瘀滞。病久则由实致虚，出现脾肾阳虚之证。

辨证论治

1. 风热毒邪证　初起多表现为恶寒发热，头痛、咽痛，颈部瘿肿疼痛，伴大便不畅，舌质红，苔薄黄，脉浮或弦滑。

治法：清热解毒，通络止痛。

方药：普济消毒饮加减。常用药物有黄芩、黄连、陈皮、甘草、玄参、柴胡、桔梗、连翘、板蓝根、马勃、牛蒡子、薄荷、僵蚕、升麻等。

2. 肝郁热积证　颈部瘿肿疼痛较甚，胸胁胀满、急躁易怒，心悸多汗，舌质红，苔黄，脉弦滑。

治法:疏肝泄热,化痰散结。

方药:龙胆泻肝汤加减。常用药物有龙胆草、黄芩、山栀子、泽泻、木通、车前子、当归、生地黄、柴胡、生甘草等。

3. 脾肾阳虚证 病久迁延不愈,颈部瘿肿疼痛不甚或隐痛,神疲乏力,畏寒怕冷,腹胀纳呆,四肢浮肿,舌体胖大,边有齿痕,苔薄白或白腻,脉沉细。

治法:温阳健脾,化痰活血。

方药:实脾饮加减。常用药物有白术、厚朴、木瓜、木香、草果、大腹子、茯苓、干姜、制附子、炙甘草、生姜、大枣等。

五、慢性淋巴细胞性甲状腺炎

慢性淋巴细胞性甲状腺炎属中医的“气瘿”、“虚劳”等范畴。本病主要与长期情志失调有关。肝主疏泄,性喜条达,因情志失畅,肝失调和,导致肝气郁结,气滞痰阻,壅结颈前。若气郁日久,化火伤阴,则致肝郁脾虚,阴虚内热。病情迁延不愈,阴损及阳,常见脾肾阳虚之证。

辨证论治

1. 肝郁气滞证 本病初起可见颈前肿大,怕热,烦躁易怒,多汗,或有尿赤、便干,舌质红,苔黄,脉弦数。

治法:疏肝理气,软坚散结。

方药:柴胡疏肝散加减。常用药物有陈皮、柴胡、川芎、枳壳、芍药、香附、甘草、郁金、川楝子、夏枯草等。

2. 气阴两虚证 病久表现为颈前肿大,心中悸动不安,倦怠乏力、食欲不振、夜眠欠佳,舌质红,苔白少津,脉细数无力。

治法:疏肝健脾,养阴散结。

方药:逍遥丸合补中益气汤加减。常用药物有柴胡、当归、白芍、炒白术、茯苓、黄芪、党参、陈皮、薄荷、玄参、麦冬、炙甘草等。

3. 脾肾阳虚证 后期则见颈前肿大,周身乏力,畏寒、胸闷气短,双下肢浮肿,皮肤干燥,时有腹胀,舌淡黯胖边有齿痕,苔白,脉沉。

治法：补益脾肾，温阳活血。

方药：金匮肾气丸加减。常用药物有地黄、山药、山茱萸、茯苓、牡丹皮、泽泻、桂枝、附子、当归等。

（郝立鹏　吴晓青）

第十九章 甲状腺疾病的饮食原则

治疗甲状腺疾病，多采用西医方法治疗，如甲亢时的抗甲状腺药物治疗、放射性 ^{131}I 治疗等，甲减时的甲状腺素治疗等。中医学认为"药食同源"。药物治病，重在攻邪；食物疗养，重在扶正。甲状腺疾病患者，在采用药物治疗的同时，如能再根据自己身体情况合理地选用食物进行饮食调养，使药物疗法和饮食疗法两者互相配合，就能共同发挥治疗疾病和滋养精气的效能，使身体恢复健康。

国际医学界公认：碘的摄入量与甲状腺疾病相关。研究显示，碘的摄入量与甲状腺疾病的关系呈 U 形曲线关系，即碘缺乏和碘过量均可使甲状腺疾病的发生率升高。所以，在饮食方面，甲状腺疾病（无论甲亢，还是甲减），除了有明确碘缺乏病因的甲状腺疾病，如地方性甲状腺肿、地方性克汀病以及由其导致的甲状腺功能减退以外，均需少吃含碘量高的食物。

一、甲状腺功能亢进症

甲亢时患者处于高代谢、机体过度消耗状态，饮食的原则包括：

（一）进食高热量的食物及维生素　饮食宜补足热量和糖、蛋白质、维生素 B 族等营养物质。

1. 碳水化合物　给予足够的碳水化合物以纠正机体的过度消耗，各种主食如米饭、面条、馒头、粉皮、马铃薯、南瓜等；每日能量供给3000~3500kcal，比正常人增加50%~75%，以满足过量的甲状腺素分泌引起的代谢率增加。

2. 高蛋白饮食　每日给予蛋白质1.5g/kg，如进食牛肉、猪肉、鱼类等，纠正机体的过度消耗及负氮平衡。

3. 补充维生素　因高代谢消耗能量而消耗大量的酶，使多种水溶性维生素缺乏，可补充B族维生素、维生素D，是保证钙、磷吸收的主要维生素，同时可补充维生素A和维生素C。宜进食新鲜水果及富含钙、磷的食物，如牛奶、果仁、鲜鱼等；低钾时，可多选橘子、苹果、香蕉等水果。

（二）禁用含碘的食物和药物

人体碘主要来自食物、食盐和水，每日碘的摄入量约300~500μg。碘是甲状腺激素合成的原料，在甲亢时，甲状腺合成和释放过多的甲状腺激素，导致高代谢状态。所以对甲亢患者而言，继续摄入碘对病情是不利的。甲亢时应禁食含碘的食物，禁用含碘的药物，并可购买无碘盐食用。

1. 含碘高的食物　包括海产品如海带、紫菜、鲜带鱼、蚶干、干贝、海参、海蜇、海虾、海鱼、发菜、淡菜、苔菜等。海带含碘量最高，新鲜海带中达到2000μg/kg以上，干海带则达到24 000μg/kg；其次为海鱼及海贝类(约800μg/kg)。

2. 含碘的药物　如西药中的胺碘酮、碘剂、甲状腺素、含碘造影剂等；中药如海藻、昆布、香附、夏枯草、丹参、浙贝、玄参、连翘、川贝、木通、牛蒡子、龙骨、牡蛎等。

（三）适当的钙、磷供给　为预防长期甲亢所致的骨质疏松、病理性骨折，应适量增加钙、磷的供给，如牛奶及奶制品、动物肝脏、萝卜、豆制品、骨头汤、柑橘、山楂、瓜子、枣、芝麻、杏等。已经有血钙降低者，可口服钙制剂。

（四）宜选用的食物　根据临床辨证，宜进食下列食物：西瓜、菜豆、芹菜、金针菇等凉性食物；木耳、百合、桑葚、枸杞子、甲鱼、鸭子等滋阴食物；山药、芡实、大枣等健脾食物。进食花生及其制品，有抑制甲状腺素合成的作用；中药苏子、白芥子、莱菔子等具有相似作用。

(五)不宜进食的食物 忌食辣椒、生姜、羊肉、麻雀、浓茶、浓咖啡等温热或具有刺激性的食物。

二、甲状腺功能减退症

甲减时机体的代谢率降低,患者的食欲下降,进食量少,可存在不同程度的营养不良;另外,在蛋白质营养不良条件下,甲状腺功能有低下趋势。供应足够的蛋白质和热量,能改善甲状腺功能。甲减时血浆胆固醇合成虽不快但排出较缓慢,因而其血浓度升高;甘油三酯和低密度脂蛋白均增高,这在原发性甲减时更明显,其血脂增高的程度与血清 TSH 水平呈正相关,故宜限制脂肪的摄入。甲状腺素不足可影响红细胞生成素合成而致骨髓造血功能减低,还与月经过多、铁吸收障碍、维生素 B_{12}、叶酸缺乏有关。由于以上原因,甲减患者的饮食需注意以下几点。

(一)碘盐的补充 对于地方性甲状腺肿合并甲减的患者需补充碘盐:国内一般采用每 2~10kg 盐加 1g 碘化钾的浓度用以防治碘缺乏所致的甲状腺肿,补充碘盐后使碘缺乏病的发病率明显下降,适用于地方性甲状腺肿流行区。对于此流行病区的生育期妇女更要注意碘盐的补充,防止因母体缺碘而导致子代患地方性克汀病。因缺碘引起的甲减,饮食中需选用适量海带、紫菜,可用碘盐、碘酱油、碘蛋和面包加碘。炒菜时要注意,碘盐不宜放入沸油中,以免碘挥发而降低碘浓度。

(二)供给足量蛋白质 每人每天蛋白质的量至少超过 20g,才能维持人体蛋白质平衡。氨基酸是组成蛋白质的基本成分,每日约有 3% 蛋白质不断更新。甲减时小肠黏膜更新速度减慢,消化液分泌受影响,酶活力下降,可出现白蛋白下降,故应补充必需氨基酸,供给足量蛋白质,改善病情。饮食中可选用蛋类、乳类、各种肉类、鱼类;植物蛋白可互补,如各种豆制品、黄豆等。

(三)限制脂肪和富含胆固醇的饮食 甲减时每日脂肪供

给占总热量的20%左右，要限制富含胆固醇的食物如奶油、动物脑及内脏等。限用高脂肪类食品，如食油、花生米、核桃仁、杏仁、芝麻酱、火腿、五花肉等。

（四）供给丰富的维生素 有贫血者应补充富含铁质的饮食如动物血、蛋黄、猪肝、驴肉、黄豆、芝麻、腐竹、黑木耳等，还要保证供给各种蔬菜及新鲜水果。必要时还可补充维生素B_{12}、叶酸等。

本病多属中医阳虚证，宜进食补肾温阳之品，如动物肾、羊肉、麻雀肉、狗肉、雀卵、鱼鳔、海参、虾、对虾、芡实、韭菜、山药、胡桃肉、枸杞子等。忌食寒凉、生冷食物。

三、甲状腺炎

（一）急性化脓性甲状腺炎 多属阳证、实证、热证，饮食宜以清淡少油食物为主，并宜多食含纤维素丰富的食物。宜多饮水或饮料，以利于清热解毒。忌食辛辣、鱼腥发物，少食甜腻饮食。

（二）慢性淋巴细胞性甲状腺炎 若出现甲状腺功能亢进症的表现时，参考甲亢病予以饮食调养；若表现甲状腺功能减退症时，参考甲减病予以饮食调护。宜进食补肾温阳之品。

四、甲状腺肿

对于甲状腺肿大，应根据其病因选择合理的饮食。如为地方性甲状腺肿，则需要补充碘，进食含碘高的食物，食用碘盐。如果为长期食用碘化物或含碘的有机物所致的甲状腺肿，即高碘性甲状腺肿，则需要限制含碘食物和碘盐的摄入。对于散发性甲状腺肿，可能为多因素导致的甲状腺肿大（非碘缺乏地区），则不宜盲目补碘，并避免食用一些有致甲状腺肿的食物如大豆、萝卜、木薯、卷心菜等；饮水中锰、钙、镁、氟含量增高或钴含量缺乏时也可引起甲状腺肿。铜、铁、铝和锂也是致甲状腺肿物质，其机制可能与抑制甲状腺激素的分泌有关。对于生长发育期、妊娠期等引起的生理性的甲状腺肿大者，可进食含碘丰富的食物，如海带、紫菜、海白菜、海鱼、虾、蟹、贝类等。

总之，缺碘和高碘都能引起甲状腺肿。致甲状腺肿物质影响甲状腺激素的合成而引起暂时性甲减，当停用致甲状腺肿物质时，甲状腺功能可自行恢复。

五、甲状腺癌

甲状腺癌发生的机制比较复杂，除了与遗传、基因突变、放射性照射等因素有关外，也与高碘的摄入有关。所以，甲状腺癌的患者不宜食用含碘高的食物，宜食用具有增强免疫力及有抗癌作用的食物。

(1) 宜多吃具有增强免疫力作用的食物：甜杏仁、柿饼、芦笋、薏米、甲鱼、乌龟、核桃、香菇、蘑菇等。

(2) 宜多吃具有抗癌作用的食物：茯苓、山药、香菇、猴头菇、无花果、慈姑、萝卜、菱、杏、魔芋、海参、牛羊肉等。

(3) 宜吃具有健脾利水作用的食物：核桃、黑大豆、山药、荔枝、桑葚、青鱼、虾、雀肉、鹌鹑蛋、石榴、梅子、薏米、扁豆、魔芋等。

如果核电站发生核泄漏，放射性碘可能被核电站附近的居民吸入，可引发甲状腺疾病，包括甲状腺癌。服用碘片可防止人体吸收放射性碘，降低核辐射的伤害。

（段文若）

第二十章 甲状腺疾病的心理治疗

无论何种疾病，均会导致患者出现不同程度的精神紧张、心理恐惧等现象，影响患者的正常生活；尤其是在疾病还未得到明确诊断时，患者的顾虑和心理负担更是严重，如未及时得到纠正，往往会导致心理疾病的发生。在甲状腺疾病也不例外，在甲状腺功能异常的状态下，患者在出现甲状腺功能亢进或减退症状的同时，还会出现心理的异常；而在甲状腺肿、甲状腺结节的患者，即使甲状腺功能是正常的，但是甲状腺局部的变化也会使患者的心理负担加重。尤其是甲状腺肿瘤的性质尚未确定前，患者的精神压力、恐惧心理会使患者出现心理异常。所以，我们临床医生，要以科学的态度和精湛的技术给患者治疗疾病，同时还要尽可能地减轻患者的心理负担。要积极做好甲状腺疾病的预防工作，认真、准确地诊治甲状腺疾病，很好地与患者沟通，给患者讲明病情，得到患者的理解与配合，提高甲状腺疾病的诊断率和治愈率，减少并发症的发生，并使患者的心理负担减轻，减少心理疾病的发生。

一、医学心理学与临床心理学

医学心理学（medical psychology）是把心理学的理论、方法和技术应用到医疗实践中的产物，是医学与心理学结合的边缘学科。它既具有自然科学的性质，又具有社会科学的性质。医学心理学兼有心理学和医学的特点，它研究和解决人类在健康或患病以及两者相互转化过程中的一切心理问题，即研究心理因素在疾病病因、诊断、治疗和预防中的作用。如怎样克服过度焦虑，如何消除抑郁，医生与患者如何建立和谐的关系，等等。

现代医学心理学（modern medical psychology）强调从整体上认识和掌握人类的健康和疾病问题，主张把人看做是自然与社会相统一的存在物，是物质运动与精神活动相结合的统一体。人不仅是一个单纯的生物有机体，而且也是一个有思想、有感情、从事劳动、过社会生活的社会成员。人身体和心理的健康与疾病，不仅与自身的躯体因素有关，而且也与人的心理活动和社会因素有密切联系。临床实践和心理学研究证明，有害的物质因素能够引起人的躯体疾病与心理疾病，有害的心理因素也能够引起人的身心疾病。良好的心理因素与积极的心理状态能够促进人的身心健康或作为身心疾病的治疗手段。

临床心理学（clinical psychology）是应用心理学中的一门新的分支学科，是运用心理学的知识和原理，帮助患者纠正自己的精神和行为障碍，通过心理咨询指导和培养健全的人，以便有效地适应环境和更有创造力。临床心理学属于应用心理学的范畴，应用心理学是心理学中最有生命力的组成部分，包括工程心理学、教育心理学、临床心理学和组织管理心理学四大领域。作为一门应用学科，临床心理学必须以减轻痛苦、提高健康水平、保障人们健康的生活为出发点。临床心理学的实践需要丰富的知识和科学的态度，对待许多老问题采取新的解决办法，要用各种方法解决日益增加的问题，所以临床心理学也被视为一门社会科学。

二、传统医学的心理学思想

早在我国古代就通过巫术、占卜、祈祷等心理方法解决病痛。心理治疗的产生与实践远较针灸和草药早得多。先秦时期

《荀子》一书中提出了"形具而神生"，"性之好、恶、喜、怒、哀、乐，谓之情"，"心者，形之君也，而神明之主也"等心理学思想。两千多年前的《黄帝内经》，在临床心理学思想方面以"五神脏"理论为核心，在心身方面阐述了"情态致病"的发病机制，指出人的情感由五脏所生，"人有五脏化五气，以生喜、怒、悲、忧、恐"；提出了"喜伤心、怒伤肝、思伤脾、忧伤肺、恐伤肾"的"五情致病"的观点。其"五脏主五神主五志"的观点成为中医心理学的核心。东汉张仲景《伤寒杂病例》一书中论述了心神、情志疾病的辨证论治原则，将异常心理与躯体疾病联系起来认识，确立了完整的理、法、方、药的治疗原则。明朝李时珍在《本草纲目》中首先提出"脑为元神之府"的科学论断；清朝王清任在《医林改错》中提出"灵机记忆不在心在脑"的科学论点，从而开创了心理器官的"脑髓说"。这些我国临床心理学思想对医学心理学的发展作出了贡献。

第一节 甲状腺疾病时的心理改变

患病时的心理变化

人具有生物性和社会性的双重特征。作为患者，既有体内组织器官的功能或代谢改变，也有心理行为的异常。患者对于疾病的发生、进展、治疗、预后和康复不会无动于衷，对于就诊、化验、服药、输液和住院不会漠不关心，对于病后的生活、工作、家庭和社会适应不会没有考虑。患者的心理、生理和治疗复杂地交织着，互相影响、互相制约。

患者生病后其心理反应主要有以下几个方面：①怀疑是否有病，诊断是否正确；②担心疾病迁延不愈、疗效不佳；③顾虑药物副反应和各项检查，害怕医疗措施；④有个人隐私不敢向医生倾诉；⑤担心疾病对自己学习、工作、家庭生活和经济收入的影响；⑥渴望家庭、亲友、同事和邻居关心；⑦听到他人病重、病故时产生不良心理反应；⑧社会舆论、报刊书籍、社会宣传的影响。

患有甲状腺疾病的患者也不例外，也会产生各种心理变化。本节主要讲述甲状腺功能亢进症（甲亢）、甲状腺功能减退症（甲减）和甲状腺肿瘤患者的心理变化。

（一）甲亢患者的心理改变　甲状腺功能亢进是血循环中甲状腺激素过多所致。甲状腺激素分泌过多，可致机体氧化过程加速，机体处于高代谢状态，神经系统兴奋性增高。患者出现眼突，食欲亢进，体重下降，怕热，多汗，疲劳无力，休息或睡眠时脉率仍大于90次/分等。还可出现情绪不稳，易兴奋，遇事往往不够镇静，易激动，易怒，好与人争吵。有时却因小事而出现情绪低落甚至悲哀哭泣，给人以喜怒无常的感觉，所以周围的人感觉其性格与一般人不一样。患者也可因甲亢所致突眼、甲状腺肿大等外形改变，产生自卑心理，老年患者可表现为抑郁。

（二）甲减患者的心理改变　甲状腺功能减退症（甲减）是各种原因导致的低甲状腺激素血症或甲状腺激素抵抗而引起的低代谢综合征。甲减患者往往动作缓慢，疲劳乏力，生活懒散，对他人依赖性增强，行动变得被动，总认为自己生病，别人应该理解、支持、帮助，希望得到他人的照顾。表现为行动迟缓、精神萎靡、表情淡漠、疲乏嗜睡、记忆力减退，偶有小脑综合征、共济失调表现，处事低调，对日常生活的管理自信心不足，什么事情都依赖他人去做。很多能做的事情也因心理上感到难以胜任而不去做。多数患者伴有抑郁、沉默、懒言、嗜睡，有时可呈神经质或发生妄想、幻觉、偏执，严重者出现精神失常。

（三）甲状腺肿瘤患者的心理改变　当在查体或检查疾病时发现了甲状腺的结节或肿瘤，患者会出现精神紧张；尤其是当怀疑有恶性肿瘤时，患者会发生明显的心理变化，常见的心理改变及表现主要有以下几个方面：

1. 否认、回避　当发现甲状腺有结节或肿块，但是还未确诊前，患者会经常自己触摸甲状腺，查资料，咨询多位医生，往往怀疑自己是否长了恶性肿瘤，精神紧张，有时思维混乱；而一旦经检查被确诊为恶性肿瘤，患者又会出现怀疑，否认自己的病情，并会认为是医院搞错了，心情非常复杂，影响了正常的思维和生活，这是许多恶性肿瘤患者最初阶段的心理反应。出于对恶性肿瘤的恐惧，患者不能够面对这个现实，对病情以及任何事情都采取回避态度。

2. 恐惧、愤怒　由于患者对恶性肿瘤的片面认识，认为“癌症”就等于死亡，有些患者悲观失望、默默不语，认为自己很快就会离开亲人而死去；有些患者表现为痛苦、愤怒，为什么命运对自己如此不公平，常常出现悲观、失望、焦虑、厌世、抗拒等心理，对用药产生对立态度，自暴自弃，不配合治疗；还有些患者则表现为忧心忡忡、心情紧张及对医护人员的言语、态度十分敏感，坐卧不安、唉声叹气、感情十分脆弱；另外，与其他患者及某些肿瘤患者之间的互相交流、看到病危患者死亡时的情形都会给患者带来紧张和恐惧。

3. 认可、依赖　随着时间的推移，患者承认自己患恶性肿瘤的事实，为了不让家人难过悲伤，绝口不提病情。患者非常愿意与家人在一起，得到精神上的鼓励和安慰。同时也产生较强的依赖性，依赖于药物和其他治疗；甚至可对治疗、用药等方面异常挑剔，有更多的要求；当其要求不能满足时，会出现性情暴躁、蛮不讲理，要求医护人员给予特殊关照。

4. 悲观、绝望　当患者逐渐认识到自己的疾病难于医治，治疗前景渺茫或医治无希望时，会出现沉默、悲伤、情绪低落。虽然患者非常恐惧、害怕，但此时患者不再挣扎，不再存有任何希望，完全听命于眼前的事实，患者会感到筋疲力尽，兴趣与感受逐渐消失，喜欢独处，不愿再被外界打扰。

第二节　甲状腺疾病的心理治疗

一、心理治疗的分型

心理治疗的种类及实施方式是多种多样的。按照心理学的主要理论与治疗实施要点,分为分析型心理治疗、认知型心理治疗、支持型心理治疗、行为型心理治疗、人际关系型心理治疗等;按照心理治疗进行的方式,分为个人心理治疗、夫妻治疗、家庭治疗、集体治疗等;按进行的时间长短,分为长期心理治疗、短期与限期心理治疗等。主要的心理治疗形式及特点如下:

1. 分析型心理治疗　其特点在于探求个体的心理与行为,如何受自己童年期经验的影响而形成的潜意识,经过内心的分析,理解自己的内心动机,特别是潜意识中存在的症结,经领悟理解来改善自己的行为。

2. 认知型心理治疗　其主要理论认为:个体对自己、对他人、对事物的看法和观念都直接或间接地影响其情绪和行为。其非适应性或非功能性的心理与行为,常是由于错误的或扭曲的认知而产生的,如果更改或修正这些错误或扭曲的认知,则可改善其心理和行为。其治疗重点在于矫正其对人、事的错误及扭曲的认知。

3. 行为型心理治疗　其理论根据是巴甫洛夫的经典型条件反射和斯金纳的操作型条件反射学说,以及班杜拉的模仿学习理论。该理论认为:人的任何行为,经过适当的奖励或惩罚,都可获得改进。

4. 人际关系型心理治疗　该治疗是从“人与人的关系”这样一种特殊角度来理解人的心理与行为现象的,它认为人的行为都脱离不了人与人的关系。其治疗的重点是如何改善不妥当的、有困难的人际关系。认为人与人之间的关系改善了,一切问题也就迎刃而解。

5. 支持型心理治疗 心理医生无论选择任何一种心理治疗方法，都不可能不用支持型心理治疗。支持型心理治疗是强调医生应理解患者的处境，并且以此为依据用语言、行为等各种方式支持患者。一方面发挥患者自己潜在的自我调节能力；另一方面运用患者周围的环境优势来改变患者目前的困境；特别是当患者心理焦虑或抑郁时，施治者更要尽量支持患者，同时还应调动其家属或同事对患者的支持，来减轻患者的心理困境与症状。

二、甲亢和甲减患者的心理治疗

对于甲亢和甲减患者的心理治疗主要采用支持型心理治疗、认知型心理治疗和行为型心理治疗。

（一）支持型心理治疗 倾听、支持、保证是支持型心理治疗的三个原则。首先认真听取患者的倾诉，鼓励患者说出内心的感受和最深层的思想，让患者有一个宣泄内心压抑的机会，同时干预者辅以同情、沉默等安抚情绪的方式，表现出对患者的尊重，让患者的情绪趋于平稳、积极、乐观；然后给患者强有力的精神支持，同时强调疾病经过适当治疗后可以好转，帮助患者建立信心和希望；最后在对患者的病情及个性特点等掌握了较为充分的资料后，以明确的、肯定的语气，做出适当的保证。

1. 甲亢 对于甲亢患者，首先要向患者讲明，甲亢是可以治愈的，但是需要患者的积极配合，如调整好自己的情绪，防止过度劳累和激动，不要烦躁，要认真遵照医嘱用药，定期复查，甲亢的症状在短期内就可以得到控制。通过认真解释病情，使患者认识到，甲亢并不可怕，积极配合医生的治疗，是可以得到治愈的，这样，就增强了患者治疗疾病的信心，同时也减轻了患者的心理负担，调整好精神和情绪，有利于甲亢的治疗。

2. 甲减 对于甲减患者，由于患者处于不同程度的低代谢状态，由表情淡漠、反应迟钝等表现，所以在甲减初治时给予患者疏通、开导，往往效果不大；但是在应用短期的甲状腺激素治疗后，患者的症状都会得到明显的好转，此时给予患者进行心理治疗，多数患者均能将医生的话听进去，能与医生沟通。应让患者了解自己的病情，虽然甲减是一个需要长期治疗的疾病，但是治疗简单，可取得良好效果；只要应用合理的甲状腺素的治疗剂量，使甲状腺激素水平维持正常，就不会有并发症发生，对机体无明显不良反应。这样就会使患者的情绪明显好转，心理压力减轻，对治疗充满信心。

通过心理学的基本方法，帮助患者从超负荷的心理压力造成的严重失衡状态中恢复平衡，树立战胜疾病的信心，减轻负性情绪对疾病的影响。

（二）认知型心理治疗　向患者讲解甲亢或甲减疾病知识，发给患者治疗甲亢或甲减须知的小册子，让患者了解甲亢或甲减的临床特点、诱发原因、病程转归、治疗要点、甲状腺功能检测和定期复查的意义、饮食原则及并发症预防的方法，缓解患者的焦虑、紧张情绪，让患者逐渐了解疾病的治疗、监测、预后及康复的过程，从而对疾病有充分的认识。甲亢和甲减都是可治疗的疾病，选择了正确的治疗方法，患者按时就诊、复查，积极配合治疗，甲亢是可以治愈的；甲减也可以长期得到平稳控制。让患者了解疾病的知识和治疗转归，他们才会产生积极的心态，克服困难，配合治疗，战胜疾病。

（三）行为型心理治疗　指导患者改变不良的生活习惯，帮助患者安排切实可行的日常工作、生活计划和实施办法，努力改善患者睡眠质量，教会患者摸脉搏数、心率等。可采用放松疗法，分散患者的注意力，把患者的注意力从疾病情景中分散开来，有利于减轻焦虑症状，改善食欲和睡眠，从而缓解患者的负性情绪。尤其是甲亢患者，由于高甲状腺激素所致交感神经兴奋症状，患者容易紧张、烦躁，活动后就心慌，睡眠差，有的失眠，影响了患者的休息和工作。对于甲亢患者，在应用抗甲状腺治疗的同时，让患者注意休息，合理饮食，禁食含碘的食物，适当活动。

让他们制订合理的生活计划，生活要有规律，不要太劳累，不要睡觉太晚，晚餐后适当活动，放松心情，使夜间睡眠改善，这样就会使患者在白天的工作和活动中精神饱满，情绪稳定。还要开导他们，不要急躁，每天坚持合理的生活方式和计划，有利于疾病控制。

三、甲状腺肿瘤患者的心理治疗

对于甲状腺肿瘤患者，尤其是恶性肿瘤患者，需根据患者不同时期的心理状态，采取合适的心理治疗措施，使患者从各种烦恼压抑的情绪中解脱出来，达到最佳心态来配合治疗。

（一）抑郁悲观的患者 医护人员应采取支持型和认知型心理治疗，把病情婉转逐步地告诉患者，指出治疗可能获得的效果，争取患者积极配合治疗。要向患者讲明本病有关治疗情况，帮助患者树立战胜疾病的信心，使其安心治病。与患者交谈时，要注意倾听患者的痛苦，表示热心和理解，用诚恳、自信的情绪，严肃认真的态度去感染患者，获得患者的信任和好感。

（二）焦虑、恐惧的患者 恶性肿瘤患者大都存在焦虑、紧张、忧郁及恐惧等心理变化，整日郁闷，一想起自己的疾病及将要面临的治疗，就紧张，并有恐惧感，不知未来将是怎样。医护人员应采取保护性医疗措施来稳定患者的情绪，给患者讲述一些治疗成功的病例，鼓励患者建立信心和勇气，使患者摆脱恐惧心理，配合医生，安心治疗。在对患者进行诊疗的过程中，要态度热情，语言谨慎，举止稳重。另外，要争取患者家属的关心、鼓励和支持，使患者得到心灵的安慰。对患者敏感的话题应巧妙的回避，鼓励和支持其亲人和朋友探望，使患者感到受重视，生活在温暖之中，减轻患者的孤独感。

（三）情绪烦躁的患者 情绪波动是久病患者容易出现的一种心理变化，当患者感觉得自己的病情没有明显好转时会出现烦躁、易怒，此时医护人员应对患者讲解治疗原理，耐心疏导、认真倾听患者的诉说，对于某些患者片面的认识和过激的言语，医护人员绝不能以愤怒回击患者，应宽容、忍让，委婉地与其交谈，让其宣泄心中的痛苦和烦恼，得到心理上的满足。亦可采取一些放松治疗措施，减轻患者的焦虑、愤怒等情绪，使其能够积极配合治疗。

（张杰涛）

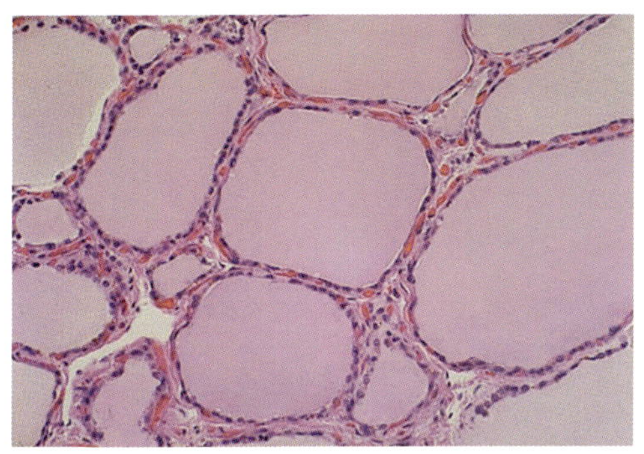

图 8-1　正常甲状腺组织

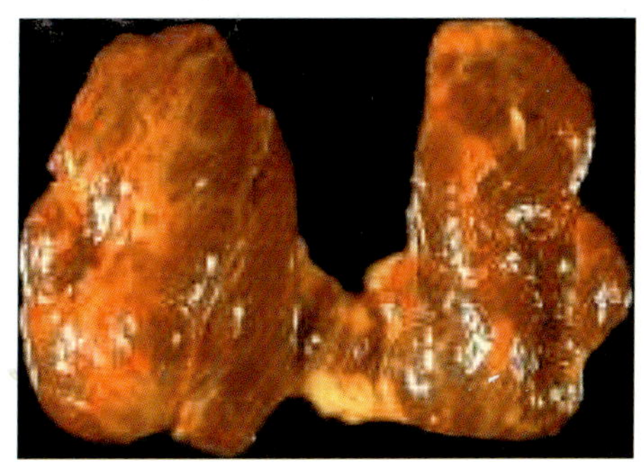

图 8-2　胶样甲状腺肿

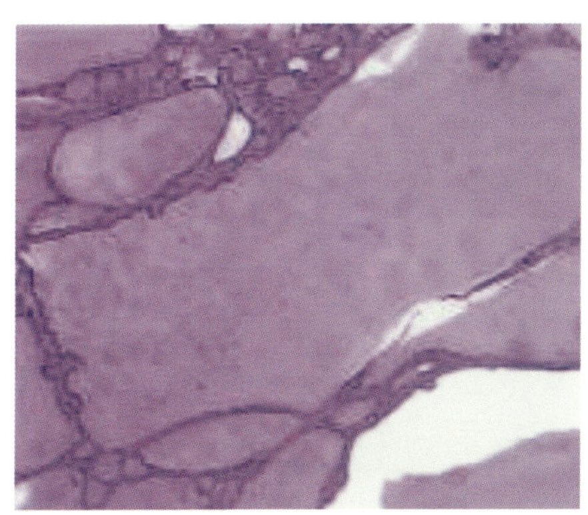

图 8-3　结节性甲状腺肿

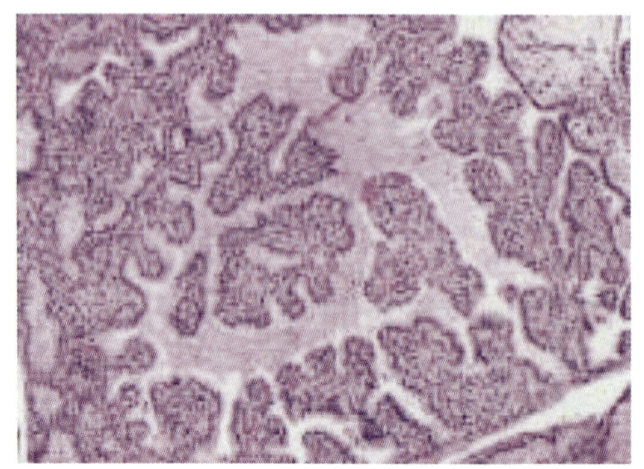

图 8-4　弥漫性毒性甲状腺肿

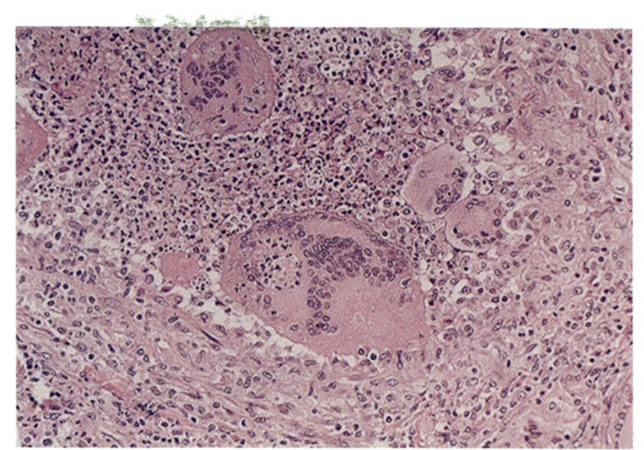

图 8-5　亚急性甲状腺炎

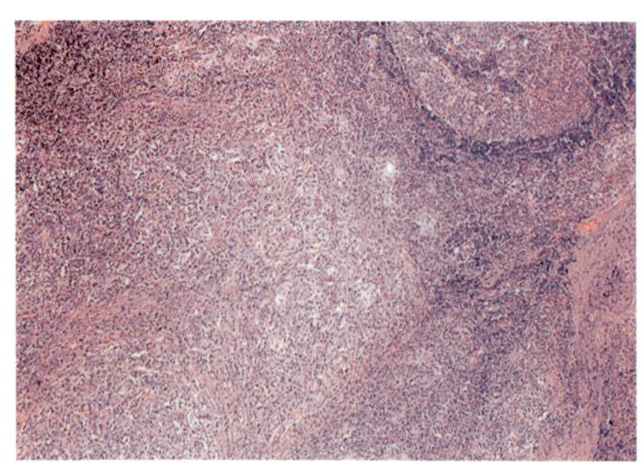

图 8-6　慢性淋巴细胞性甲状腺炎

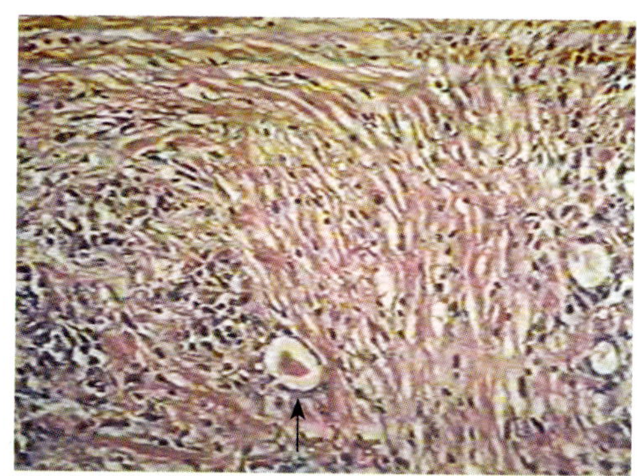

图 8-7　纤维性甲状腺炎

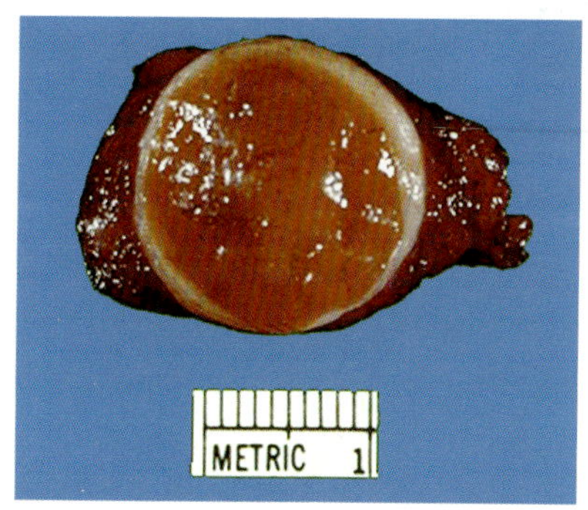

图 8-8　甲状腺腺瘤

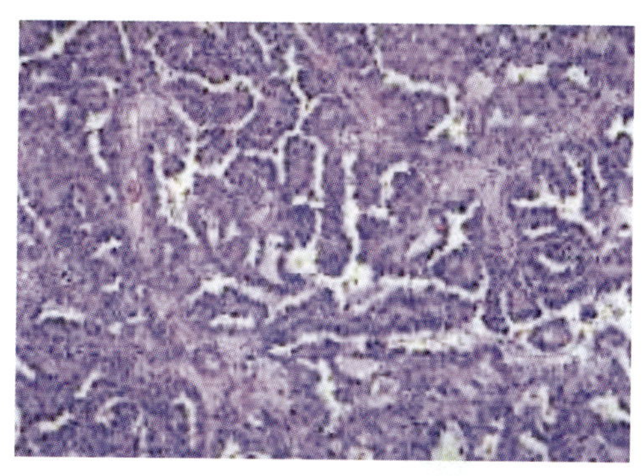

图 8-9　甲状腺乳头状癌

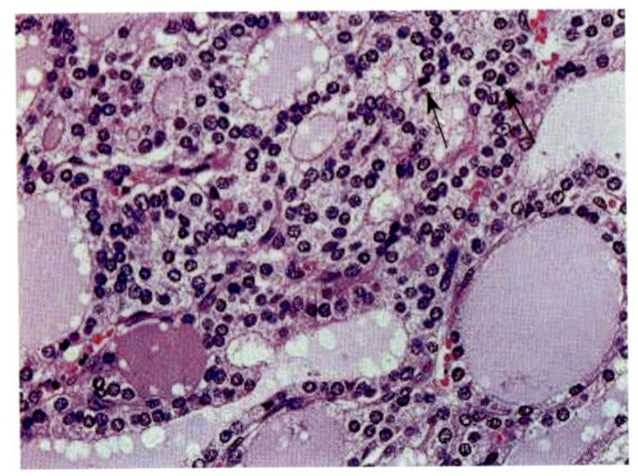

图 8-10　甲状腺滤泡型腺癌

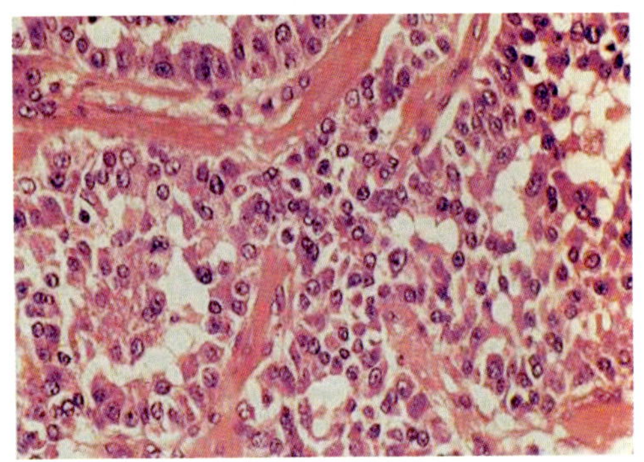

图 8-11　甲状腺髓样癌

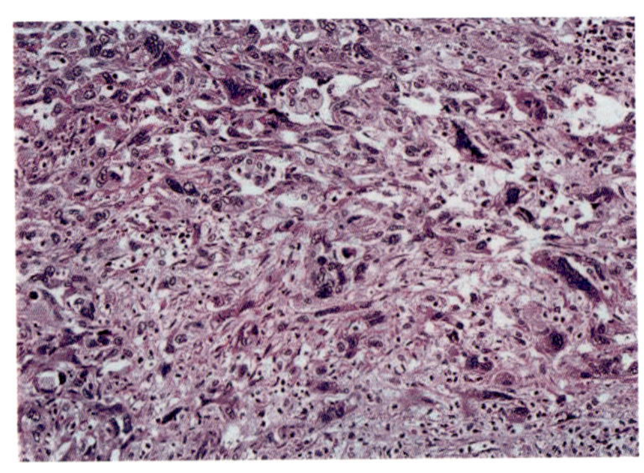

图 8-12　甲状腺未分化癌